術前～術中～術後まで

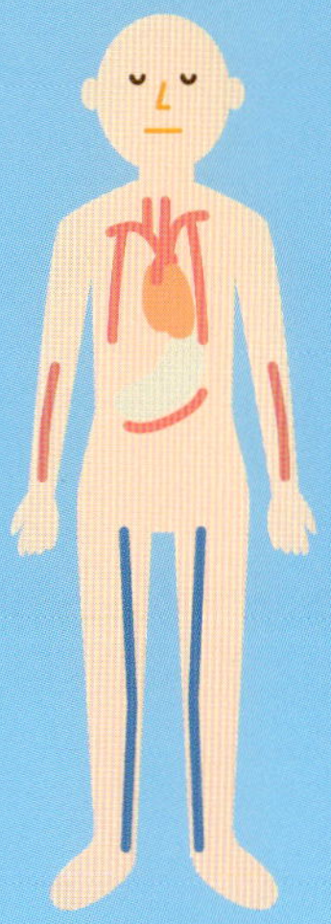

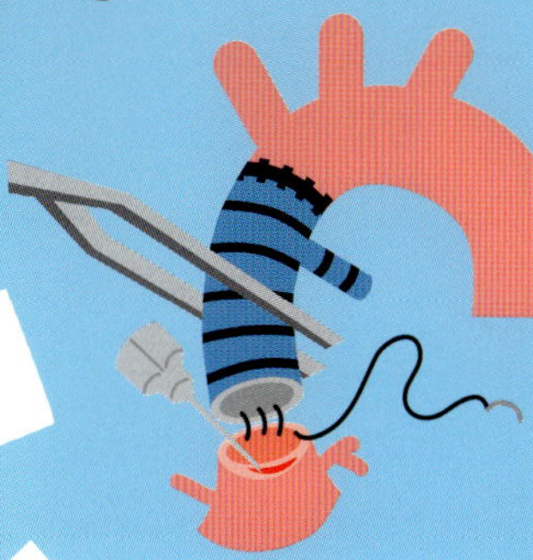

やさしくわかる

心臓血管外科

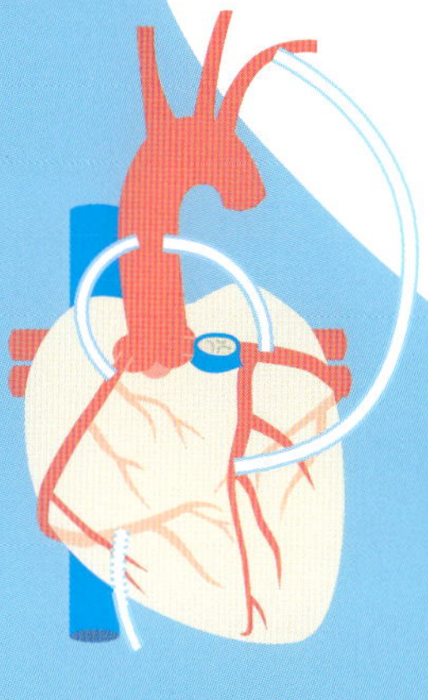

監修　堀　隆樹

編集　中村喜次　塩野昌代

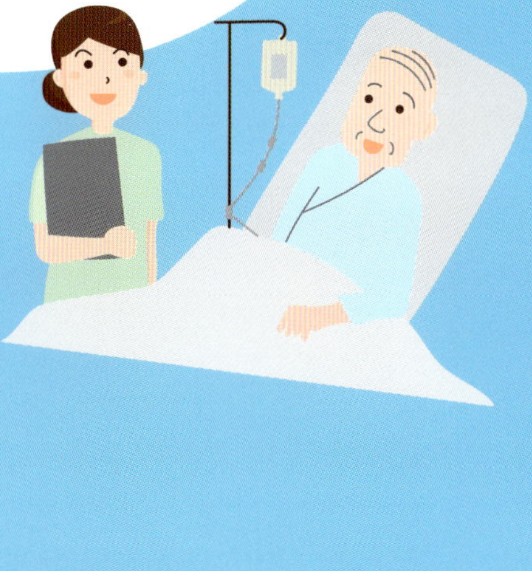

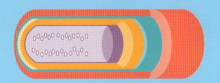

照林社

編著者一覧

●監修

堀　隆樹　千葉西総合病院心臓血管外科 主任部長／大動脈センター長

●編集

中村喜次　千葉西総合病院心臓血管外科 主任部長／低侵襲心臓手術センター長

塩野昌代　千葉西総合病院集中治療室 師長／集中ケア認定看護師

●執筆　千葉西総合病院

心臓血管外科	主任部長／低侵襲心臓手術センター長	中村喜次
	副部長	伊藤雄二郎
	医師	増田貴彦
	医師	川谷洋平
心臓血管外科病棟	主任	金子旭宏
	看護師	三浦　静
手術室	副看護部長	横田友美
	看護師	上山亜矢子
	看護師	瀬畑友莉恵
心臓血管外科外来	心臓血管外科コーディネーター	寺田華苗
集中治療室	師長／集中ケア認定看護師	塩野昌代
臨床工学科	臨床工学技士 主任／体外循環技術認定士	山内尚也
薬剤部	薬剤部長	出雲貴文
リハビリ室	理学療法士 主任	佐々木史博
放射線科	診療放射線技師 主任	大熊吉徳
臨床検査科	臨床検査技師 主任	星野睦美

監修のことば

当院心臓血管外科では、現在、すべての領域の治療において低侵襲化をモットーに診療を行っています。じつは、私自身、当院に勤める数年前までは、拡大手術などの積極的な開心・開胸・開腹手術を中心に診療を行っていました。しかし、昨今高齢化が進むにつれて、どれだけ完全に治療を行っても、術後の患者様のQOLは、いかに少なく見積もっても術前より低下している状況を否定できません。そこで、長年培ってきた経験をもとに苦慮を重ね、現在に至った次第です。

今では、弁膜症におけるTAVI（経カテーテル的大動脈弁移植術）、MICS（低侵襲心臓手術）、虚血性心疾患におけるOPCAB（人工心肺を使わない冠動脈バイパス術）、MIDCAB（低侵襲冠動脈バイパス術）、PCI（経皮的冠動脈形成術）とのハイブリッド治療、胸部・腹部大動脈瘤のステントグラフト治療、さらにそのハイブリッド治療など、より低侵襲な治療を患者様に提供できるよう、日々努力を重ねています。

今回、基本に則った書籍をつくり、病院内関連各部署の士気を高め、一体感をもって医療に従事してもらいたい、そういった気持ちから、本書の監修・編集を引き受けました。心臓血管外科の患者様は、よくなるのも、悪くなるのも、他の疾患に比べると早いという特徴があります。すみやかに診断し処置するために、まず基本をしっかりと理解し、そのうえで各疾患の理解を深めることが大事です。

この本が、看護師のみならず、診療放射線技師、臨床工学技士、理学療法士、さらには初期・後期研修医にも十分参考になるものと信じています。

2018年10月

千葉西総合病院心臓血管外科 主任部長
大動脈センター長
堀　隆樹

はじめに

当院は、心臓血管外科手術を始めて24年が経ちました。心臓外科の分野は医学のどの領域よりも進歩が早いといわれていますが、特にここ数年で次々と新しい手術手技が取り入れられ、患者様によりやさしい低侵襲治療が普及していることを実感しています。

心臓血管外科は最もチーム医療の意識が高い分野です。多くの職種が情報を共有し、それぞれの役割をはたすために、豊富な知識と高い専門技術が求められます。心臓手術に対する患者様の不安は大きいものであり、看護師としての役割は大切なものです。入院から退院まで、患者様に行われる治療が身体に与える影響を理解し、看護を行い、患者様の回復を目標にチーム一丸となることが重要です。

本書『やさしくわかる心臓血管外科』は、PART 1が心臓血管外科の基礎知識である解剖や検査、薬剤、PART 2は周術期看護の流れ、PART 3では代表的な術式別の術後管理、PART 4は補助循環、PART 5が心臓リハビリテーションという構成になっています。医学的側面をきちんとおさえ、かつ看護面も充実した内容とするために、医師・看護師・薬剤師・理学療法士・臨床工学技士など、当院で働く各領域のスペシャリストに執筆を依頼しました。

心臓血管外科を担当している医療従事者の方々はもちろん、新人スタッフを指導している先輩看護師の方などが手元において、いつでも活用していただけるように「やさしく・わかりやすく」をコンセプトに図表や写真を多く取り入れた内容になっています。「心臓に興味はあるけれど難しそうで近寄りがたい」と思っている方も、ぜひ本書を愛読書として実践的に活用していただければ幸いです。

2018年10月

千葉西総合病院
副院長／看護部長

日高みえ子

CONTENTS

▶末梢血管疾患

PART 4 補助循環の看護 229

PART 5 心臓リハビリテーション 247

COLUMN

●本書で紹介している検査・治療・ケア方法などは、著者が臨床例をもとに展開しています。実践により得られた方法を普遍化すべく努力しておりますが、万一本書の記載内容によって不測の事故等が起こった場合、著者、出版社はその責を負いかねますことをご了承ください。
●本書掲載の写真は、臨床例のなかからご本人・ご家族の同意を得て使用しています。
●本書に記載している薬剤・材料・機器等の選択・使用方法については、出版時最新のものです。薬剤等の使用にあたっては、個々の添付文書を参照し、適応、用量等は常にご確認ください。

装丁：熊アート
本文デザイン・DTP 制作：伊延あづさ、佐藤純（アスラン編集スタジオ）
カバー・本文イラスト：吉村堂（アスラン編集スタジオ）

PART 1

心臓血管外科の基礎知識

- ▶心臓大血管の解剖生理
- ▶術前・術後に行われる検査
- ▶術前・術後によく使われる薬
- ▶心臓血管外科でよく使われる略語

心臓血管外科で業務を行ううえで、
最低限おさえておきたい基礎知識をまとめました。

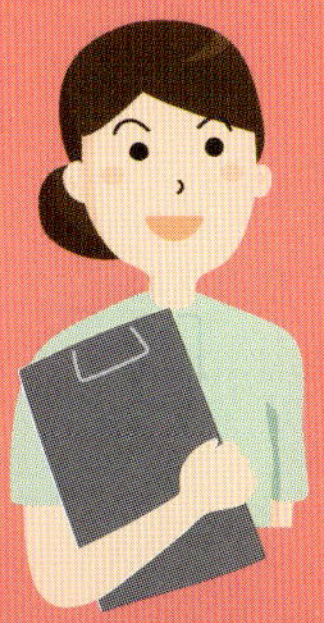

1 心臓大血管の解剖生理

まずは解剖生理をざっくりと理解しましょう。心臓の構造とはたらきを知ることは、すべての治療・看護につながります。

1 心臓の構造

▶心臓は２つの心房と２つの心室で構成されています。

▶血流も考慮した構造で、それぞれの出口には、血液の逆流を防ぐための弁（右房室弁［三尖弁］、肺動脈弁、左房室弁［僧帽弁］、大動脈弁）がついています。

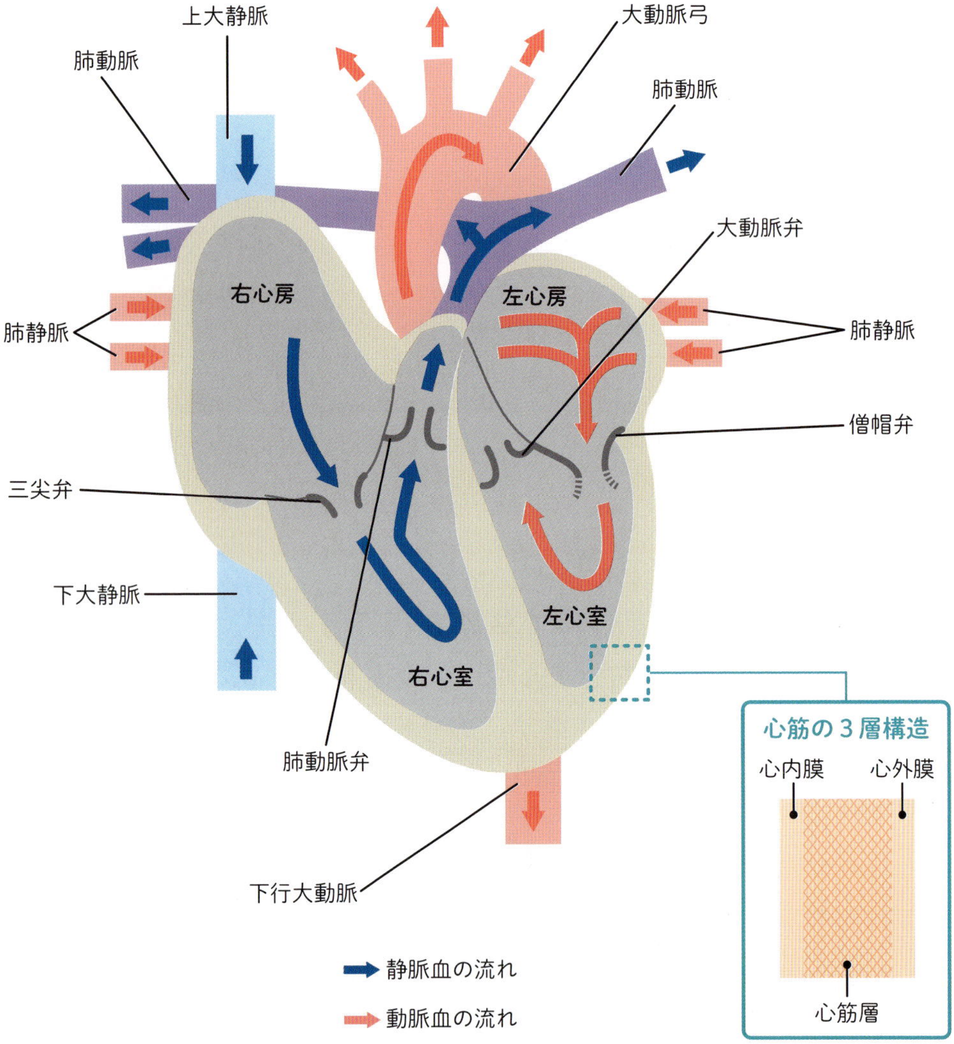

2 刺激伝導系

▶心臓は電気信号で動いています。

▶洞房結節で発生した電気信号が刺激伝導に伝わって、心筋の各部分が刺激され、収縮動作が起こります。

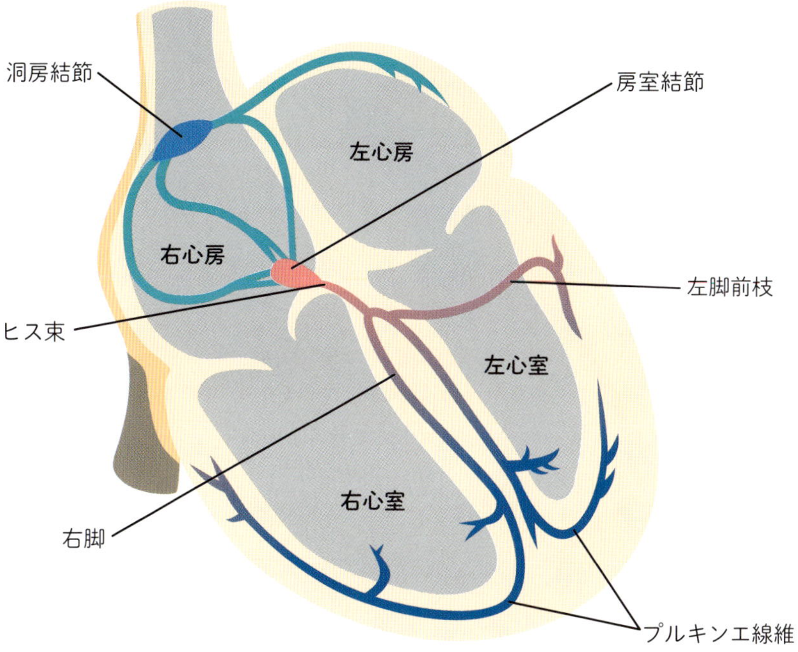

【血液を送り出すしくみ】

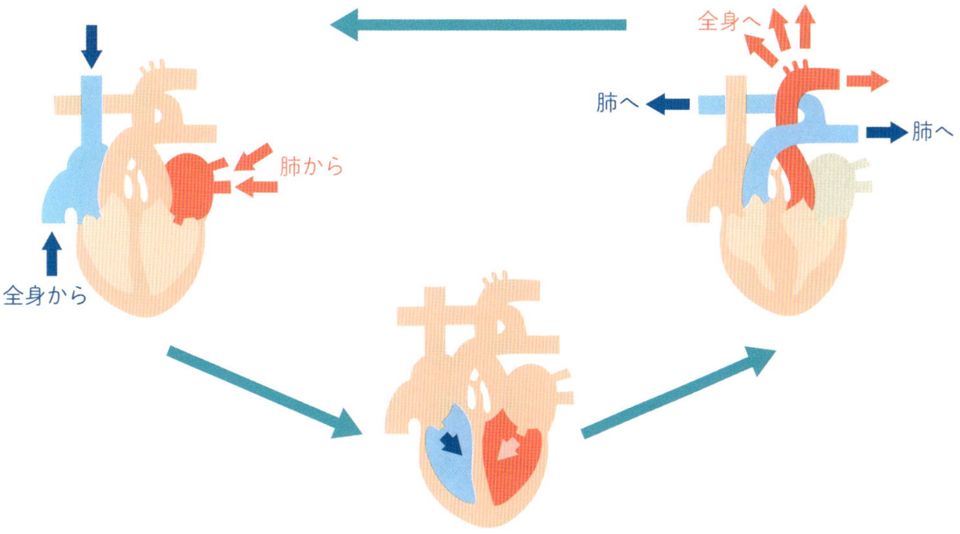

❶全身と肺から血液が心房に戻ってくる

❷血液が心房から心室へ送られる

❸心室が収縮し、血液が全身と肺へ送り出される

3 冠（状）動脈

▶心筋梗塞、狭心症を理解するために、冠動脈の解剖を把握しておきましょう。

▶アメリカ心臓協会（AHA）は、主要な冠動脈3枝をさらに＃1～15に分類しており、医療の現場ではこの番号で病変部位を示すことが多いです。

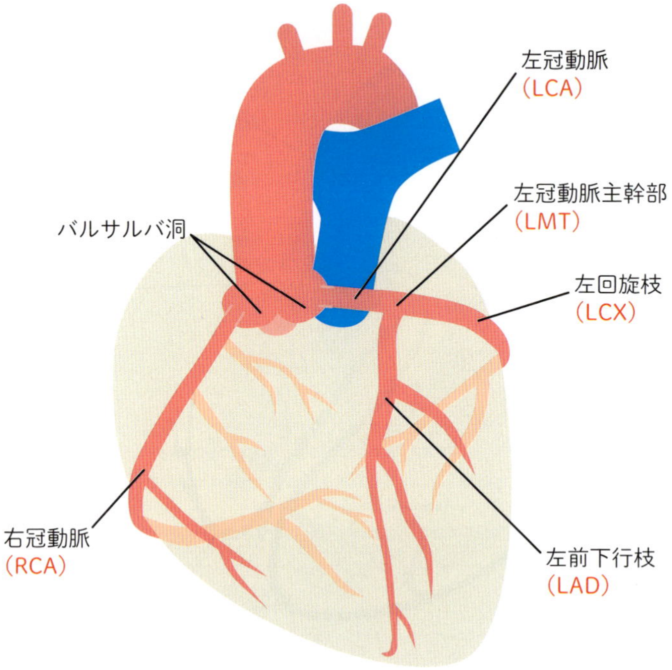

【冠状動脈 AHA 分類】

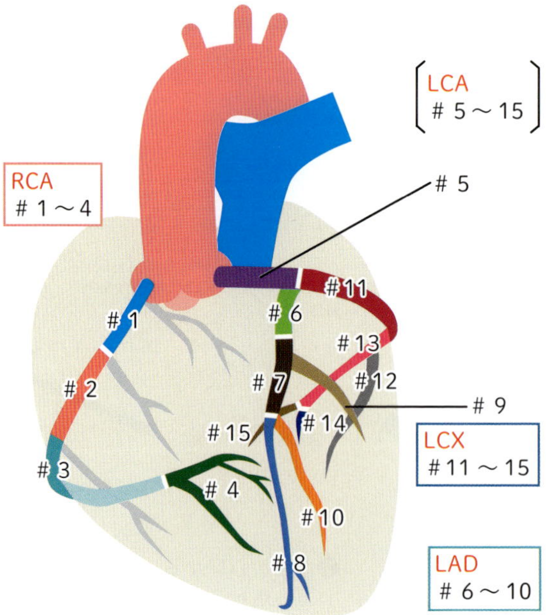

【冠動脈の番号と分類一覧】

領域		冠動脈の番号	
下壁領域	右冠動脈（RCA）の＃1～4が下壁を血流する	＃1	右冠動脈（近位部）
		＃2	右冠動脈（中央部）
		＃3	右冠動脈（末端部）
		＃4	AV 房室結節動脈…二手に分かれて上にいく
		＃4	PD 後下行枝…二手に分かれて下降する
前壁領域	左冠動脈主幹部（LMT）～左前下行枝（LAD）の＃5～10で前壁を血流する	＃5	左冠動脈主幹部（LMT）
		＃6	左前下行枝（近位部）
		＃7	左前下行枝（中央部）
		＃8	左前下行枝（末端部）
		＃9	第1対角枝（D1）
		＃10	第2対角枝（D2）
側壁・後壁領域	左回旋枝（LCX）の＃11～15で側壁・後壁を血流する	＃11	左回旋枝（近位部）
		＃12	鈍縁枝（OM）
		＃13	左回旋枝（末端部）
		＃14	後側壁枝（PL）
		＃15	後下行枝（PD）

4 血管の構造

▶動脈と静脈は基本の3層構造は同じです。しかし、高血圧にさらされる動脈には、中膜に弾性線維が発達しています。

【動脈】

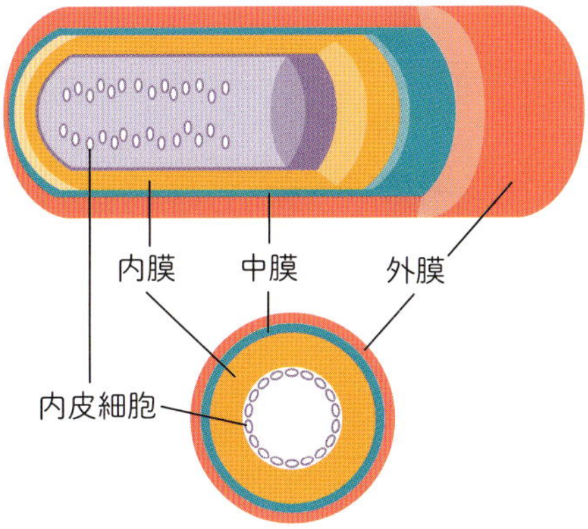

【静脈】

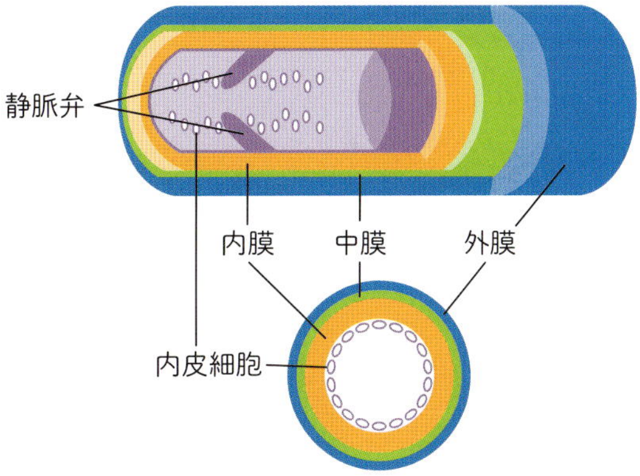

【毛細血管】

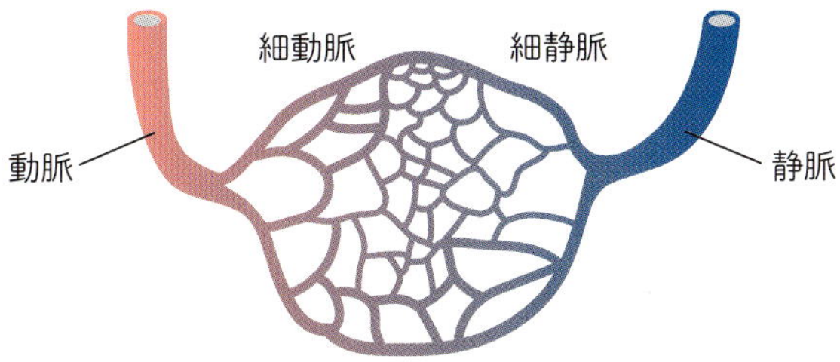

5 大動脈と分枝血管

▶大動脈瘤と分枝血管の位置関係により、適切な術式を考慮します。

▶胸部大動脈は、上行・弓部・下行大動脈に分かれます。

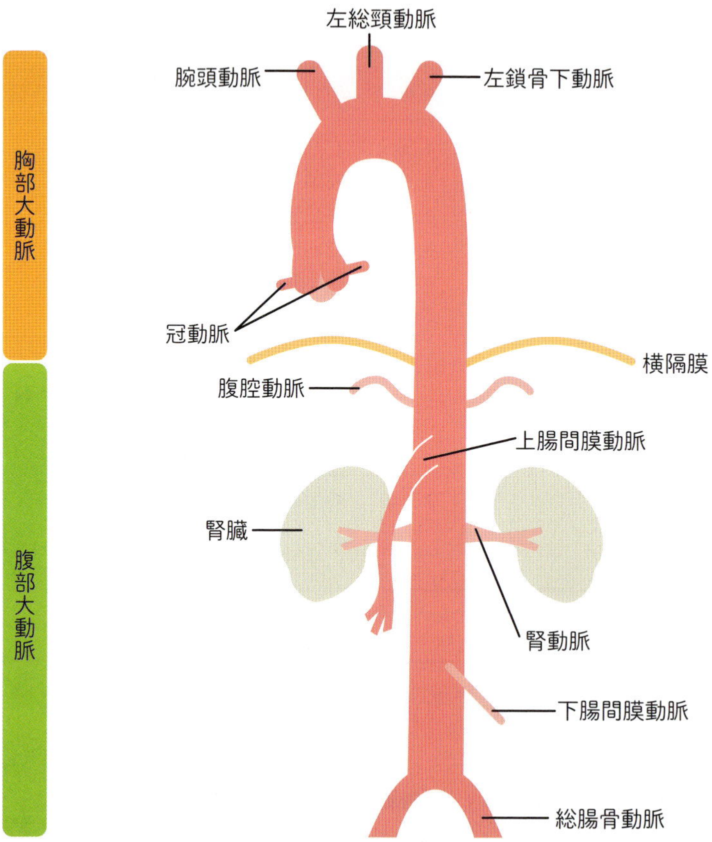

【胸部大動脈の分類】

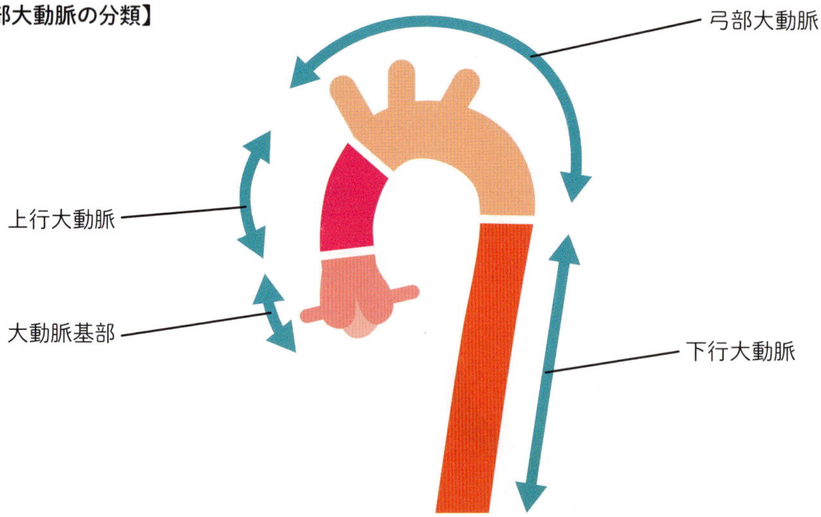

6 体循環と肺循環

▶循環には体循環と肺循環があります。

▶体循環は心臓から酸素や栄養素などのエネルギー源を細胞に届けます。

▶肺循環は肺で酸素と二酸化炭素の交換を行います。

▶体循環と肺循環は直列関係にあり、いつも関係し合っています。

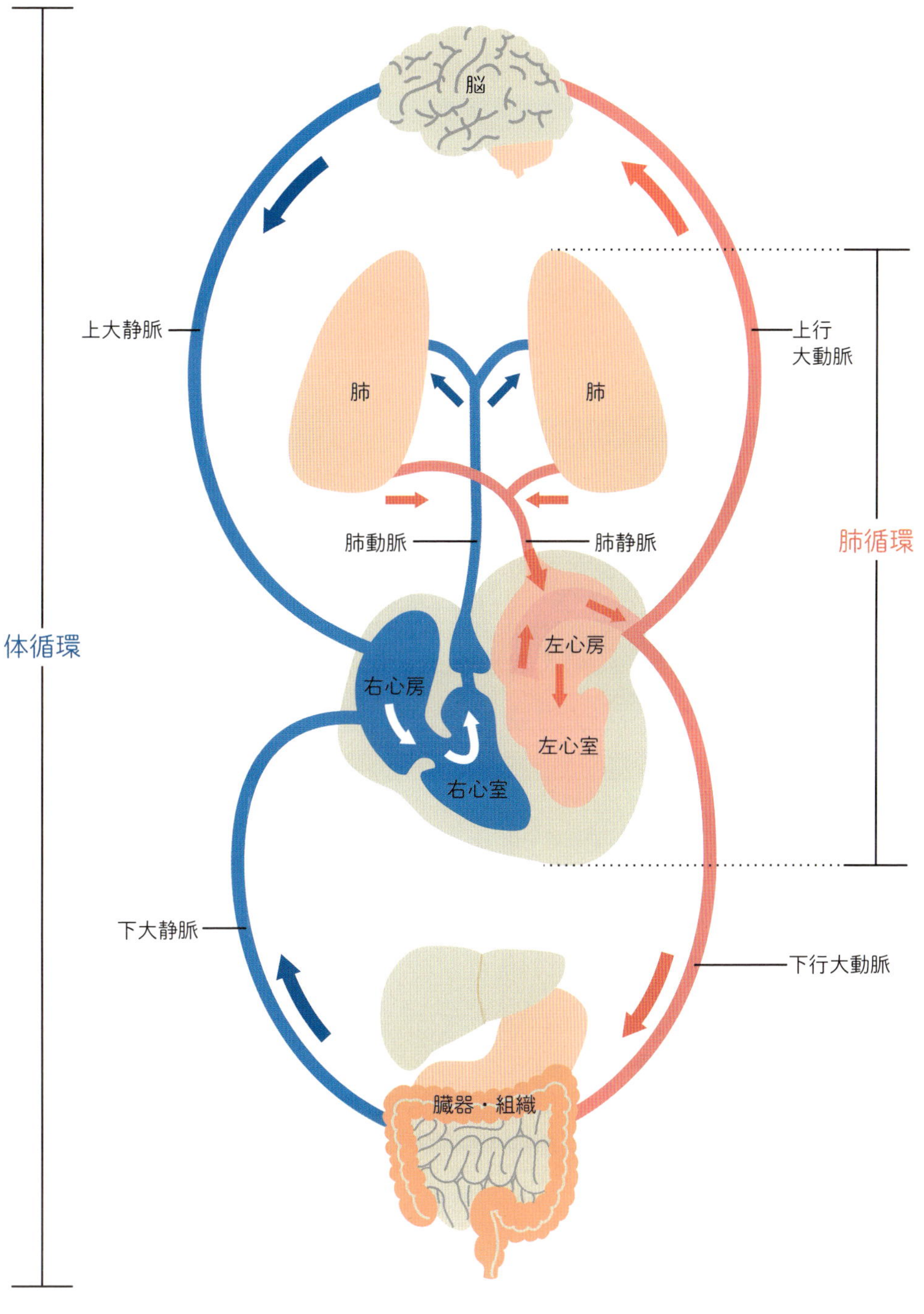

2 術前・術後に行われる検査

検査科編

臨床検査は生理機能検査と検体検査の２つに大別されます。
生理機能検査では 12 誘導心電図・ABI・経胸壁心エコー・経食道心エコー・頸動脈エコー・呼吸機能検査などを行い心臓血管系や呼吸状態の精査を、検体検査では生化学検査・血算・凝固系検査・感染症検査・輸血関連検査を行い、各臓器の機能、貧血や感染症の有無など全身状態の検索をします。

1　12 誘導心電図

▶術前の不整脈の有無などを確認するために行います。

▶12 誘導心電図は、普段見るモニター心電図より詳しく心臓の動きを確認できます。

【12 誘導心電図の検査イメージ】

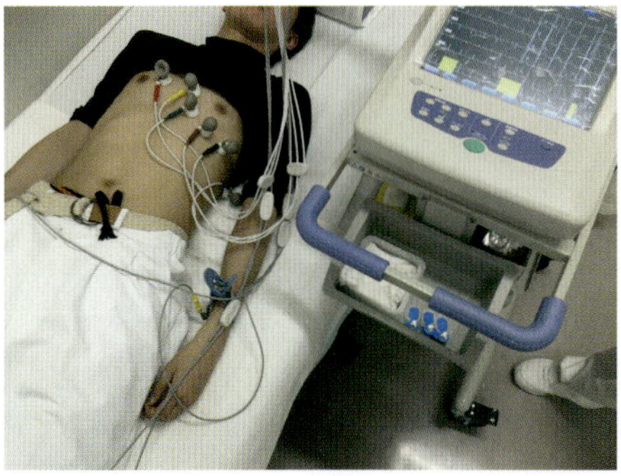

心電図検査はベッドに仰向けの状態で、手首、足首、胸に電極をつけ調べる

心電図検査でわかる病気：不整脈、狭心症や心筋梗塞といった虚血性心疾患、心肥大など

【胸部誘導のつけ方】

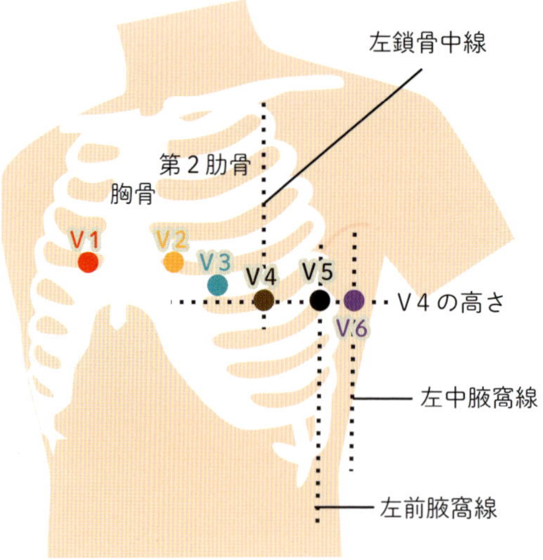

V１：赤
（第４肋間胸骨右縁）

V２：黄
（第４肋間胸骨左縁）

V３：緑
（V２とV４の中間点）

V４：茶
（左鎖骨中線と第５肋間の中点）

V５：黒
（V４の高さの水平線と左前腋窩線との交点）

V６：紫
（V４の高さの水平線と左中腋窩線との交点）

2 足関節上腕血圧比（ABI）

▶ABI（ankle brachial pressure index）は上肢と下肢の血圧の比較を行い、動脈硬化の程度を調べる検査です。

▶**ABI 0.9 未満**の場合は下肢血流障害が疑われます。

【ABI の検査イメージ】

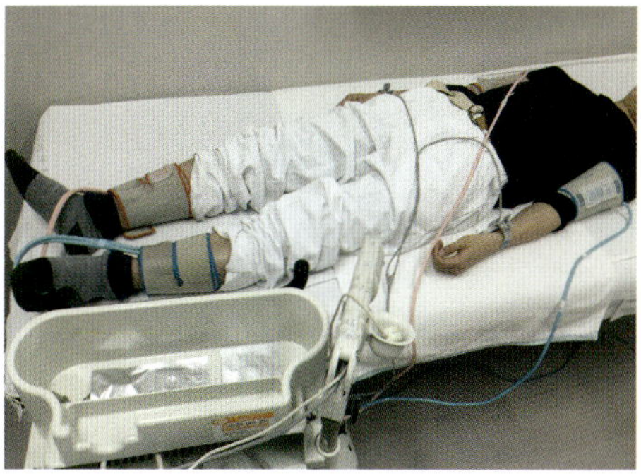

両腕と両足首の 4 か所で同時に血圧を測る。検査は数分間じっとしているだけで終わる。特に高血圧・糖尿病・喫煙・肥満・運動不足・コレステロール高値・心臓病や脳疾患などの家族歴やこれらの症状がある場合は ABI 検査を受けることを勧める

【ABI 測定値の例】

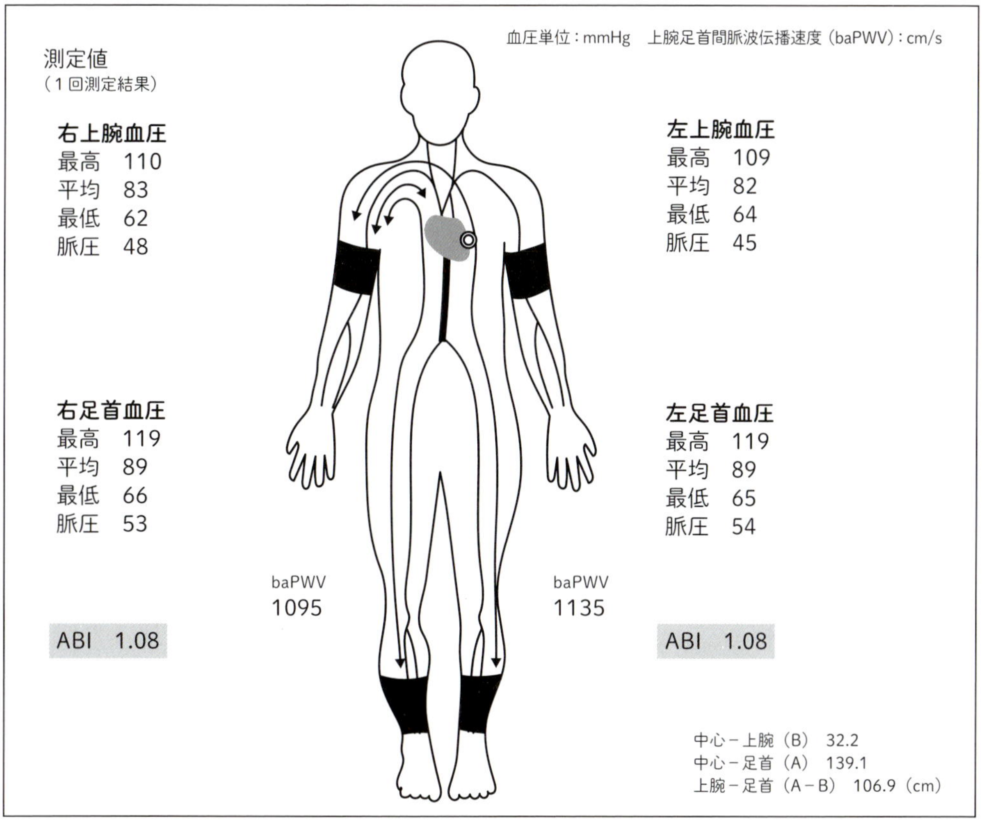

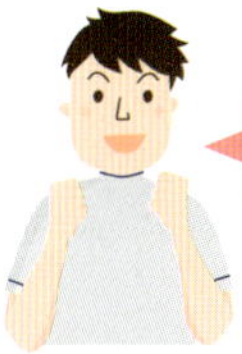

baPWV の上昇は、動脈硬化が疑われます。

3 経胸壁心エコー

▶超音波を用いて心臓の状態を画像に映し出し、心機能評価、心腔サイズ、壁厚の計測、弁膜症の評価などを行います。

▶心臓が動いている様子をリアルタイムに観察でき、非侵襲的であるため、繰り返し行うことが可能です。

▶術前は病態や合併症の把握、術後は手術部位の評価や手術による合併症の早期発見のために行われます。

【経胸壁心エコーの検査イメージ】

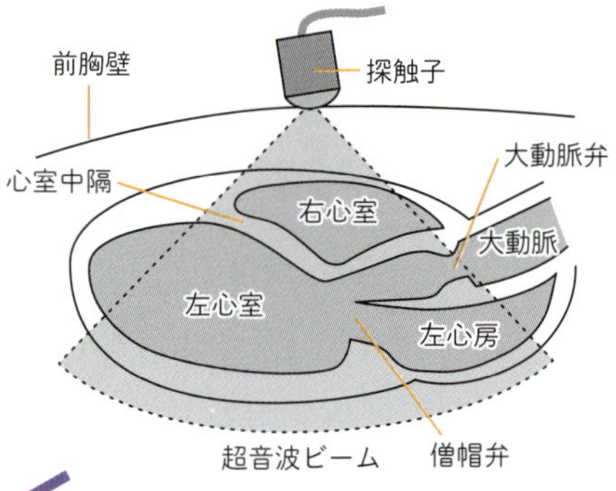

エコー画像では…

【経胸壁心エコー図の例】

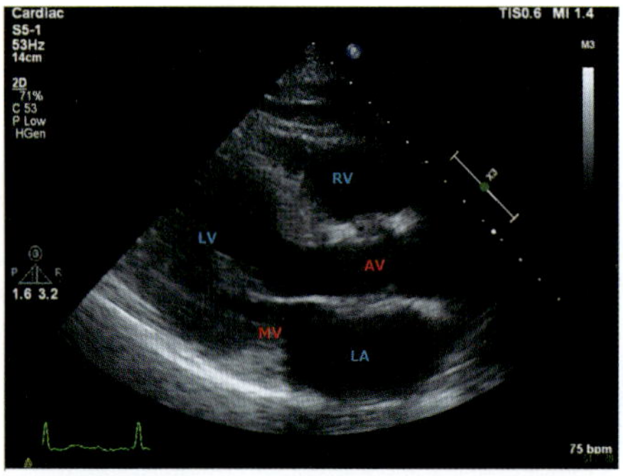

〈傍胸骨長軸像〉
RV：右心室、LV：左心室、LA：左心房、AV：大動脈弁、MV：僧帽弁

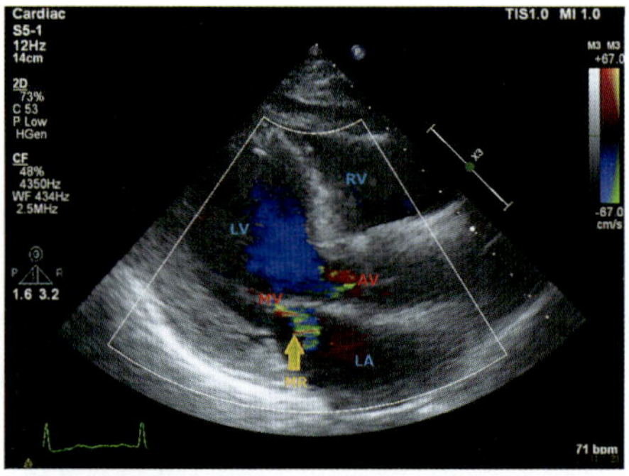

傍胸骨長軸像（カラードプラ）
MV（僧帽弁）から LA（左心房）内のモザイク部分が MR（僧帽弁逆流）

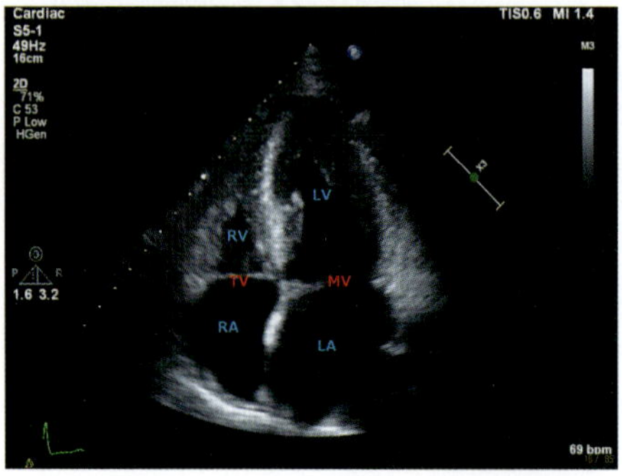

〈心尖四腔像〉
RV：右心室、RA：右心房、LV：左心室、LA：左心房、TV：三尖弁、MV：僧帽弁

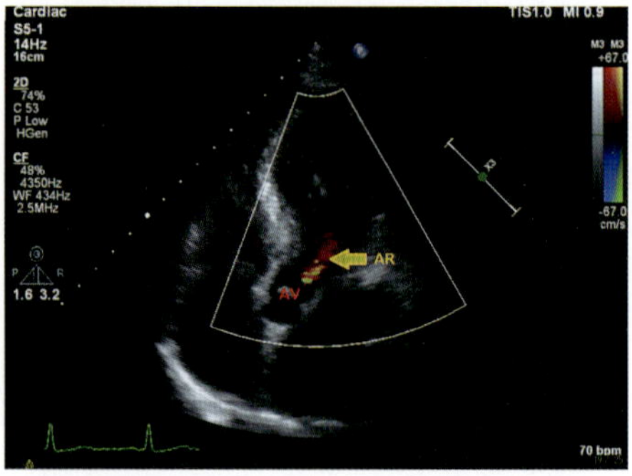

〈心尖五腔像〉
AV（大動脈弁）から LV（左心室）内に吹いている赤い血流が AR（大動脈弁逆流）

▼解剖生理
▼術前・術後の検査
▼術前・術後の薬
▼略語

【検査結果の判定】

EF（駆出率％）	60～80%	左心室からの血液の駆出率を表す 50％以下では収縮不全が疑われる
% FS（左室内径短絡率）	30～50%	左心室容積の拡張期から収縮した率を表す
LAD（左房径）	20～40mm	X線や心エコーにより測定された左心房の直径
LVDd（左室拡張末期径）	40～50mm	左心室の拡張期と収縮期の大きさを表したもの
LVDs（左室収縮末期径）	30～45mm	
IVS（心室中隔壁厚）	8～11mm	12mm以上で心肥大が疑われる
LVPW（左室後壁壁厚）	8～11mm	
RVD（右室径）	10～25mm	X線や心エコーにより測定された右心室が最も拡張したときの直径
EDV（拡張末期容量）	80～150mL	EDV-ESVをみることで、1回拍出量（SV）を求めることができる
ESV（収縮末期容量）	20～80mL	
IVC（下大静脈径）	18mm	20mm以上：心不全 10mm以下：循環血液量減少 50％以上の呼吸性変動があれば右心房圧は正常

※基準値は測定方法や施設により違いがある

【asynergy（心臓の壁運動異常）】

normal	正常
hypokinesis	低収縮
akinesis	無収縮
dyskinesis	奇異性収縮
anterior	前壁
posterior	後壁
lateral	側壁
apex	心尖部
antero-septal (A-S)	前壁中隔
diffuse	広範性

【弁所見：僧帽弁（MV）・大動脈弁（AV）・三尖弁（TV）・肺動脈弁（PV）】

calcification	石灰化
thickening	肥厚
prolapse	逸脱
vegetation	疣腫

【弁の逆流の程度】

trivial	ごくわずか
mild	少し（軽度）
moderate	やや多い（中等度）
severe	かなり多い（重度）

4 経食道心エコー

▶食道側から超音波を用いて心臓を観察する検査で、経胸壁心エコーでは確認困難な心腔内の血栓の有無、弁膜症の詳細な診断、術式の選択、疣贅の有無の確認のために行われます。

▶胃内視鏡などと同様に、口からプローブを挿入して画像を描出します。

【経食道心エコー図の例】

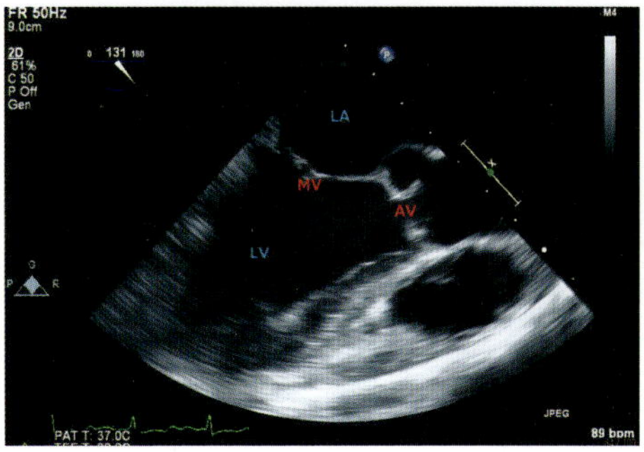

LA：左心房、LV：左心室、MV：僧帽弁、AV：大動脈弁

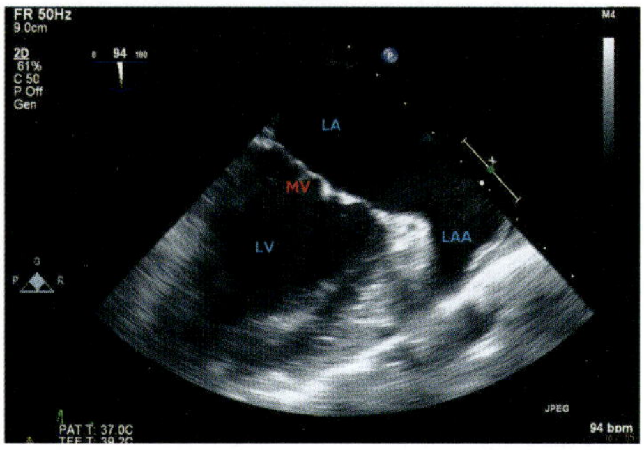

LAA：左心耳
経胸壁心エコーでLAAは見づらいので経食道心エコーで血栓の有無を判断する

5 頸動脈エコー

▶術後の脳梗塞の発症を抑えるため、術前に頸動脈エコーを行い、頸動脈の狭窄の有無を確認します。

【検査結果の判定】

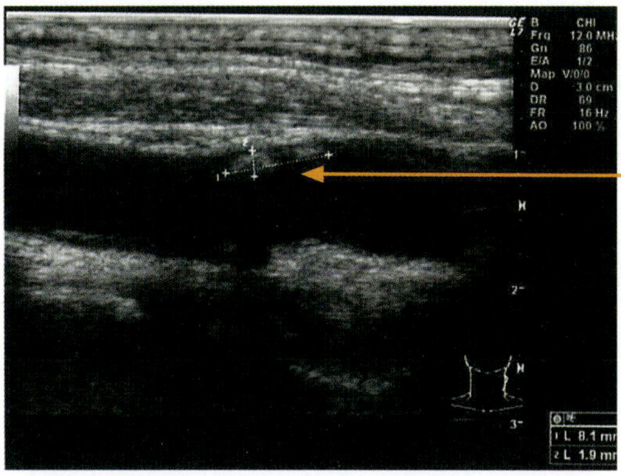

血管壁の一部が内腔面に突出した部分を隆起性病変（プラーク）と呼ぶ

プラークの原因は粥状硬化で、頸動脈におけるプラークの大きさや数は、全身の動脈硬化の程度の指標となる
生じてから時間の経過したプラークは、石灰化してくる

6 呼吸機能検査

▶心臓血管外科術後は、術中から術後まで人工呼吸器管理となることから、肺換気障害の有無、程度を術前より評価します。

▶スパイロメトリー（呼吸機能検査）を使用し、1秒率[*1]、%肺活量[*2]から、閉塞性換気障害、拘束性換気障害に分類されます。

＊1　実測された努力性肺活量と、1秒間に呼出した量の割合
＊2　年齢や身長から予測される肺活量に対する実測肺活量の割合

【検査方法】

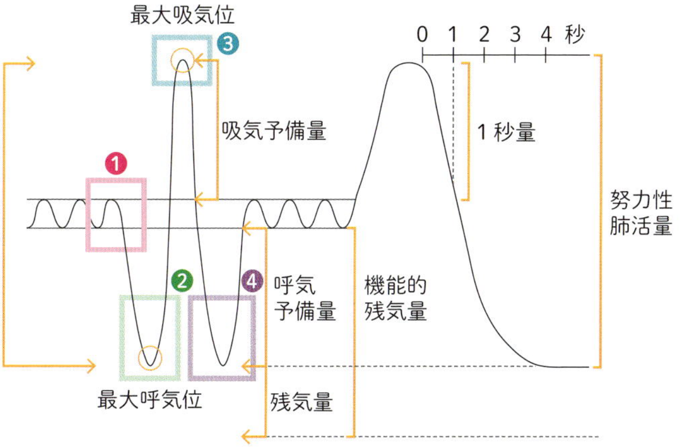

❶マウスピースをくわえて普通に呼吸をする。声かけに合わせて限界まで息を吐く

❷限界まで吐いたら、次に最大限吸い込む

❸最大限吸ったら、再び限界まで息を吐く

❹息を吐ききったら、普通の呼吸に戻す

【検査結果の判定】

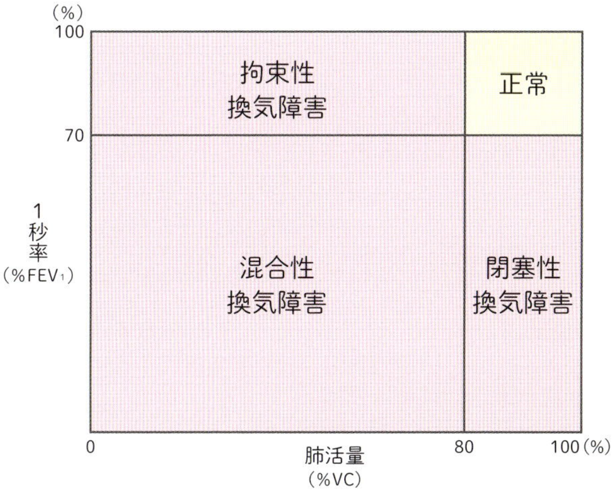

拘束性換気障害
▸% VC が 80%以下
▸肺の弾力性がなく、萎縮した状態。胸部異常、肺線維症、肺炎など

閉塞性換気障害
▸% FEV_1 が 70%以下
▸気道が狭くなる状態。肺気腫、気管支喘息、慢性気管支炎

混合性換気障害
▸% VC が 80 % 未満かつ % FEV_1 が 70%未満
▸拘束性換気障害と閉塞性換気障害の両方の障害を含む場合

7 血液検査

▶血液検査により、全身状態を把握します。

❶生化学検査

▶全身のさまざまな臓器の状態を反映します。

検査項目	基準値	検査目的
総タンパク（TP）	6.7 ～ 8.3g/dL	栄養状態や全身状態の把握
アルブミン（ALB）	4.1 ～ 5.2g/dL	栄養状態や肝機能の把握
電解質 （Na・K・Cl・Ca・Mg など）	Na 138 ～ 146mEq/L K 3.6 ～ 5.1mEq/L Cl 99 ～ 108mEq/L Ca 8.7 ～ 10.3mg/dL Mg 1.8 ～ 2.4mg/dL	体内の水分量や pH の調節にかかわっている 脱水の状態や神経伝達、筋肉運動を把握
尿酸（UA）	男性：3.0 ～ 7.0mg/dL 女性：2.5 ～ 5.8mg/dL	腎機能・痛風などの把握
尿素窒素（BUN）	7.8 ～ 18.9mg/dL	腎機能の把握
クレアチニン（Cre）	男性：0.60 ～ 1.10mg/dL 女性：0.40 ～ 0.80mg/dL	腎機能の把握 造影剤使用前の腎機能の評価として用いられる
総ビリルビン（T-Bil）	0.3 ～ 1.3mg/dL	肝疾患、貧血の把握、黄疸の程度
直接ビリルビン（D-Bil）	0.3mg/dL 以下	黄疸のより詳しい鑑別 肝胆疾患、閉塞性黄疸で高値となる
AST	13 ～ 37U/L	肝機能評価や溶血疾患、筋疾患、心筋梗塞などの鑑別
ALT	8 ～ 45U/L	AST より肝に特異性が高いため、肝組織の障害の程度を把握
LDH	122 ～ 228U/L	ほとんどの組織に分布する酵素であり、腹部障害のスクリーニングで使用
γ -GTP	男性：12 ～ 49U/L 女性： 8 ～ 33U/L	肝障害（特にアルコール）の鑑別
CPK	男性：61 ～ 265U/L 女性：49 ～ 189U/L	脳、筋肉、心筋の細胞に多く含まれる 筋障害の鑑別に用いられる
CK-MB	16U/L 以下	CPK のなかで心筋に多く存在するため心筋障害を反映
アミラーゼ（AMY）	46 ～ 133U/L	膵疾患のスクリーニング

検査項目	基準値	検査目的
総コレステロール（TC）	130 ～ 219mg/dL	高コレステロール血症のスクリーニング
中性脂肪（TG）	33 ～ 149mg/dL	脂質代謝異常のスクリーニング、動脈硬化、高脂血症の把握
血糖（BS）	70 ～ 110mg/dL	糖尿病の鑑別
ヘモグロビン A1c（HbA1c）	4.6 ～ 6.2%	血糖コントロールの指標。過去 1 ～ 3 か月の平均血糖値を反映
C 反応性タンパク（CRP）	0.30mg/dL 以下	炎症性疾患や組織破壊が疑われるときに、経過観察で使用

※基準値は測定方法や施設により違いがある

❷血算

▶血液中の赤血球、白血球、血小板の数などから貧血・炎症・出血傾向の有無を確認します。

検査項目	基準値	検査目的
白血球数（WBC）	30.0 ～ 97.0 × 100/μL	感染症、炎症の把握
赤血球数（RBC）	男性：376 ～ 561 万/μL 女性：372 ～ 502 万/μL	貧血の把握
ヘモグロビン（Hb）	男性：11.6 ～ 18.0g/dL 女性：11.1 ～ 15.5g/dL	赤血球内に含まれるヘモグロビンの総和。貧血の把握
ヘマトクリット（Ht）	男性：35.7 ～ 51.5% 女性：34.0 ～ 45.5%	血液中で赤血球の占める容積の割合。貧血の鑑別
血小板（PLT）	12.4 ～ 30.5 万/μL	血小板は止血の役割を果たす。血小板が低下すると止血が困難となる

※基準値は測定方法や施設により違いがある

❸凝固系・線溶系

▶凝固・線溶系の機能を検査します。

▶凝固系：止血機序における凝固因子の作用。凝固因子は内因系と外因系に分かれ、手術前や抗凝固薬のコントロールなどで検査されます。

▶線溶系：固まった血液（血栓）を溶かして分解する作用です。線溶系のデータは血栓が存在している場合、それを溶かそうと作用するため異常値を示します。

検査項目	基準値	凝固因子	検査目的
プロトロンビン時間(PT)	70～140%	外因系	▶血液凝固異常の把握 ▶ワーファリン内服時はワーファリン効果のモニタリングに使用
プロトロンビン時間国際基準比(PT-INR)	0.9～1.1		
活性化部分トロンボプラスチン時間(APTT)	24～35秒	内因系	▶血液凝固異常の把握 ▶ヘパリン効果のモニタリングとして使用
フィブリン・フィブリノゲン分解産物(FDP)	5.0μg/mL未満	線溶系	▶播種性血管内凝固症候群(DIC)や深部静脈血栓症(DVT)、肺塞栓、急性大動脈解離などの疾患の診断と指標で使用 ▶血栓溶解療法の経過観察として使用
Dダイマー	1.0μg/mL未満		

※基準値は測定方法や施設により違いがある

❹感染症

▶術前にC型・B型肝炎ウイルス、HIVなどの感染症の有無の確認を行います。

❺血液型

▶心臓血管外科手術では、術式や術中の出血の状況によって輸血が行われます。そのため、術前には必ず血液型検査を行います。

❻交差適合試験（クロスマッチ）

▶術前に交差適合試験を行い、輸血をする血液を準備します。

▶患者本人の血液と輸血する血液を反応させて、免疫反応が起きないことを確認します。

❼不規則抗体検査

▶妊娠や過去の輸血などにより、赤血球と免疫反応を起こす抗体を産生することがあります。この抗体の有無を確認し、より安全な輸血を実施するために、交差適合試験と併せて不規則抗体検査を行います。

▶交差適合試験、不規則抗体検査を実施しても輸血の副作用を完全になくすことはできません。輸血中は輸血の副作用に注意し、観察を行うことが重要です。

3 術前・術後の検査

放射線科編

術前・術後の画像診断は、病変の形態および状態などを確認するのに有用です。手術中は常に画像表示しています。

1 CT（コンピューター断層撮影法）

❶虚血性心疾患

【冠動脈バイパス術の場合】

●冠動脈造影 CT

▶冠動脈の狭窄部位の確認、石灰化の状況、走行などを確認します。

▶バイパス吻合予定部位などを主に観察します。

●大動脈造影 CT

▶大動脈の石灰化・粥腫の有無、大動脈解離の有無を確認します。

【冠動脈バイパス術（CABG）】

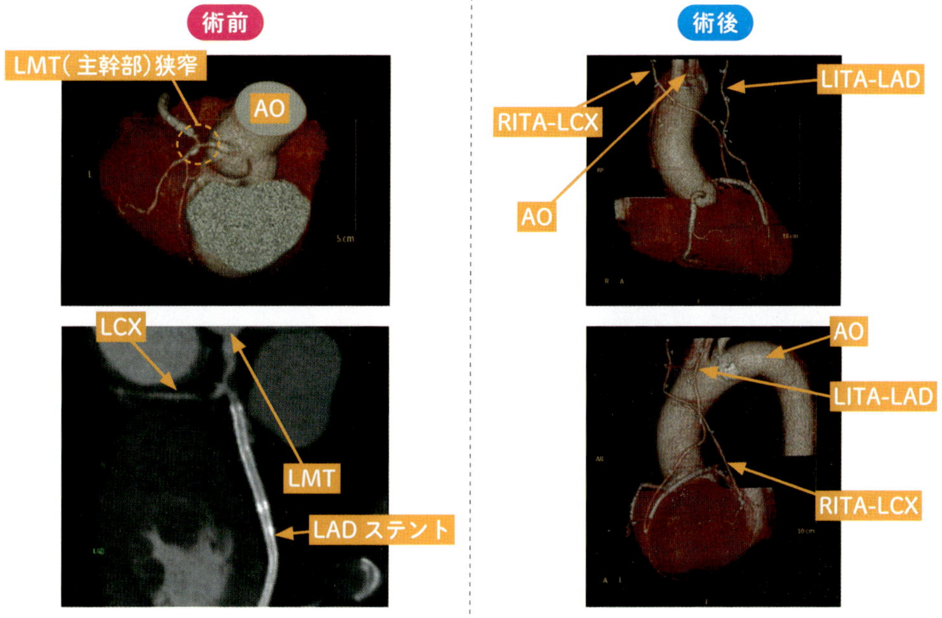

LMT（主幹部）遠位に狭窄がある

バイパス術後、LITA-LAD、RITA-LCX へのバイパスが確認できる

❷大動脈疾患

【大動脈置換術の場合】

●冠動脈造影 CT

▶冠動脈疾患の有無を確認します。

●大動脈造影3DCT

▶大動脈瘤の位置・大きさを確認します。

▶大動脈解離の範囲（エントリーとリエントリー部）も確認します。

【胸部・腹部大動脈ステントグラフト内挿術（TEVAR・EVAR）の場合】

●冠動脈 CT

▶冠動脈疾患の有無を確認します。

●大動脈造影 3 DCT

▶大動脈瘤の位置、大きさを確認します。

▶大動脈解離の範囲（エントリーとリエントリー部）を確認します。

▶1 mm スライス画像を用いてステントサイジングします。

▶アプローチ部（大腿動脈）の狭窄をみて、ステントデリバリーが可能か判断します。

【TEVAR】

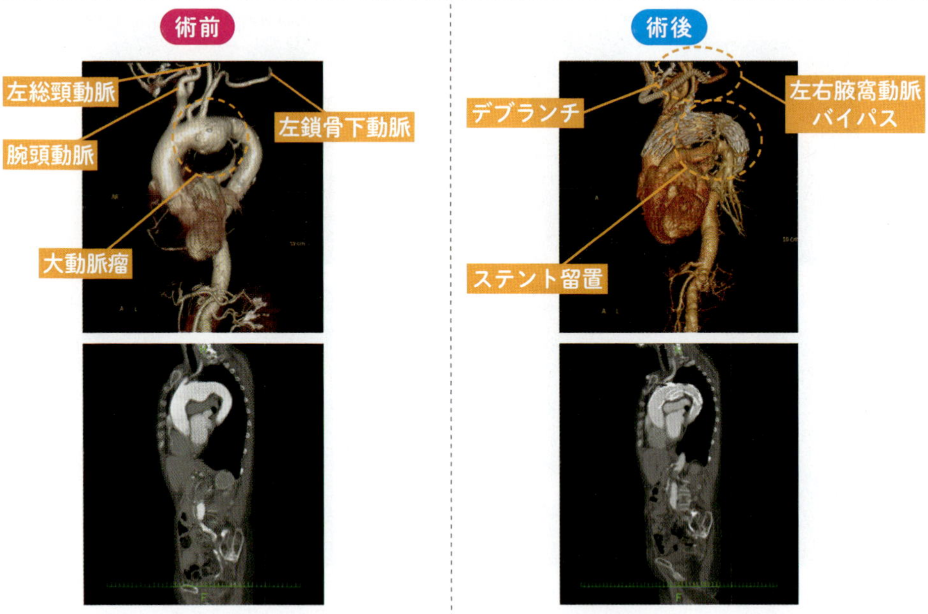

弓部大動脈に動脈瘤がある

弓部にステントグラフトを留置
左鎖骨動脈を閉塞し（デブランチ）、左右の腋窩動脈バイパスをしている

【EVAR】

術前

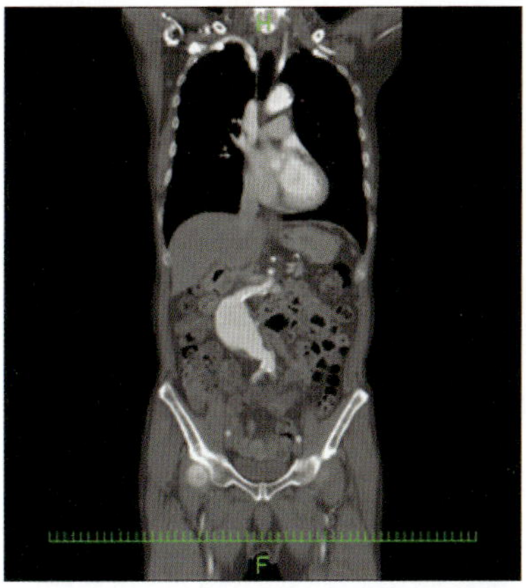

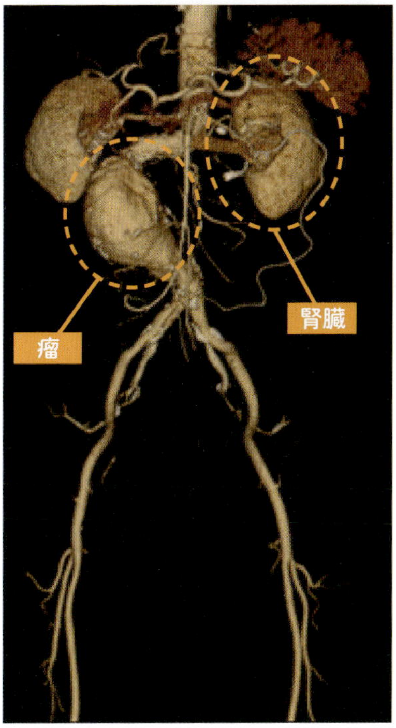

腹部大動脈に大きな動脈瘤がある

術後

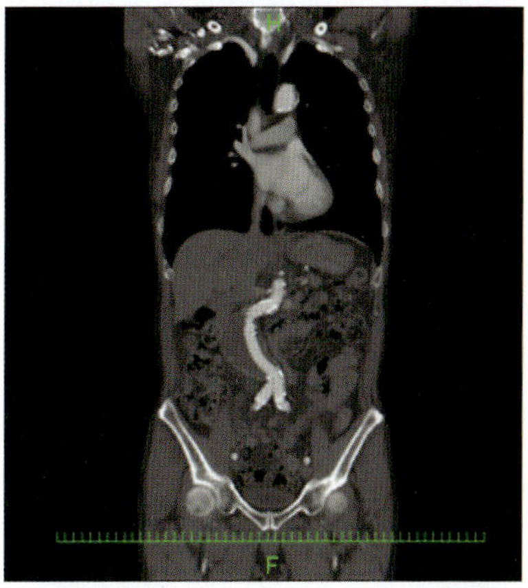

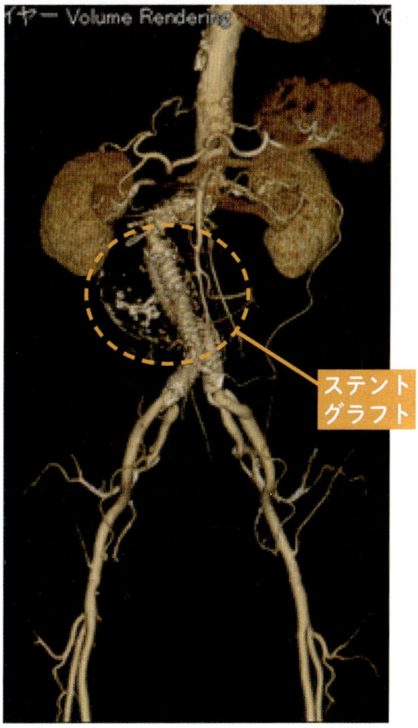

動脈瘤はステント挿入により見えなくなっている

❸弁膜症疾患

【大動脈弁置換術・僧帽弁置換術の場合】

●大動脈造影 CT

▶大動脈瘤・大動脈解離の有無を確認します。

▶大動脈の石灰化、粥腫の有無を確認します。

【低侵襲弁膜症手術（MICS）の場合】

●大動脈造影3DCT

▶大動脈瘤・大動脈解離の有無を確認します。

▶石灰化・粥腫の有無を確認し、送血部位を決定します。

▶心臓と切開する肋骨部の位置関係を確認します。

【MICS】 術前

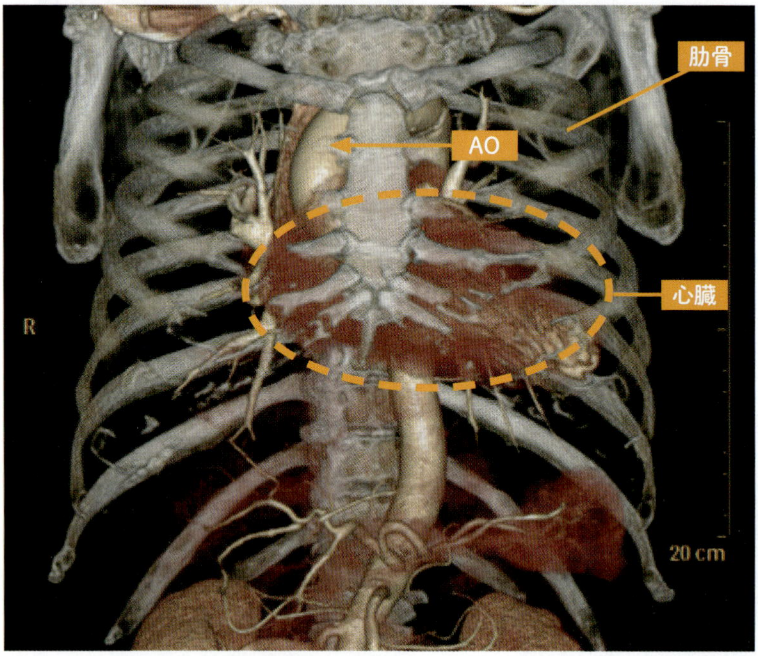

肋骨の形態、心臓との位置関係を確認し、切開する肋間を決定する

【経カテーテル大動脈弁置換術（TAVI）の場合】

●心電同期上部大動脈3DCT

▶大動脈弁の弁輪径サイジングをします。

▶心臓から下行大動脈の状態（石灰化、解離、瘤の有無）を把握します。

●大動脈造影3DCT

▶腹部大動脈以下の状態（石灰化、解離、瘤の有無）を把握します。

▶アプローチ部（大腿動脈）から腹部大動脈の狭窄を確認します。

▶人工弁のデリバリーが可能かを調べます。

【TAVI】 術前

①弁輪部のサイジング

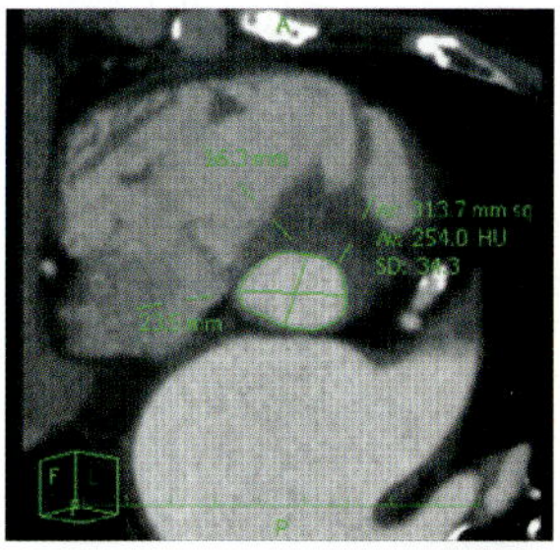

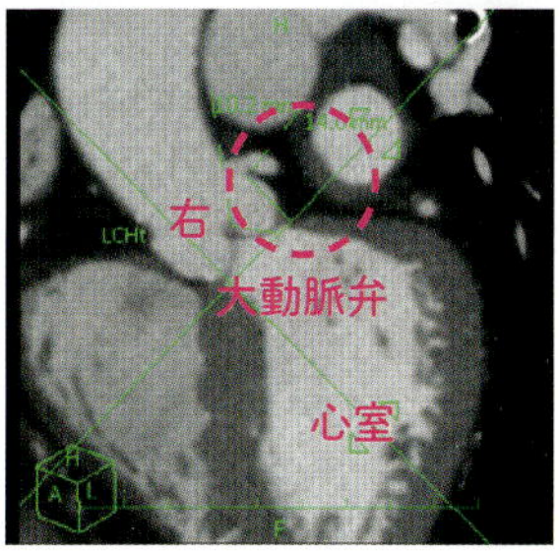

右冠動脈　冠動脈閉塞の可能性のチェック

②バルサルバ洞の大きさの確認
人工弁置換後、圧迫された元の弁（つぶされた弁）が収納可能か確認

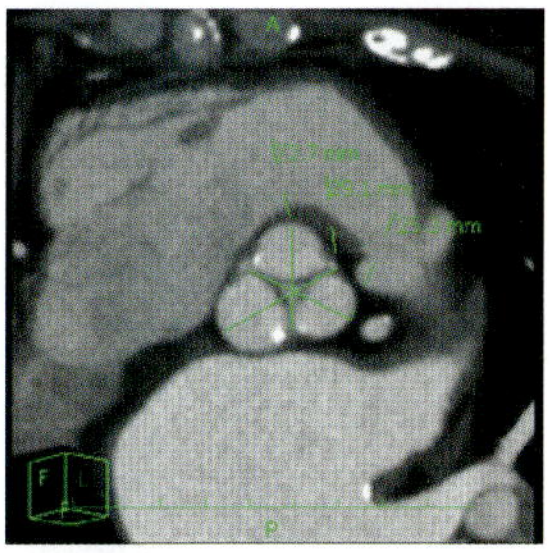

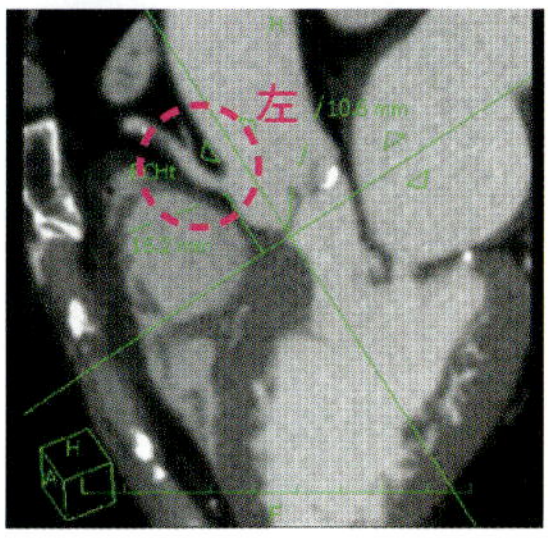

左冠動脈　冠動脈閉塞の可能性のチェック

③大動脈の石灰化や解離、瘤のチェック
TAVI アプローチ部（大腿動脈）からの状態をチェックし、人工弁のデリバリーが可能かチェック

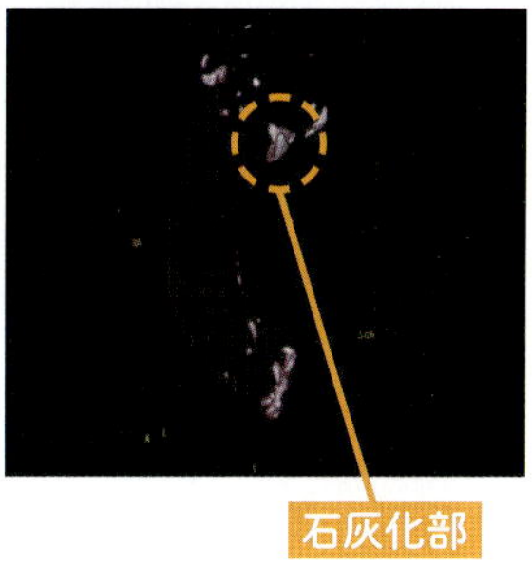

❹末梢血管疾患

●下肢造影3DCT

▶狭窄部位（特に完全閉塞している部位の位置関係）の確認をします。

▶バイパス時の吻合部位の状態を確認します。

▶腹部大動脈から下肢血管にかけての全体像を把握します。

●大動脈造影 CT（場合により撮影）

▶動脈瘤、解離の有無を確認します。

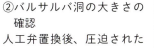

【F-F（大腿動脈－大腿動脈バイパス） F-P（大腿動脈－膝窩動脈バイパス）】

術前

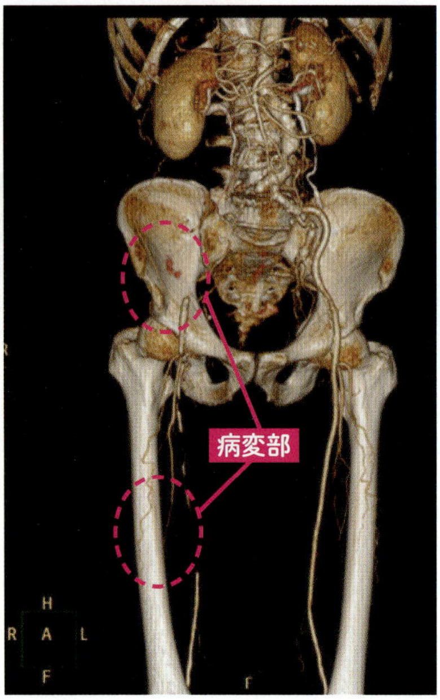

右総腸骨動脈完全閉塞と右浅大腿動脈完全閉塞

術後

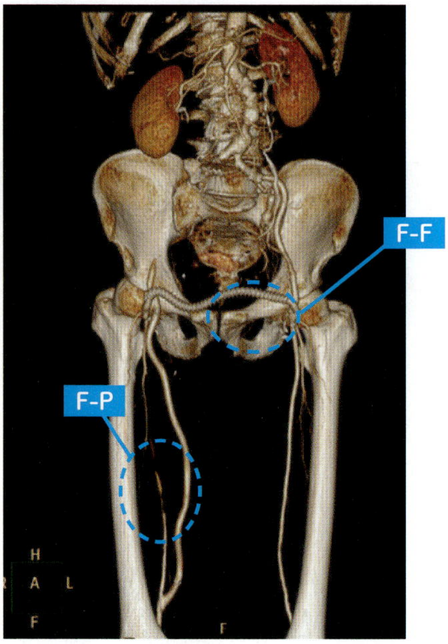

POINT

造影剤の注入は、

20G 以上のプラスチック留置針（サーフロー・インサイトなど）で、右側から行うことが望ましいです。

なぜ？

- 造影剤をボーラス注入（3.0～6.0mL/秒）するため
- 専用留置針（BD Nexiva™ Diffusics™）の場合は 22G 以上

なぜ？

- 左側より注入すると造影剤の原液が大動脈弓分岐部の前を通過するため、アーチファクトの原因となり、正確な状態観察ができない可能性がある
- 造影剤のボーラス性が崩れ、造影不良が起こりやすくなる

2 MRI（磁気共鳴画像）

▶主に術前に頭頸部MRI（magnetic resonance imaging）、MRA（magnetic resonance angiography）の検査を行います。

▶検査目的は脳血管障害の有無、脳梗塞の精査です。

▶術前には、腫瘍、脳梗塞、出血など頭蓋内病変の有無を確認します。また、頸動脈狭窄症、分岐異常がないかの確認を行います。

POINT

特に、大血管手術では、左右の内頸動脈系、椎骨脳底動脈系の交通があるかを確認します。

【頭部MRI】 術前

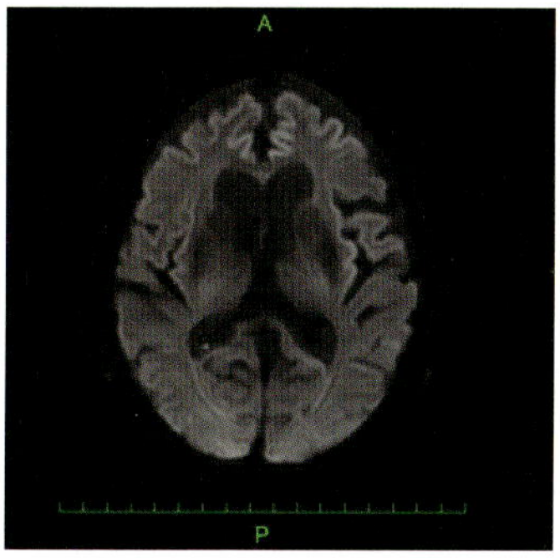

〈DWI（拡散強調画像）〉
▸急性期脳梗塞の診断に有用
▸脳梗塞部位は画像上で白く写る

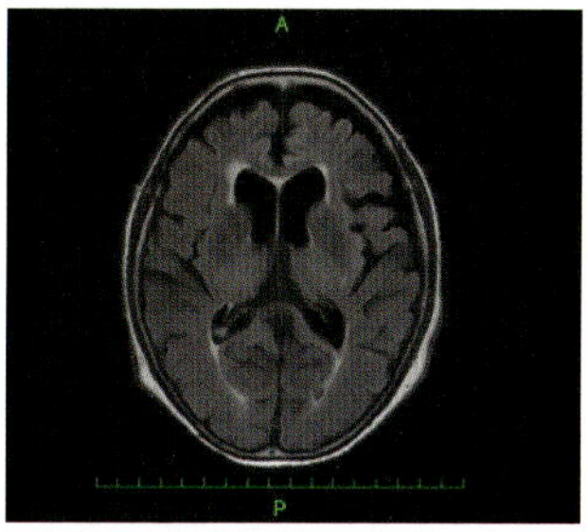

〈FLAIR（フレアー）〉
▸慢性期脳梗塞（多発性硬化症）の診断に有用
▸画像上白く写る

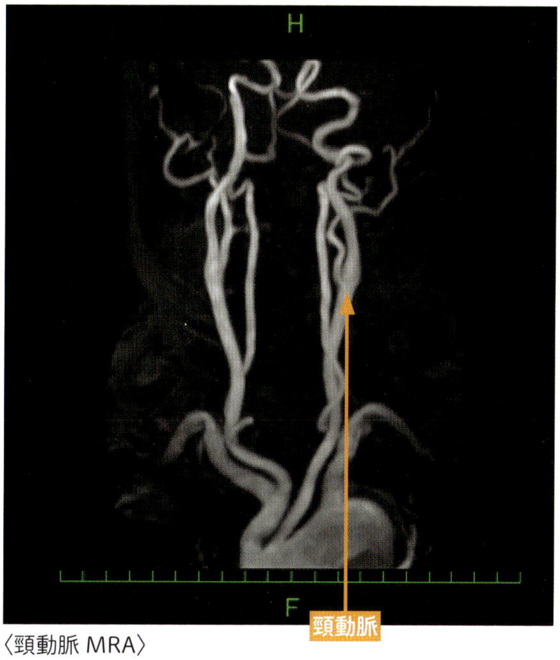

〈頸動脈 MRA〉
▸造影剤を使用せずに血流のみで血管像を描出できる

4 術前・術後に用いる薬

周術期に使用される薬剤は、術前に中止や減量を確認するものと、術後の全身管理のものとに大別されます。

1 手術直後に用いる薬剤

▶術後投薬の目的は、むくみをとり、心臓の負担を減らし、回復を促すことです。

▶術後の安定期（退院後）は、合併症、再発を予防する投薬が主となります。

▶術後は下記の組み合わせで薬剤投与を行います。

【主な術式と使用される薬剤】

疾患	術式	薬剤
虚血性心疾患	冠動脈バイパス術後	抗血小板薬、冠動脈拡張薬、胃薬、便秘薬、鎮痛薬
大動脈疾患	胸部大動脈ステントグラフト内挿術（TEVAR）後	胃薬、便秘薬、鎮痛薬
	腹部大動脈ステントグラフト内挿術（EVAR）後	胃薬、便秘薬、鎮痛薬
弁膜症疾患	心臓弁膜症・弁置換／弁形成術後	抗凝固薬、利尿薬、冠動脈拡張薬、胃薬、便秘薬、鎮痛薬

【手術直後に用いる主な薬剤】

	一般名（代表的な商品名）	投薬の目的	重大な副作用
抗血小板薬	アスピリン（バイアスピリン®）	手術による身体的ストレスから凝固系が亢進し、血栓ができやすくなる。術後の心筋梗塞などを予防するはたらきがある	出血、中毒性表皮壊死融解症、喘息発作、肝機能障害、消化性潰瘍　など
冠動脈拡張薬	ニコランジル（ニコランマート®）	術後の心血管イベント発生の抑制や冠血管拡張のため投与される	肝機能障害、頭痛、ほてり　など
胃薬	ランソプラゾール（ランソプラゾール）	手術による身体的ストレスから起こるストレス潰瘍の予防目的で投与される	汎血球減少、重篤な肝機能障害、間質性肺炎　など

	一般名（代表的な商品名）	投薬の目的	重大な副作用
便秘薬	酸化マグネシウム（マグミット®）	術後は水分制限や利尿薬の投与のために便秘になりやすく、排便時の力みも心臓への負担となるためスムーズな排便コントロールが不可欠	高マグネシウム血症
鎮痛薬	アセトアミノフェン（カロナール®）	術後の痛みを取り除く	喘息発作の誘発、劇症肝炎、顆粒球減少症　など
利尿薬	フロセミド（ラシックス®）	余分な水分を体の中から取り除き、術後のむくみをとり心臓にかかる負担を軽くする	心室性不整脈（低カリウム血症による）、間質性腎炎、難聴など
	スピロノラクトン（アルダクトン®）		電解質異常（高カリウム血症、低ナトリウム血症、代謝性アシドーシスなど）　など

2 抗菌薬

▶心臓血管外科手術は、血管内に人工物を留置する場合があること、また切開創および臓器・体腔の感染が致命的であることから予防的抗菌薬投与の対象となります。

▶**メチシリン耐性黄色ブドウ球菌**（Methicillin-resistant *Staphylococcus aureus*：**MRSA**）による感染は難治性であるため、感染管理を徹底する必要があります。

❶術前 MRSA 感染対策

▶ムピロシンカルシウム水和物を投与します。

▶術前に鼻粘膜培養を行い、MRSA 保菌の有無を確認します。MRSA 保菌者は鼻腔内に術前３日間、１日２回塗布します。

❷周術期予防的抗菌薬投与

▶執刀時に血清および組織内で殺菌的濃度が得られるように、執刀前１時間から 30 分にセファゾリン１g を 30 分かけて静脈内投与します。

▶抗菌薬血中濃度を治療域に維持するため、術中は３時間ごとにセファゾリン１g を追加投与します。

▶MRSA の保菌および感染の既往がある症例や緊急手術症例、心臓弁置換術症例に該当する患者には、周術期にセファゾリンに加えバンコマイシンを併用投与します。

▶術中は、手術開始1時間前に1g、(長時間手術の場合）12時間後に1gを30分かけて投与します。

【主な抗菌薬の特徴】

一般名（代表的な商品名）	投薬の目的	重大な副作用
ムピロシンカルシウム水和物（バクトロバン®鼻腔用軟膏）	MRSA感染症発症の危険性の高い周術期においての除菌	▸投与部位に軽度の局所反応（鼻腔刺激）
セファゾリンナトリウム（セファゾリンNa点滴静注用）	術後の感染予防	▸アナフィラキシー様症状 ▸血液障害 ▸肝障害 ▸腎障害　など
バンコマイシン塩酸塩（バンコマイシン点滴静注用）	術後のMRSA感染予防	▸急性腎不全 ▸間質性腎炎 ▸薬剤性過敏症症候群 ▸第8脳神経障害　など

3 抗血小板薬

▶抗血小板薬とは、血小板によってつくられる血栓を防ぐための薬です。

▶高血圧や高血糖、高脂質などの状態が続いた場合や、ステント留置後の血管の内側には、**プラーク**と呼ばれる塊が付着します。このプラークが何らかの原因で剥がれたり、破れたりすると、そこに血小板が集まって血栓がつくられてしまいます。その血小板の集まり（血小板凝集）を抑制します。

▶血小板そのものに作用するため、効果は不可逆的で血小板の寿命である7～10日は作用が持続します。

【主な抗血小板薬の術前の休薬期間】

一般名（代表的な商品名）	術前の休薬期間
アスピリン（バイアスピリン®）	7日間
アスピリン（バファリン配合錠A81）	7日間
チクロピジン塩酸塩（パナルジン®）	7日間
クロピドグレル（プラビックス®）	7～14日間
クロピドグレル硫酸塩／アスピリン（コンプラビン®配合錠）	7～14日間
プラスグレル塩酸塩（エフィエント®）	7～14日間

一般名（代表的な商品名）	術前の休薬期間
シロスタゾール（プレタール®）	2～3日間
サルポグレラート塩酸塩（アンプラーグ®）	1～2日間

4 抗凝固薬

▶抗凝固薬とは、フィブリンによってつくられる血栓を防ぐための薬です。

▶不整脈や心房細動、心不全などによって血流が滞ると、よどんでたまった血液は赤血球を巻き込みながら血栓をつくります。

▶効果は可逆的で、服用を中止して24～48時間くらいで消失します。

【主な抗凝固薬の術前の休薬期間】

一般名（代表的な商品名）	術前の休薬期間
ワルファリンカリウム（ワーファリン）	2～3日間ヘパリン置換*1
ダビガトランエテキシラートメタンスルホン酸塩（プラザキサ®）	1～2日間*2
リバーロキサバン（イグザレルト®）	1～2日間
アピキサバン（エリキュース®）	1～2日間
エドキサバントシル酸塩水和物（リクシアナ®）	1～2日間

＊1　ワーファリンのみ緊急時の凝固因子プロトロンビン補充薬あり（ケイセントラ®）
＊2　ダビガトランのみ中和剤あり「イダルシズマブ（プリズバインド®）」

【心臓血管外科手術時の抗血小板薬・抗凝固薬対応のめやす】

侵襲度	手術	対応
大	弁膜症手術・大動脈瘤手術	すべて中止
中	CABG・下肢バイパス（F-F、F-P）	アスピリンのみ継続
小	ステントグラフト内挿術（TEVER、EVER）	中止すべき薬剤があれば外来受診時に指示

©千葉西総合病院

5 鎮静薬

▶術後のICU管理で人工呼吸中の鎮静薬は複数あり、その薬剤の利点やリスクを十分に理解する必要があります。

【主な鎮静薬の特徴】

一般名 （代表的な商品名）	特徴
ベンゾジアゼピン系薬 ミダゾラム （ミダゾラム） 拮抗薬：フルマゼニル	▸作用発現はすみやか（0.5～5分）で、脂溶性が高いため、すみやかに脂肪組織などに再分布し、作用時間は短い（＜2時間） ▸長時間の使用で脂肪組織から薬剤が血中に再動員され覚醒が遅延する場合があるので、24時間を超えて使用する場合は、十分な患者管理を行う ▸患者によってはより高い用量が必要な場合があるが、この場合は過度の鎮静および**呼吸器・循環器系の抑制**に注意すること。鎮痛作用を有しないので、必要ならば鎮痛薬を併用する
プロポフォール （プロポフォール／ディプリバン®）	▸催眠作用、鎮静作用、抗不安作用がある。鎮痛作用はない。短時間作用性で、鎮静至適量を静注すると1～2分で効果が現れ、10～15分持続する ▸脂肪移行性が高く、長時間の持続静注を行うと半減期は延長して300～700分に達するが、覚醒遅延が問題となることは少ない ▸副作用として**低血圧、呼吸抑制**があるが、肝・腎機能の低下した症例に対しても比較的安全な薬剤として使用が推奨される ▸小児への人工呼吸器中の鎮静目的での長期大量投与は、安全性が確立しておらず、禁忌である（プロポフォール症候群） ▸脂肪製剤なので、製剤や輸液ラインの細菌汚染のリスクがあり、12時間ごとの交換が必要である
デクスメデトミジン塩酸塩 （プレセデックス®）	▸鎮静中であっても刺激により容易に覚醒し、自然睡眠（ノンレム睡眠）に類似した脳波パターンを示す ▸記憶や認知機能を障害しない唯一の鎮静薬であるとともに、抗不安作用や**鎮痛作用（弱い）も有する**。**呼吸抑制はほとんどない**が、血圧低下、徐脈、負荷投与時の血圧上昇など**循環系の副作用が多く**報告されており、臨床使用量では一般に深い鎮静レベルの維持が困難であり、フェンタニルなどの鎮痛薬との併用やミダゾラム、プロポフォールなどへの変更が必要になる場合がある ▸投与方法はシリンジポンプを用いて持続静注する。初期負荷投与は通常行わないが、実施する場合は循環動態の変動に十分注意する ▸維持投与速度は0.2～0.7μg/kg/時をめやすとする ▸肝臓で代謝されるため代謝速度は肝血流量に依存し、健常者では血中半減期は平均2.4時間 ▸95%が腎臓から排出されるため、腎機能低下患者ではデクスメデトミジンの効果が遷延する

6 鎮痛薬

▶術後の痛みをケアすることで、早期離床につながります。

▶痛みは個人差があり、統一して同じ薬・同じ量を決めるのは難しいことを理解しましょう。

▶安静時の痛みをほぼ感じないよう、体動時の痛みが弱い程度に維持することをめざします。

【主な鎮痛薬の特徴】

一般名 （代表的な商品名）	特徴
フェンタニルクエン酸塩 （フェンタニル）	▶即効性があり、作用時間は1分。鎮痛効果はモルヒネより強い ▶持続時間が短いため、持続静注で行う ▶心収縮抑制作用や血管拡張作用が少ない ▶腸管抑制が少なく、消化管術後にも使用可能
ペンタゾシン （ソセゴン®）	▶作用発現時間は2～3分。持続時間は15mgの投与で3～4時間 ▶呼吸抑制、血圧・肺動脈圧上昇などがあり、心筋酸素消費量を増加させる可能性があるため、心疾患患者には注意が必要 ▶主観性・依存性が出現する可能性がある
NSAIDs （非ステロイド性抗炎症薬）	▶炎症による疼痛の際に使用される ▶あらゆる急性疼痛に対して有効であるが、重症患者では、腎障害、消化管出血などの重大な副作用の危険があり、使用対象は制限される
アセトアミノフェン （カロナール®）	▶作用時間は15分。副作用が非常に少なく、使用しやすい ▶肝機能障害の生じる恐れがあるため、1日1500mg以上の高容量投与は注意が必要

7 カテコラミン

▶カテコラミンは血管の収縮、弛緩、血圧の維持、心臓の収縮などにはたらき、本来は体内で生成される物質です。

▶交感神経受容体を刺激することで、血管収縮・心収縮力の増強をもたらし、循環に直接的に作用します。

▶**ドパミン**、**ドブタミン**、**アドレナリン**、**ノルアドレナリン**の４種類があります。

【カテコラミンの作用機序】

ドパミン	ドブタミン
▸中用量ではβ受容体を刺激し、心収縮力増加、心拍数増加、末梢血管収縮作用を生じる ▸高用量では、α_1受容体を介する血管収縮作用が強く現れる	▸強いβ_1受容体刺激作用と弱いβ_2受容体刺激作用がある ▸β_1受容体の刺激は強心作用を生み、β_2受容体の刺激は弱い血管拡張作用を生む
アドレナリン	**ノルアドレナリン**
▸強力なα、β_1作用 ▸末梢血管の収縮と冠動脈拡張作用	▸α受容体を刺激し、用量依存的に体血管抵抗を増加させる ▸輸液やドパミンに反応しない低血圧の際に用いられることが多い ▸敗血症性ショックの際には第１選択薬として用いられる

【主なカテコラミン製剤の特徴】

一般名（代表的な商品名）	主な作用	主な副作用
ドパミン塩酸塩 （イノバン®、プレドパ®）	▸血圧上昇 ▸利尿	▸心室性不整脈 ▸麻痺性イレウス ▸末梢血管の収縮による虚血・四肢冷感
ドブタミン塩酸塩 （ドブトレックス®、ドブポン®）	▸心収縮力の増強（心拍出量を上げる）	▸末梢血圧低下 ▸血清カリウムの低下
アドレナリン （ボスミン®）	▸心停止時の補助 ▸血管収縮	▸肺水腫 ▸呼吸困難
ノルアドレナリン （ノルアドレナリン）	▸ショック時の昇圧	▸徐脈 ▸過度な昇圧

8 利尿薬

▶手術時の人工心肺の使用や心停止が心不全を引き起こします。

▶手術後は循環が不安定となり炎症が起こっていることもあり、身体がむくみやすくなります。

▶術後のむくみをとり、心臓の負担を減らし回復を促します。

【利尿薬の作用機序】

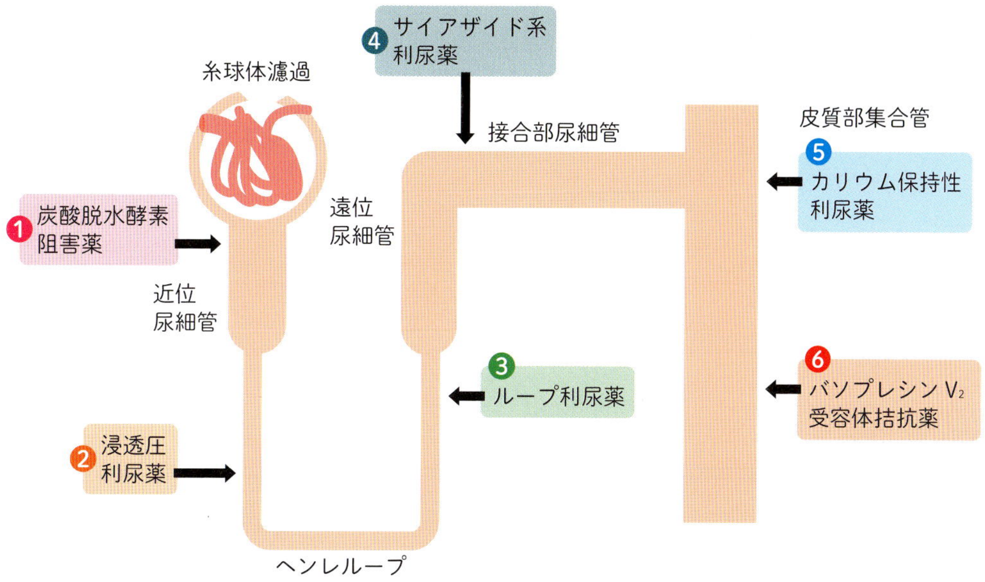

【主な利尿薬の特徴】

薬の種類	一般名（代表的な商品名）	特徴
❶炭酸脱水酵素阻害薬	アセタゾラミドナトリウム（ダイアモックス®）	▶近位尿細管で炭酸脱水酵素を阻害。水が再吸収されにくく、尿量を増加させる ▶利尿薬としてはあまり使われない ▶主にアシドーシス改善や緑内障治療に使用
❷浸透圧利尿薬	D-マンニトール（マンニトール） 濃グリセリン・果糖（グリセオール®）	▶尿細管内浸透圧が上昇し、ナトリウムと水の再吸収が抑制される ▶脳圧低下目的で使用される
❸ループ利尿薬	フロセミド（ラシックス®） アゾセミド（ダイアート®）	▶ヘンレループの上行脚に作用し、ナトリウム、カリウム、クロール共役輸送系を阻害する ▶最も強力な利尿薬

薬の種類	一般名（代表的な商品名）	特徴
❹サイアザイド系利尿薬	トリクロルメチアジド（フルイトラン®）	▸遠位尿細管において、ナトリウム、クロールの再吸収を抑制する ▸ナトリウムの排泄作用と関連して、血圧降下作用をもつ ▸利尿効果は弱い
❺カリウム保持性利尿薬	スピロノラクトン（アルダクトン®） カンレノ酸カリウム（ソルダクトン®）	▸遠位尿細管に作用し、ごく弱い利尿効果しか示さないが、他の利尿薬の電解質の補正に適する ▸カリウム排泄を抑制する
❻バソプレシン V_2 受容体拮抗薬	トルバプタン（サムスカ®）	▸電解質に影響せずに水だけを排出する（「他の薬と併用」「入院で導入」という条件付き） ▸脱水に注意
❼抗アルドステロン薬	エプレレノン（セララ®）	▸アルドステロンの分泌を抑制し、ナトリウムや水の再吸収を抑制する

9 降圧薬

▸降圧薬は、術前はイベント予防として、術後は再発予防、全身管理のために用いられます。
▸高血圧治療ガイドラインなどに準じ、その病態に適した薬剤選択が必要です。
▸降圧目標値を達成するために２～３種類の薬剤を併用するのが一般的です。
▸違うクラスの薬剤併用は同一薬の倍量よりも降圧効果が高くなります。

【降圧薬の作用機序】

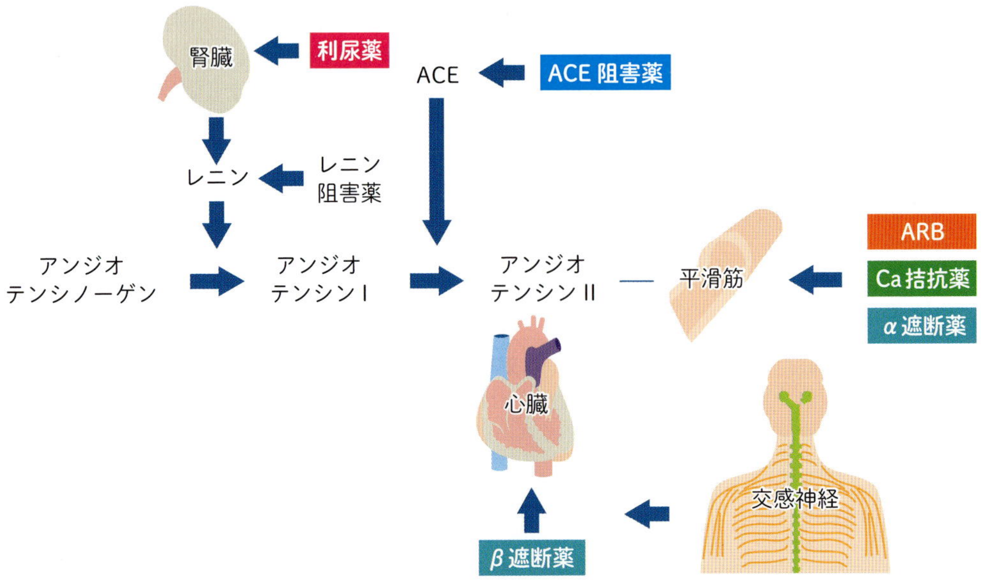

分類	作用機序
カルシウム（Ca）拮抗薬	血管を広げて血液が通る量を増やして血圧を下げる
アンジオテンシンⅡ受容体拮抗薬（ARB）	血管を収縮させるアンジオテンシンⅡが受容体に結合するのを阻害
アンジオテンシン変換酵素（ACE）阻害薬	血管を収縮させて血圧を上げる物質であるアンジオテンシンⅡをつくる酵素のはたらきを阻害
降圧利尿薬	尿量を増やすことでナトリウムや水を排出させる
αβ遮断薬	血管の収縮を抑えたり、心臓の過剰な動きを抑制したりする

【主な降圧薬の特徴】

	一般名 （代表的な商品名）	特徴と主な副作用
Ca拮抗薬	アゼルニジピン （カルブロック®）	▶降圧薬の中で降圧の有効性が最も高く、臓器の血流を保つことができるので、何らかの臓器障害をもった高齢者にも適する ▶浮腫、歯肉肥厚、グレープフルーツジュースとの併用にて作用増強
	アムロジピンベシル酸塩 （ノルバスク®）	
	ニフェジピン （セパミット®-R、ニフェジピンL）	
	シルニジピン塩酸塩 （アテレック®）	
	ベニジピン塩酸塩 （コニール®）	
	ニカルジピン塩酸塩 （ペルジピン®）	
	ジルチアゼム塩酸塩 （ヘルベッサー®R、ヘルベッサー®）	
配合剤	テルミサルタン／アムロジピンベシル酸塩 （ミカムロ®）	▶配合剤につきそれぞれの項目参照
	オルメサルタン メドキソミル／アゼルニジピン （レザルタス®）	

	一般名 （代表的な商品名）	特徴と主な副作用
ARB	アジルサルタン （アジルバ®）	▸腎障害や糖尿病性腎症にも有用、臓器保護作用あり ▸高カリウム血症
	オルメサルタン メドキソミル （オルメテック®）	
	テルミサルタン （ミカルディス®）	
	カンデサルタン シレキセチル （ブロプレス®）	
	バルサルタン （ディオバン®）	
	ロサルタンカリウム （ニューロタン）	
配合剤	ロサルタンカリウム／ヒドロクロロチアジド （プレミネント®）	▸配合剤につきそれぞれの項目参照
ACE 阻害薬	ペリンドプリルエルブミン （コバシル®）	▸心不全や腎障害（特に糖尿病性腎症）の治療にも有用 ▸乾性咳嗽
	イミダプリル塩酸塩 （タナトリル®）	
	エナラプリルマレイン酸塩 （レニベース®）	
利尿薬	トリクロルメチアジド （フルイトラン®）	▸ナトリウムと水分を排泄することにより血液量を減らす ▸高カリウム血症、腎障害、脱水
	フロセミド （ラシックス®）	
	アゾセミド （ダイアート®）	
	エプレレノン （セララ®）	
	スピロノラクトン （アルダクトン®A）	

	一般名 （代表的な商品名）	特徴と主な副作用
β遮断薬	プロプラノロール塩酸塩 （インデラル®）	▶心疾患合併症例には積極的に使用 ▶喘息患者には禁忌 ▶血圧低下、徐脈
	メトプロロール酒石酸塩 （ロプレソール®）	
	アテノロール （テノーミン®）	
	ビソプロロールフマル酸塩 （メインテート®）	
αβ遮断薬	カルベジロール （アーチスト®）	▶α、β両作用をもつことで心不全にも使用可 ▶徐脈

※「高血圧治療ガイドライン 2014」ではβ遮断薬は第1選択薬から外れている

【降圧薬の使い方】

降圧目標を達成するための降圧薬の使い方

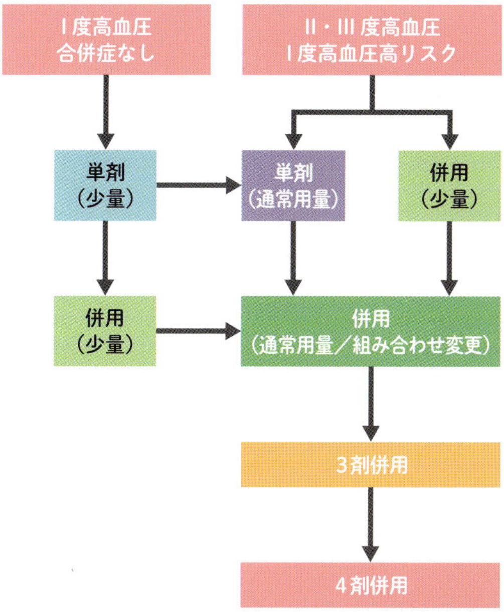

積極的適応がない場合の高血圧治療の進め方

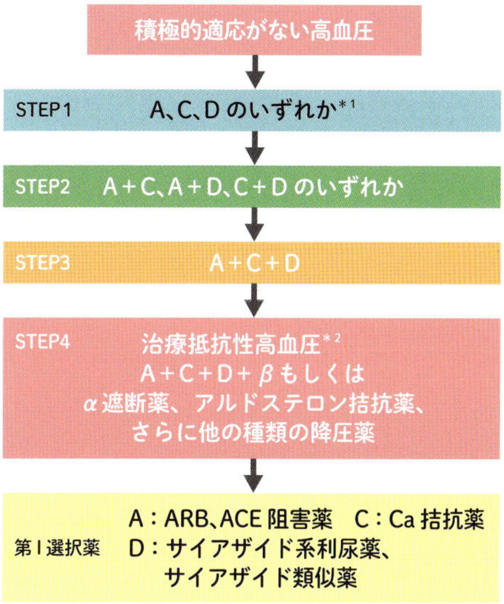

＊1　高齢者では常用量の1/2から開始、1〜3か月の間隔で増量
＊2　利尿剤を含む3剤以上の併用と要因を考慮し対策をとることが必要

日本高血圧学会高血圧治療ガイドライン作成委員会：高血圧治療ガイドライン2014. ライフサイエンス出版，東京，2014. より改変して転載

【心疾患における降圧薬の投与法】

狭心症	▶器質的冠動脈狭窄*1 ▶β遮断薬、長時間作用型カルシウム拮抗薬 ▶冠攣縮：長時間作用型カルシウム拮抗薬 ▶降圧が不十分な場合は RA 系阻害薬（ACE 阻害薬、ARB）を追加
心筋梗塞後	▶RA 系阻害薬、β遮断薬が第 1 選択 ▶降圧が不十分な場合は長時間作用型カルシウム拮抗薬、利尿薬を追加 ▶低心機能症例：アルドステロン拮抗薬の追加*2
心不全	**＜収縮機能不全による心不全＞** ▶標準的治療：RA 系阻害薬*3＋β阻害薬*3＋利尿薬 ▶重症例：アルドステロン拮抗薬の追加 ▶降圧が不十分な場合は長時間作用型カルシウム拮抗薬を追加 **＜拡張機能不全による心不全＞** ▶持続的かつ十分な降圧が必要
心肥大	▶持続的かつ十分な降圧が必要 ▶RA 系阻害薬、長時間作用型カルシウム拮抗薬が第 1 選択

＊1　適応例では冠血行再建術を行う
＊2　高カリウム血症に注意する
＊3　少量から開始し、慎重にゆっくりと増量する

▼解剖生理
▼術前・術後の検査
▼術前・術後の薬
▼略語

文献

1）日本集中治療教育研究会（JSEPTIC）：心臓血管外科　手術部位感染予防策マニュアル．JSEPTIC，東京，2010．
http://www.jseptic.com/journal/mm100126_01.pdf（2018.8.20. アクセス）
2）人工呼吸中の鎮静ガイドライン作成委員会編：人工呼吸中の鎮静のためのガイドライン．日本呼吸療法医学会，大阪，2007．
http://square.umin.ac.jp/jrcm/contents/guide/page03.html（2018.8.20. アクセス）
3）日本麻酔科学会：麻酔薬および麻酔関連薬使用ガイドライン 第 3 版．日本麻酔科学会，兵庫，2015．
http://27.0.37.68/guide/pdf/publication4-12_20160325.pdf（2018.8.20. アクセス）
4）第一三共株式会社 HP
https://www.medicallibrary-dsc.info/（2018.8.20. アクセス）
5）各薬剤添付文書

5 心臓血管外科でよく使われる略語

循環器領域では略語が頻繁に使用されます。本書に登場する略語の中から、心臓血管外科の現場で最低限知っておきたいものをまとめました。

略語	フルスペル	和訳
ACS	acute coronary syndrome	急性冠症候群
ACT	activated clotting time	活性化凝固時間
AF	atrial fibrillation	心房細動
AR	aortic regurgitation	大動脈弁閉鎖不全症
AS	aortic stenosis	大動脈弁狭窄症
AV	aortic valve	大動脈弁
AVR	aortic valve replacement	大動脈弁置換術
BiVAD	biventricular assist device	両心補助人工心臓
CABG	coronary artery bypass grafing	冠動脈バイパス術
CI	cardiac index	心係数
CO	cardiac output	心拍出量
CVP	central venous pressure	中心静脈圧
EDV	end diastlic volume	拡張(終)末期容量
EF	ejection fraction	駆出率
ESV	end systolic volume	収縮(終)末期容量
EVAR	endovascular aortic repair	腹部大動脈ステントグラフト内挿術
HR	heart rate	心拍数
IABP	intra-aortic balloon pumping	大動脈バルーンパンピング
ITA	internal thoracic artery	内胸動脈
IVC	inferior vena cava	下大静脈
IVST	interventricular septum thickness	心室中隔壁厚
IVUS	intravascular ultrasound	血管内超音波，血管内エコー法
LA	left atrium	左心房
LAD	left anterior descending（coronary）artery	左(冠状動脈)前下行枝
LAD	left atrial dimension	左房径
LCA	left coronary artery	左冠動脈
LCX	left circumflex artery	左回旋枝
LITA	left internal thoracic artery	左内胸動脈
LMT	left main trunk	左冠動脈主幹部
LOS	low output syndrome	低心拍出量症候群
LV	left ventricle	左心室
LVAS	left ventricular assist system	左心補助人工心臓
LVDd	left ventricular end-diastolic diameter	左室拡張末期径
LVDs	left ventricular end-systolic diameter	左室収縮末期径
LVPW	left ventricular posterior wall	左室後壁厚
MICS	minimally invasive cardiac surgery	低侵襲心臓手術
MIDCAB	minimally invasive direct coronary artery bypass grafting	低侵襲冠動脈バイパス術

略語	フルスペル	和訳
MR	mitral regurgitation	僧帽弁閉鎖不全症
MS	mitral stenosis	僧帽弁狭窄症
MV	mitral valve	僧帽弁
MVP	mitral valve plasty	僧帽弁形成術
MVR	mitral valve replacement	僧帽弁置換術
OM	obtuse marginal	鈍縁枝
PA	pulmonary artery	肺動脈
PAC	pulmonary artery catheter	肺動脈カテーテル
PAP	pulmonary artery pressure	肺動脈圧
PAWP	pulmonary artery wedge pressure	肺動脈楔入圧
PCPS	percutaneous cardiopulmonary support	経皮的心肺補助
PD	posterior descending	後下行枝
PE	pulmonary thromboembolism	肺血栓塞栓症
PL	posterior lateral	後側壁枝
PMI	perioperative myocardial infarction	周術期心筋梗塞
PTCA	percutaneous transluminal coronary angioplasty	経皮的冠動脈形成術
PV	pulmonary valve	肺動脈弁
RA	right atrium	右心房
RA	radial artery	橈骨動脈
RAP	right atrial pressure	右房圧
RCA	right coronary artery	右冠動脈
RCP	retrograde cerebral perfusion	逆行性脳灌流法
RGEA	right gastroepiploic artery	右胃大網動脈
RV	right ventricle	右心室
RVAS	right ventricular assist system	右心補助人工心臓
RVD	right ventricular dimension	右室径
RVP	right ventricular pressure	右室圧
SBT	spontaneous breathing trial	自発呼吸トライアル
SCP	selective cerebral perfusion	選択的順行性脳灌流法
SV	stroke volume	1回拍出量
SVG	saphenous vein graft	大伏在静脈
SVR	systemic vascular resistance	体血管抵抗
SVRI	systemic vascular resistance index	体血管抵抗係数
SVV	stroke volume variation	1回拍出量変化量
TA	transapical	経心尖アプローチ
TAP	tricuspid annuloplasty	三尖弁輪形成術
TAVI	transcatheter aortic valve implantation	経カテーテル大動脈弁移植術
TEE	transesophageal echocardiography	経食道心エコー
TEVAR	thoracic endovascular aortic repair	胸部大動脈ステントグラフト内挿術
TF	transfemoral	経大腿アプローチ
TV	tricuspid valve	三尖弁
ULP	ulcer-like projection	偽腔内血流
VAD	ventricular assist device	補助人工心臓
%FS	percent fractional shortening	左室内径短絡率

PART 2
心臓血管外科看護の流れとポイント

外来～入院～術前

手術を受ける前から心臓血管外科の看護ははじまります。
患者の不安を軽減するために、
不明な点の解決や、
手術のための呼吸訓練、
体調管理が大切です。

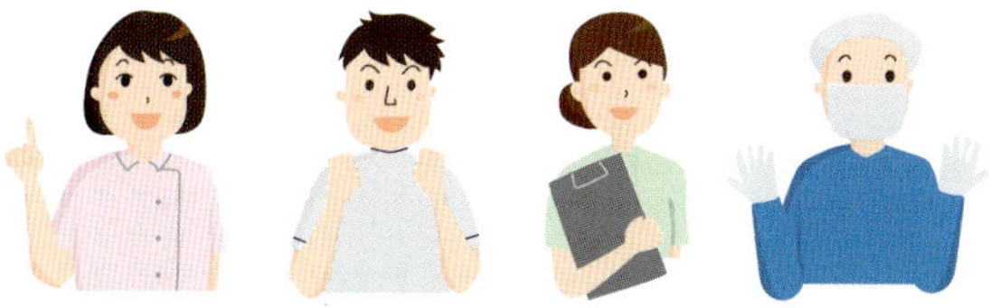

手術室

術後［ICU］

術後［病棟］～退院

1 来院時の情報収集

来院時、外来看護師は問診により、患者の全身状態、ADL、家族背景などの情報収集を行います。診断後の治療、手術時の不安や精神的援助が必要なときに、適切な看護が提供できるようにすることが大切です。

- ▶患者が日常的に利用しているクリニックや診療所・病院からの紹介が最も多く、それをきっかけに来院するケースが大半を占めます。
- ▶患者が取得できる医療情報が急激に増加した現在は、セカンドオピニオンの目的で受診するケースも少なくありません。
- ▶定期的な健康診断でのCT超音波検査などによって動脈瘤を指摘されて来院する患者や、疼痛などの自覚症状を訴えて受診する患者も増加傾向にあります。
- ▶疼痛については、病状によりさまざまな特徴を有しており、単なる腰痛だと思い込んで整形外科を受診する症例もあるため、**全身的に情報収集する問診が重要**です。そして、患者が自分の病気を知るためにも、ていねいな説明ができる知識をもつ必要があります。
- ▶弁膜症に関しては、手術目的で他院からの紹介や同施設の循環器内科から紹介されるケースが多いです。

【受診時の主な自覚症状】

疾患名	主な自覚症状
動脈解離	背部痛、心窩部痛、胸痛など
胸部大動脈瘤 正常範囲：2～3 cm → 6 cm 以上で手術	背部痛、胸痛、咳、血痰、嗄声、飲み込みにくい（食道圧迫）など
腹部大動脈瘤 正常範囲：1.5～2 cm → 5 cm 以上で手術	腰痛、拍動、腹痛など

⚠ **大動脈瘤は5～6 cmを超えると破裂する危険性が増大します。また、半年で5 mm以上の急速な拡大や形の変化、痛みなどの症状があった場合は、小さな瘤でも破裂しやすくなります。**

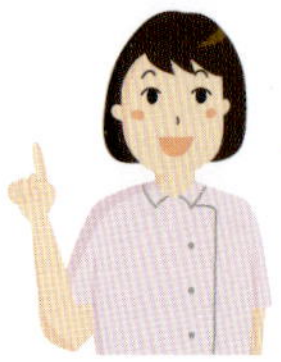

心臓血管外科は、主に虚血性心疾患・弁疾患・大血管の手術を行います。入院前から退院後の生活までを、一連の流れとしてとらえることが重要です。

2 外来での検査

初診で診断名が確定していない患者に対し、問診時の症状をもとに心エコー、ABI（足関節上腕血圧比）、採血、心電図、一般X線撮影（胸部および腹部）などを行います。

▶特に徹底して確認する項目は**腎機能**であり、直近1か月前後の採血結果を必要とします。これは、CT撮影に使用する造影剤の影響が腎臓に与える負担を考慮し、患者に合った撮影方法を選択するためです。腎臓機能に問題がなければ造影剤を使用した心臓CTと大動脈CTを実施し、腎臓機能が正常値以外の場合は単純大動脈CTのみを実施します。心臓CTが施行できない場合は、造影剤使用量を軽減するため循環器科に**冠動脈造影検査**（CAG）を依頼し、冠動脈の評価をします。

▶動脈瘤か大動脈解離の確定診断には**大動脈CT**が必須です。また手術が必要と診断された場合、非常に重要なデータとなるため確実に実施します。

▶ステントグラフト内挿術を行う場合、緊急時以外は患者の動脈や動脈瘤のサイズに適合したステントグラフトを選択するケースがほとんどです。動脈瘤の正確な大きさを計測する必要があり、**3D大動脈CT**は欠かせません。

▶病名や術式によって必要な検査内容が異なり、安全で確実に手術が行われるよう実施確認をしっかり行います。検査項目の不足はないか、確実に術前検査が実施されているか、手術施行まで安全かつスムーズに進むよう患者支援が必要です。

【術前検査項目の例】 →各検査の詳細はp.8参照

術式	検査項目
ステントグラフト内挿術	3D大動脈CT、心臓CT、頭頸部MRI、心エコー、胸腹部X線、心電図、ABI、MRSA、感染症・血液型採血、頸動脈エコー、呼吸機能検査
AAA-Yグラフト置換術	3D大動脈CT、心臓CT、頭頸部MRI、心エコー、胸腹部X線、心電図、ABI、MRSA、感染症・血液型採血、呼吸機能検査、頸動脈エコー
MICS AVR・MVP（右小開胸低侵襲弁膜症手術）	3D大動脈CT（MICS用　肋骨付き）、心臓CT、頭頸部MRI、頸動脈エコー、呼吸機能検査、ABI、MRSA、感染症・血液型採血、心エコー、胸腹部X線
OPCABG（人工心肺を使用しない冠動脈バイパス術） CABG（冠動脈バイパス術）	大動脈CT、心臓CT、頭頸部MRI、頸動脈エコー、呼吸機能検査、胸腹部X線、ABI、MRSA、感染症・血液型採血、心エコー
MIDCAB（左小開胸低侵襲冠動脈バイパス術）	3D大動脈CT、心臓CT（MIDCAB用　肋骨付き）、頭頸部MRI、頸動脈エコー、呼吸機能検査、ABI、MRSA、感染症・血液型採血、心エコー、胸腹部X線

3 入院までの患者支援

手術目的での入院治療が決定すると、患者はさまざまな形で不安を表出します。外来看護師は入院病棟の情報を収集し、ていねいに説明することで、入院生活への不安が軽減するように努めます。

▶患者が不安なく入院生活を送れるように、外来看護師も入院病棟の情報は把握しておいたほうがいいでしょう。

【患者が抱く不安の例】

治療に要する時間的な不安

「入院期間はどれくらいか」

「手術後、何日間で退院できるのか」

術後や退院後の生活に対する不安

「リハビリテーションは必要なのか。どのようなことをするのか」

「手術後、そんなに早く自宅に帰って大丈夫なのか」

「自宅に帰って普通の生活に戻して大丈夫なのか」

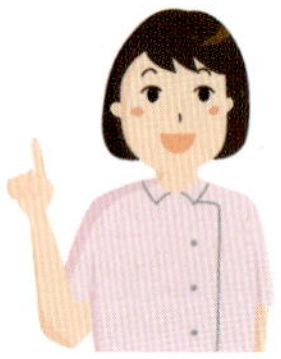

看護師はこれらの質問に対し、ていねいにわかりやすく答えなければなりません。時には、入院生活がイメージできるよう、入院病棟の紹介パンフレットや1日の病棟スケジュールを伝えることなども必要です。

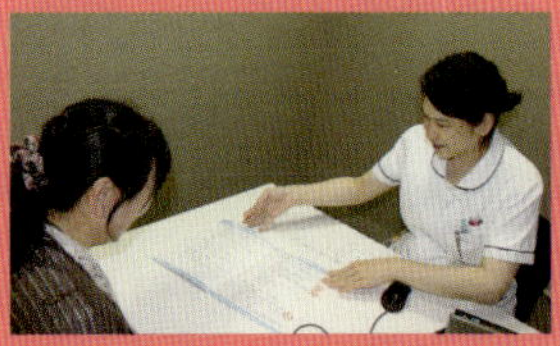

COLUMN

外来と病棟の情報共有

当院では、患者の個別性を重視した医療の提供が可能になるよう、病棟との情報共有を図っています。「療養環境の条件として個室を希望している」「アレルギーや禁忌薬剤がある」「既往歴により術前に処置を要する」など、情報収集した事項は診療録に記載し、入院中にも活用します。

これらの情報収集は、「入院支援室」として設置されている部署において、医事課と看護部が協同して実施しています。入院予約をした患者に対し、看護師から「入院時に提出する書類」「入院時の必要物品」「入院生活での注意事項」「医療安全・感染管理に対する協力」などを説明し、医事課から「およその入院費用」「高額療養費」「診断書などの文書申し込み」について説明します。それらのていねいな説明により、患者は入院生活への不安が軽減し、入院の目的を明確に認識することができるため、治療への参画が促進されます。

4 入院時の確認

外来から入院病棟へ渡された情報をもとに、患者を取り巻く環境や全身状態の把握を行います。

1 入院時スクリーニング

▶入院時、患者や家族に対して退院時の支援や調整が必要かどうか、また健康保険の加入状況はどうか、住所不定や独居ではないか、虐待の可能性はないか、などについて情報収集・アセスメントを行います。

▶退院時には、医療の場から生活の場へ円滑に移行するために、それぞれの患者やその家族の抱える課題について必要な支援を明確にする必要があります。

▶**高血圧や糖尿病などの既往歴**は、入院中の治療方針にかかわるだけでなく、退院後の紹介先を検討するうえでも重要な情報となります。

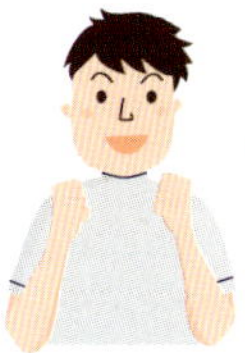

当院ではチェックシートを使用し、入院患者の主な既往歴や家族歴、キーパーソンを確認しています。

チェックシートの例　入院時

【入院時確認事項】※内服・インスリンは手入力
高血圧：あり　なし
糖尿病：あり　なし
高脂血症：あり　なし
COPD：あり　なし
腎機能障害：あり　なし
脳梗塞：あり　なし
心疾患：あり　なし

手術歴：あり　なし（手術内容はアナムネ参照）
家族歴：手入力　※HT・DM・HL・不整脈・悪性腫瘍・心疾患
喫煙歴：あり　なし（　　本／日　　歳まで）
家族構成：キーパーソン
入院前のADL・社会資源の利用の有無：
退院予定先：

2 患者情報

▶家族構成の確認や緊急時の連絡先の確認を行います。

▶**連絡先は可能な限り２名分の連絡先を聴取し、そのうち１名は必ず携帯電話の番号を聴取**します。急変時など緊急連絡において自宅の電話番号ではつながらない場合や、手術中待機している家族が待機場所から席を外している場合があるためです。

▶入院時の家族の連絡先や家族構成、入院時の生活状況を確認するため、当院ではチェックシートを使用しています。家族の連絡先や家族構成については患者や家族に記入するよう依頼し、不十分である場合には看護師が書き足します。入院時の生活状況については、看護師が患者や家族へ聴取し、看護師が記入しています。

チェックシートの例 患者情報

入院患者情報

※入院するにあたっての基本情報を記載して下さい

①患者氏名	○○○○	生年月日	大正・昭和・平成 17 年 3 月 30 日
②緊急連絡先	①氏名 ○△□△	続柄 長男	TEL(携帯) ×××-×××-×××× / TEL(自宅) なし
	②氏名 ○○□□	続柄 妻	TEL(携帯) なし / TEL(自宅) ×××-×××-××××

③今までかかった事のある病気をお書き下さい

病　名	発症時期	治療内容
例)胃潰瘍	50歳の頃	手術　2分の1切除
高血圧	60 歳	
前立腺肥大	65 歳	手術(切除)

高血圧・・・(60)歳～　糖尿病・・・(　　)歳～

アレルギーはありますか(有・無)花粉症

薬：なし　食べ物：なし

④現在飲んでいる薬

手帳(有・無)　当院処方(有・無)

(お薬手帳や薬の説明書があれば記入不要)

⑤家族構成をお書き下さい

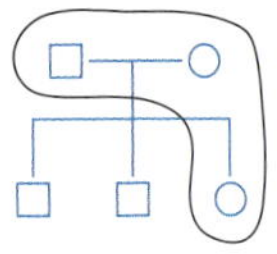

記入例

1)男性は□　女性は○でお書き下さい

2)本人は回◎でお書き下さい

3)死亡されているときは、■●とお書き下さい

4)同居者はすべて記入し、⬭で囲んで下さい

5)兄弟、子供は左から出生順にお書き下さい

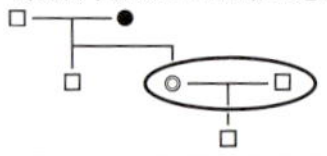

⑥介護サービス利用状況：施設入所中(　なし　)　自宅にて訪問看護・介護・ヘルパー利用

介護保険認定(有・無)　要支援(1・2)　要介護(1・2・3・4・5)

患者名	○○○○
【日常生活について】	
身長	170 cm　体重　60 kg
食事	食事の回数1日 2 回　食事の摂取状況：自力・介助　入歯　有(上・下)・無し
飲酒	1日にどれくらいお酒をのみますか：ビール 500ml　チューハイ 2 杯
喫煙	タバコ1日　10本(20 歳～ 60 歳まで)・吸わない
睡眠	睡眠時間 5～6 時間(良眠・不眠)　いびき：有・無し
身体清潔	入浴・シャワー・清拭(自力・介助)
排泄	尿の回数1日 6 回(自力・介助)　排便の回数1日 1 回(自力・介助)
聴力障害	有・無し／補聴器　有・無し
視力障害	有・無し　メガネ　有・無し　コンタクトレンズ　有・無し
運動障害	歩行可能・杖歩行・車椅子・寝たきり・その他(　　)
転倒歴	有・無し
宗教・信仰	入院生活での制約はありますか？　なし
女性の方へ	最終月経はいつですか　年　月　日(規則的・不規則)
症状説明をする時はどなたにすればよいですか？ 氏名 ○△□△　続柄 長男	退院先の場所について　自宅・施設希望・検討中

持参薬	有・無し
お薬手帳	有・無し
メガネ	有・無し
入歯	有・無し
入歯ケース	有・無し
補聴器	有・無し
靴	有・無し
杖	有・無し
危険物 (ライター・ハサミ等)	持ち帰り確認　無し
かかりつけ医	かかりつけ病院・医院 (○○クリニック) 主治医 (△△医師)
その他	

記載確認日　2018年　9月　28日　看護師 NSサイン

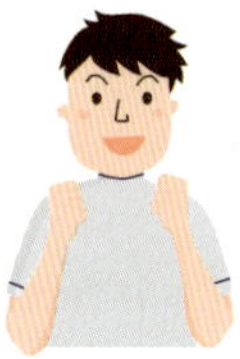

入院時の生活状況は、退院支援にも関係する重要な情報です。

3 検査内容 → p.8 参照

▶心臓血管外科手術前の患者の身体状態を確認したり、手術後に手術前後の身体状態と比較したりするために、手術前にさまざまな検査を受けておく必要があります。

▶入院時にはそれらの検査を受けているか、予定があるかを確認します。

［例］
- 採血による感染症の有無の確認
- CT や MRI などの画像検査
- 心エコーや ABI（足関節上腕血圧比） など

▶当院では以下のようなチェックシートを使用し、必要な検査を受けておくことができるよう確認しています。このシートでは、手術前の看護師によるオリエンテーションや医師によるインフォームドコンセントが確実に行われていることも確認します。

✓チェックシートの例 検査内容

入院 2018年 9月 28日		氏名○○○○		年齢 76歳 (男)・女
診断:胸部大動脈瘤		手術予定日○月○日		術式:人工血管置換術
心臓血管外科を受ける患者のチェックリスト				
情報	☑連絡先 電話番号2か所以上入力確認	○／○		手術前日 ○／△
		Nsチェック NSサイン	Dr指示	
内服薬	<抗凝固剤・βブロッカー> ・バファリン ・バナルジン ・プレタール ・ワーファリン ・アンプラーグ ・アーチスト ・ジギタリス ・プロサイリン	現内服薬 あり	中止薬 月 日 より中止中	手術前日までに手術当日に飲む内服薬の確認 すべて飲む
検査	血液型 O型(+)	予定 ／	済・未	
	感染症 感染症がある場合は✓する □HBV □HCV □Wa □MRSA	予定 ／	(済)・未 なし	
	XP(3か月前まで)	○／×	済・未	
	CT <頭・胸・大動脈>(3か月前まで)	予定○／×	済・未	
	心電図(2か月前まで)	予定○／×	済・未	
	CAG・3D-CT	予定○／○	済・未	
	心エコー(2か月前まで)	予定○／○	済・未	
	腹エコー	予定○／○	済・未	
	頭部MRI(脳梗塞既往歴、循環停止予定)	予定○／□	済・未	
	ABI(F-F、F-Pバイパス予定)	予定 ／	済・未	
説明	手術前インフォームドコンセント	予定○／○	済・未	同意書(手術・輸血・特定由来プロポ・血栓・麻酔・行動制限)
術前準備	術前オリエンテーション	予定○／○	済・未	
	術前訓練の説明・コーチ ・咳嗽	予定○／□	済・未	
	購入物品の説明	予定○／○	済・未	
輸血	RBC 10単位・FFP 単位 PC 単位	予定○／○	済・未	検査科へ連絡し準備の確認
前日	清潔ケア	予定○／○・△	済・未	当日シャワー浴・B.B・洗髪
	術前チェックリストの作成		済・未	
	食事の確認		済・未	電カルにてNPOの確認

©千葉西総合病院

4　手術に必要な同意書

▶ 手術を受けるためには、さまざまな同意書が必要になります。手術前には必ず医師による説明があり、その説明を理解し、治療方針に対し、患者と家族の同意を得たうえで手術を施行します。

▶ この「説明と同意」である**インフォームドコンセント**を行うため、各種の同意書を用意します。当院では、「手術同意書」「輸血同意書」「特定生物由来製品同意書」「静脈血栓の予防同意書」「プロポフォール同意書」「麻酔同意書」「行動制限同意書」があり、それぞれに患者と家族のサインがあることを確認します。

▶ 基本的には患者と家族にインフォームドコンセントを行いますが、独居で親族不在である場合や、親族が遠方で来院が困難である場合には、インフォームドコンセントの対象は本人のみとなることもあります。

▶ 手術前にこれらすべての同意書がそろっているか、チェックシートをもとに確認を行います。

▶ 手術当日は、病棟から手術室への申し送り時に、同意書に署名されているサインや日付のダブルチェックを行います。その引き継ぎを円滑にするため、各同意書に付箋で目印をつけてカルテに綴じます。

✓チェックシートの例　手術に必要な同意書

病棟　　月　　日　　　荷物病棟預かり　あり・なし

心臓血管外科手術

手術同意書	エンボス
輸血同意書	内服継続・中止確認
特定生物由来製品同意書	食止め（電カル）
静脈血栓の予防同意書	白板に名前記入
プロポフォール同意書	食止めの札を下げる
麻酔同意書	電子カルテの患者情報確認
行動制限同意書（チェック・看護師名）	全身状態の観察（OPE当日の朝6時・異常あればDr.報告）
血型・感染症チェック	シャワー浴・電極部保清（当日）
術中看護入力	体重測定（当日・患者コメント）
輸血オーダー確認	看護サマリー記入
輸血部連絡（リーダー）	弾性ストッキング（持参）
内服薬（本人管理は預かる）	リストバンド装着

※患者情報の連絡先・キーパーソンの確認を必ずすること。電子カルテの記載も確認。
※荷物を病棟で預かる場合、貴重品がないことを確認。

Ⓒ千葉西総合病院

入院時より手術の当日までチェックシートを使用し、それぞれ確認していきます。

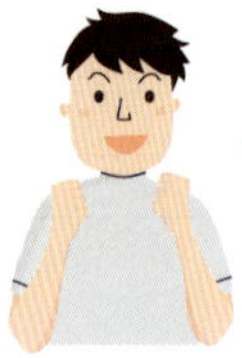

5 術前オリエンテーション

心臓血管外科手術を受ける患者に対して、病棟看護師、ICU 看護師による術前オリエンテーションを行います。

1 オリエンテーションの目的

▶患者や家族が安心して手術を受けられるよう手術後の環境や方向性を示し、具体的に説明することにより不安を軽減します。

2 オリエンテーションのタイミング

▶当院では、病棟へ入院した当日に患者や家族へ術前オリエンテーションを行います。緊急入院や入院当日に家族が不在で後日来院予定があるなどの場合には、当日ではなく後日行うこともありますが、手術の前日までには必ず行います。

▶オリエンテーションには、**手術に関する物品準備の説明**も含まれており、患者や家族の精神的な準備のためにも、**入院後早期に行うことが望ましい**でしょう。

3 オリエンテーションの実際

❶病棟看護師によるオリエンテーション

内服薬について

▶入院前から内服している薬のなかで、手術に影響を与えるもの（例えば、抗凝固薬や血糖降下薬、ステロイド剤など）がないかどうかを確認します。

▶入院時、薬剤師が内服薬の内容を確認します。医師の指示により中止薬の有無を確認し、中止するべき内服薬について患者本人に説明します。

▶入院後、看護師は患者が正しく内服できているかどうかを毎日確認します。

▶**抗凝固薬**や**抗血小板薬**の内服がある場合は、手術前より内服を中止する場合も多く、中止することにより血栓形成のリスクが高まります。そのため、それらの内服薬を中止する場合には、入院後ヘパリンの持続点滴を開始します。**ヘパリンの持続点滴**により脳梗塞や心筋梗塞の発症を予防することが大切です。

▶**血糖降下薬の内服**や**インスリン注射**を行っている場合は、手術前から血糖測定を行い、血糖値の推移を観察します。血糖値が高い場合、手術創の治癒が遅延し、術後感染のリスクが高くなるため、手術を行う前から血糖コントロールを行い、血糖値の改善確認後に手術を行う場合も少なくありません。なお、手術当日は絶食となるため血糖降下薬は内服しません。

POINT

内服薬を自己管理している場合には、中止となる薬は本人から回収し、誤薬を防ぎます。自己管理が難しい患者の場合には内服薬は看護師管理とします。

血圧管理について

▶血圧は、医師の指示のもと患者ごとにコントロール範囲が決まっています。その指示範囲より血圧が高くても低くても疾患部に対し影響があるため、望ましくありません。

▶手術後も吻合部への影響があるため、手術前後を通して医師の指示のもと、内服薬や点滴による血圧コントロールを行います。

▶血圧の指示範囲は疾患ごとに変化するため、以下のように患者へ説明を行います。高血圧の既往患者が多いため、多くの場合、降圧剤を内服して血圧コントロールを行います。

［患者説明の例］
○○さんは、手術前の血圧は□□～□□ mmHg 以内でコントロールしていきます。

POINT

入院後、血圧が高い場合にはすぐに医師へ報告し、適切な血圧コントロールができるよう指示を仰ぎます。入院による緊張で一時的に血圧が上がってしまう患者もいるため、適切な判断が必要です。

心電図のモニタリングについて

▶手術前後の不整脈の観察、手術前後での心電図波形の変化を確認するため、入院時から退院時まで心電図によるモニタリングを行います。

▶**手術創部となる可能性が高い鎖骨下には心電図を貼付しない**よう注意し、肩部や前胸部へ貼付します。

▶モニター心電図を使用しますが、自立している患者にとっては動きづらく、不快に感じる人もいます。心電図モニターの必要性を説明し、理解してもらう必要があります。

【モニター心電図の例】

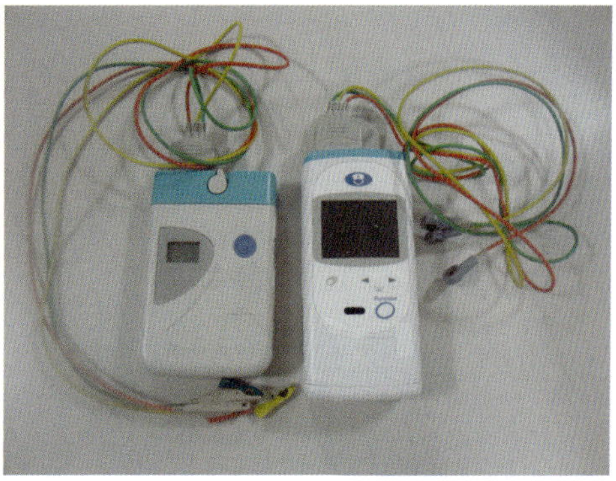

患者は、寝衣のポケットや心電図モニター用のポシェットを使用して持ち歩く

手術前の点滴について

▶腎機能が低下している患者の場合、手術による腎機能の低下や、手術中に造影剤を使用する場合の造影剤腎症予防のため、入院時から手術当日まで輸液を行うことがあります。

▶手術がオンコールで手術日の午後に行われる場合には、すべての患者において脱水の予防と腎臓の保護のため手術当日朝から点滴を行います。

▶疾患により抗凝固薬や抗血小板薬を中止した場合には、ヘパリンの持続点滴を行います。手術の3～9時間前にヘパリンの点滴は中止しますが、患者によって中止時間は異なるため医師に確認します。

POINT

点滴を行う前にはその必要性を患者に説明します。

呼吸訓練について

▶手術後は全身麻酔の影響により痰が多くなり、肺炎や無気肺などの肺合併症を併発する危険性があります。それらの肺合併症を予防するために、手術前から呼吸訓練を行います。

▶全身麻酔の術前・術後に繰り返し呼吸訓練を行うことにより、肺胞を膨らませ、気道の開存性を保つことができ、換気機能の改善、肺炎や無気肺の予防につながります。

▶術前より呼吸訓練を行うことにより、術後の排痰困難を緩和でき、肺合併症を予防できます。

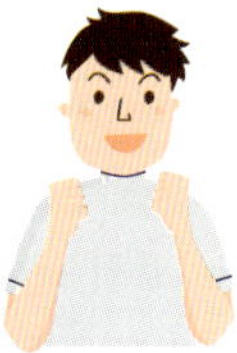

呼吸訓練を行う意味をわかりやすい言葉で説明し、理解を促したうえで訓練を実施できるようにしましょう。

患者説明の例 呼吸訓練方法

腹式呼吸	深呼吸	含嗽
鼻から息を吸いおなかを膨らませ、おなかを凹ませるように息を吐きます。	両手を上げながら息を深く吸い、下げながらゆっくりと息を吐きます。	手術後、含嗽を促すことで痰をふやかして出しやすくします。

▶呼吸療法器具を用いることも方法の１つです。当院では、手術前から「コーチ２」を使用して訓練するように指導しています。手術前後で「コーチ２」を使用した際の値や使用感を比較することで、患者本人が手術前の感覚を思い出し、具体的な目標をめざせるよう促します。

▶手術後は数値が下がり、呼吸訓練が難しくなることが多く、手術前の自分の数値をめざすよう指導します。

POINT

呼吸訓練は無理のない範囲で行えるよう指導します。呼吸療法器具を使用した訓練ができていない患者には、使用する意味を説明し、訓練法を指導し、呼吸訓練を促します。

術前のオリエンテーション用紙には、下図のように写真と使用方法の説明文を載せています。

患者説明の例 呼吸療法器具の使い方

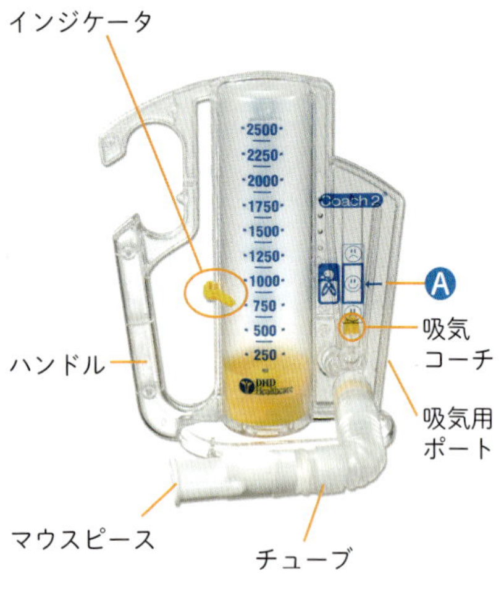

コーチ2™
インセンティブスパイロメトリー
（写真提供：スミスメディカル・ジャパン株式会社）

［使用方法］

❶付属のチューブの蛇腹を伸ばしてから、本体の吸気用ポートに取り付ける
❷目標の吸気量に、黄色の目標のインジケータをスライドさせる
❸体の正面で「コーチ２」のハンドル部分をまっすぐ持つ。完全に息を吐いてから、しっかりマウスピースをくわえる
❹小さい黄色の「吸気コーチ」ができる限り太枠のⒶ内に入るよう、ゆっくりと深く息を吸う
❺これ以上息を吸い込めない状態になったら口から外して所定の時間または６秒間息を止める。口／鼻から息をゆっくり吐き出す

※使用方法は同製品添付文書をもとに作成

［目標回数のめやす］

手術前 食前に 10 ～ 20 回　合計 30 ～ 60 回 / 日
手術後 1 ～ 2 時間おきに 10 ～ 20 回　1 日 5 セット以上　合計 100 回 / 日

排痰方法（手術後）について

▶手術後は創部痛により排痰が困難になることがあります。また、排痰により胸部の創へ負担がかかり、癒合していない創部や骨を離開させてしまう危険性があるため、排痰方法について指導が必要です。

▶手術前に指導することで、患者のイメージトレーニングを促し、患者自身の意識を高めることにつなげます。

✓患者説明の例　**排痰方法**〈前胸部に創がある場合〉

❶体の正面に枕を抱え、大きく息を吸う

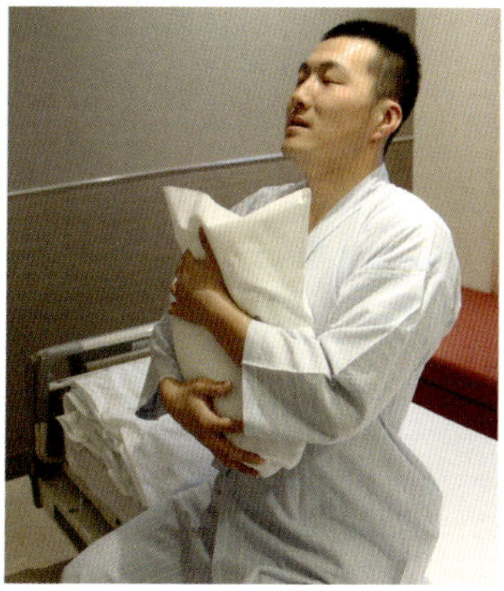

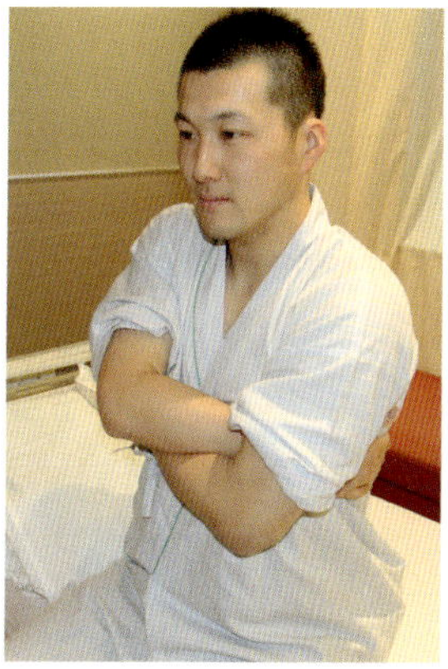

※または自分の腕で傷口を締めるように腕を組む

❷枕をしっかり抱えたまま咳をする

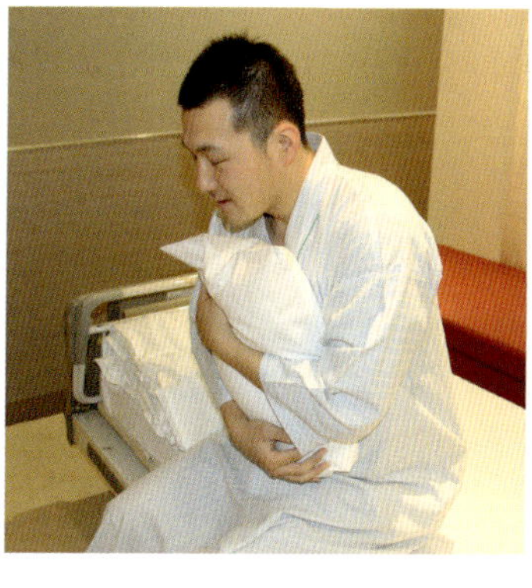

〈側胸部に創がある場合〉

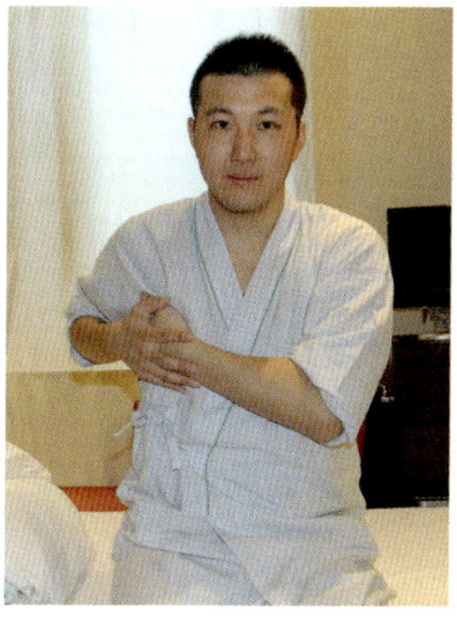

傷口を手やタオルなどで包むように押さえ、大きく息を吸い、咳をする

※写真はモデルによるもの

清潔の保持について

▶入院から手術当日までの間、医師からの制限がなければシャワー浴ができます。患者の病態によっては制限がある場合もありますが、基本的にはシャワー浴可能で、手術前の体の清潔を保つように援助します。

▶手術当日は手術前にシャワー浴を行います。腹部正中創となる場合には、臍の垢を取り除きます。

▶入院以来、心電図モニターを装着しているため、心電図モニター電極の粘着面により皮膚に汚れがつきやすいことがあります。術式により鎖骨下に創ができることもあり、シャワー時には心電図モニターの粘着を落とすよう指導します。

感染予防について

▶手術前に感冒症状（発熱、咳、鼻水、咽頭痛、頭痛、倦怠感など）がある場合、免疫力低下につながり、術後の感染リスクが高くなることが考えられます。これらの症状がある場合には、すぐに看護師に伝えるよう指導します。

▶感冒症状がみられた場合には、ただちに医師へ報告し、医師の指示に従って採血などの検査を行います。検査の結果により手術を延期する場合もあります。

▶手術前には風邪やインフルエンザ、流行性耳下腺炎などの感染症を予防するため、患者にマスクや手洗い、うがいをするよう指導します。

POINT

入院時には感冒症状がないか必ず確認しましょう。入院時より感冒症状がある場合には、入院せずにいったん帰宅し、手術日程を組み直し、後日入院になることもあります。細菌などが人工物を留置したところに付着してしまうと、人工物が破壊されたり、細菌の温床となるため、注意が必要です。

COLUMN

なぜ心臓血管外科術後は呼吸器合併症が起こりやすいの？

手術では麻酔薬を使用します。麻酔薬は各種の神経に作用して疼痛や反射などを消失させますが、その多くが副作用として呼吸機能を抑制し心機能を低下させると考えられています。これら麻酔薬の副作用が残存することが、術後の呼吸器合併症を引き起こすリスクとなります。

また、全身麻酔を使用する際は、気管内に挿管チューブを留置し、人工呼吸器を使用した人工換気によって呼吸を管理します。手術後、呼吸状態が安定次第抜管しますが、挿管時の気管損傷や挿管の影響による気道の浮腫や、痛みや気管内分泌物の増加により、気管支が閉塞状態に陥ることで無気肺や肺炎が起こります。心臓血管手術では、術式によって手術側と反対側の肺のみを換気する分離肺換気が行われます。分離肺換気では無気肺が起こるリスクは高くなるため、術式を念頭におきながら、合併症予防に努める必要があります。

栄養状態について

▶手術前には、手術を受けるために必要な栄養と体力をつけることが大切です。手術後の栄養状態はもちろん、手術前の栄養状態や体力は、手術後の回復過程に大きな影響を与えます。

▶手術後、創の治癒や体力の回復のためには栄養状態を整えることが重要です。術後患者の食事摂取状況を観察し、患者の嗜好に合わせながら食事を勧め、摂取量を確保できるよう援助します。

▶採血結果も合わせて患者の栄養状態を確認します。看護師だけではなく、医師やリハビリテーションスタッフ、管理栄養士も含めて患者の栄養状態を管理します。

▶手術後はベッドでの臥床時間の長期化により筋力が著しく低下し、患者のADL（activities of daily living；日常生活動作）低下へつながる恐れがあります。

▶手術後の早期離床を図るため、鎮痛薬内服による疼痛コントロールやリハビリテーションによる筋力の保持・増進を行い、早期退院をめざします。

POINT

入院後は塩分制限（塩分6g/日）と、患者それぞれに合わせてエネルギー量がコントロールされた食事となります。

❷ ICU看護師によるオリエンテーション

術後の状態について

▶手術前日、ICUの担当看護師が患者の手術前の状態把握を兼ねて患者へのあいさつを行い、手術後に移動するICUの環境や、患者自身の手術後の状態について説明します。

▶手術後の状態については、p.54のような図を使用し、手術後の付属物について説明します。

▶術後の経過について医師・看護師から説明を行い、あらかじめ患者本人が術後どのような状態となるかを知ることで、患者の不安を軽減し、術後のせん妄を予防します。

▶重症患者を受け入れるICUでは、さまざまな機械音、モニター音、見慣れない環境などから、患者は不安感を覚えます。術前オリエンテーションでは、術後に挿入されるドレーンや、人工呼吸器装着に伴い、会話が困難になることを説明します。

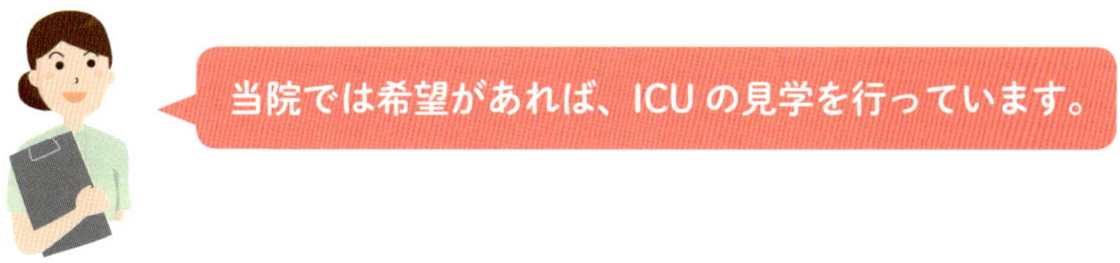
当院では希望があれば、ICUの見学を行っています。

患者説明の例　術後の状態

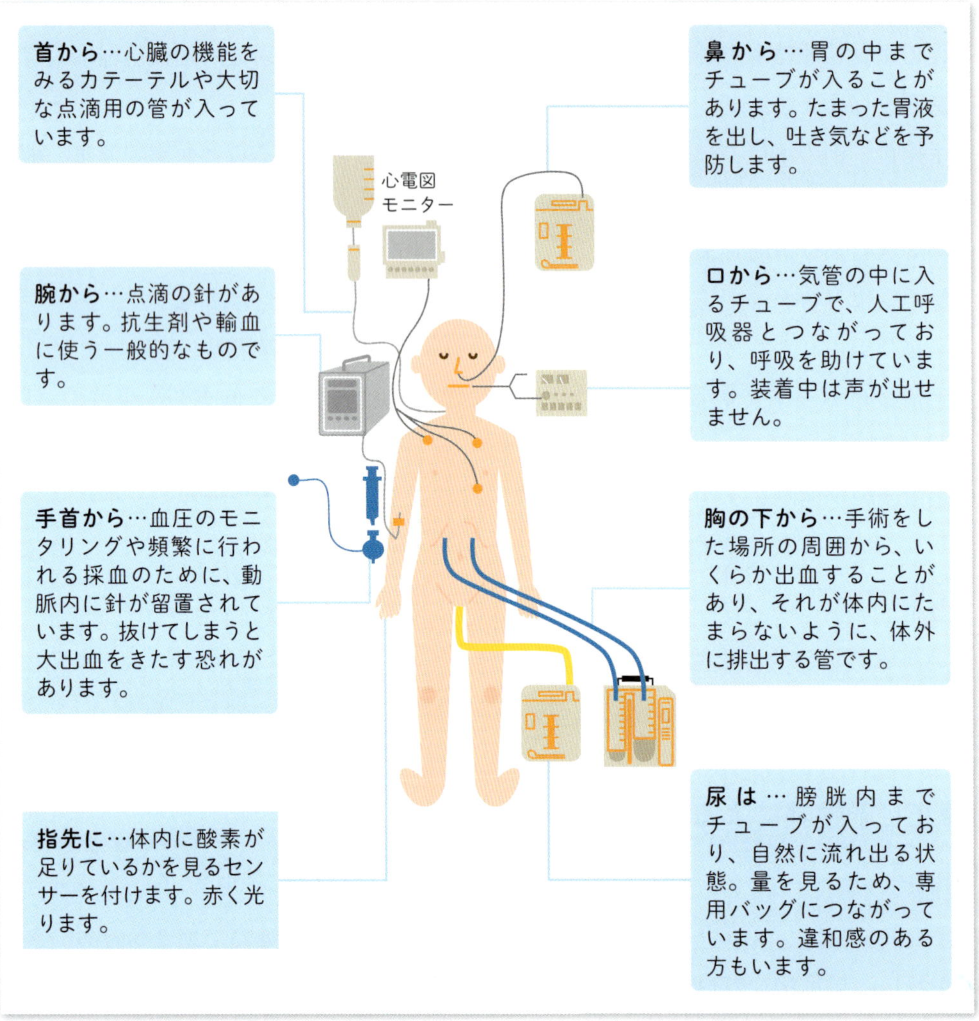
首から…心臓の機能をみるカテーテルや大切な点滴用の管が入っています。
腕から…点滴の針があります。抗生剤や輸血に使う一般的なものです。
手首から…血圧のモニタリングや頻繁に行われる採血のために、動脈内に針が留置されています。抜けてしまうと大出血をきたす恐れがあります。
指先に…体内に酸素が足りているかを見るセンサーを付けます。赤く光ります。
心電図
モニター
鼻から…胃の中までチューブが入ることがあります。たまった胃液を出し、吐き気などを予防します。
口から…気管の中に入るチューブで、人工呼吸器とつながっており、呼吸を助けています。装着中は声が出せません。
胸の下から…手術をした場所の周囲から、いくらか出血することがあり、それが体内にたまらないように、体外に排出する管です。
尿は…膀胱内までチューブが入っており、自然に流れ出る状態。量を見るため、専用バッグにつながっています。違和感のある方もいます。

ICU 入室時の物品準備について

- ▶心臓血管外科の手術後は必ずICUへ入室します。ICUへ持ち込める荷物は、治療や療養に必要な最低限の物のみとなっています。そのため、あらかじめ手術の前にICUへ入室する際の荷物を準備する必要があり、患者や家族に治療・療養のため必要な物の用意を依頼し、患者自身の希望により持参したい物を確認します。
- ▶紛失してしまうリスクがあるため、基本的に貴重品の持ち込みは禁止であり、手術前または手術の当日に家族へ持ち帰るよう依頼します。
- ▶ICUへ持ち込む物品には、紛失防止のためそれぞれ氏名を記載します。

患者説明の例 ICU入室時の持ち込み物品

〈必要物品〉

❶T字帯やおむつ
❷ティッシュペーパー
❸整容品：歯ブラシ、歯磨き粉、コップなど（化粧品は禁止）
❹履物（リハビリテーション用）
❺眼鏡・義歯・補聴器など
❻術式により胸帯や腹帯
❼呼吸訓練器（→ p.50 参照）

〈希望により持ち込み可能な物品〉

例：御守り、写真、本、時計

〈持ち込み禁止となる物品〉

例：金品などの貴重品、電波を発する電化製品（携帯電話、Wi-Fi、PC など）、鋭利物

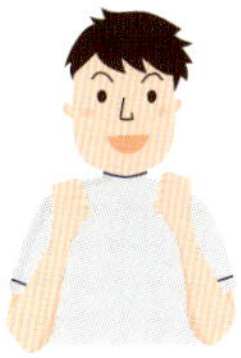

当院ではチェックリストを使用し、手術前にICU入室時の物品準備を行います。手術当日には、病棟看護師からICU看護師へチェックリストを確認しながらダブルチェック、申し送りを行います。また、患者の家族待機の有無を確認します。

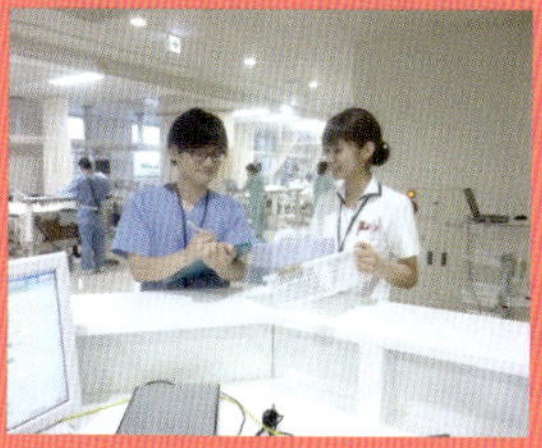

POINT

実際に患者の持ち物とチェックシートを見ながらダブルチェックを行い、紛失を予防します。

チェックシートの例 ICU入室時

貴重品・日用品のお預かりは、盗難・紛失の原因になりますので、
お持ち帰りくださいますよう、お願いします。
万が一紛失した場合でも、補償いたしかねますので、ご了承ください。

	／		
	数	名前記入	看護師サイン
義歯（ケース 有・無）	1	あり	××
電気ひげそり	1	あり	××
歯ブラシ	1	あり	××
歯磨き粉	1	あり	××
コップ	0		
めがね（ケース 有・無）	0		
履物（踵のある靴）	1	あり	××
呼吸療法器具	1	あり	××
保湿クリーム	1	あり	××
補聴器	1	あり	××

	／		
	数	名前記入	看護師サイン
ティッシュペーパー	1	あり	××
紙おむつ（2～3枚）	2	あり	××
胸帯・腹帯（必要時）	1	あり	××
持参薬（頓用含む）		あり	××
文庫本	2	あり	××
お守り	1	あり	××

6 手術室への申し送り

病棟看護師から手術室看護師へ、術式はもちろん、患者の状態、注意点、準備輸血、家族情報を伝達します。

手術室への申し送りの流れ

❶手術当日、準備を整えて手術時間になったら、担当看護師は患者・家族とともに手術室へ出棟する。

❷家族は、手術患者やICU入院患者の家族が待機するための家族ラウンジへ案内し、手術中はその場で待機するよう伝える。もし、家族ラウンジにて待機できない場合には、連絡をとることができるように依頼する。

❸患者を手術室へ案内し、手術室では病棟の担当看護師から手術室の担当看護師への申し送りを行う。

❹患者自身に氏名と手術部位を尋ね、患者確認を行い、リストバンドを使用してバーコードリーダーを用いて電子カルテ上でも患者間違いがないことを確認する。

❺病棟看護師と手術室看護師のダブルチェックにより、すべての同意書のサイン、日付、内容を確認する。

❻電子カルテ上の手術時専用の申し送りシートを使用し、ダブルチェックを行う。

申し送りシートの例 **病棟から手術室へ**

- 患者の疾患や術式
- 既往歴や手術歴
- 中止薬の有無
- 抗凝固薬・抗血栓薬中止の有無
- 当日の内服薬の有無
- 感染症の有無
- 最終飲食時間
- 最終排泄時間
- 付属物の有無
- 血液型
- 輸血のオーダー内容
- クロスマッチの確認
- 義歯・貴金属類取り外し

❼手術室への申し送りの後、病棟看護師よりICUの担当看護師へ申し送りを行う。ICUの申し送りでは、患者の荷物や待機している家族の有無を確認する。

PART 2
心臓血管外科看護の流れとポイント

外来～入院～術前

手術室

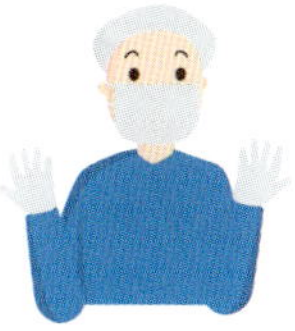

手術室では、心臓血管外科医を始め、麻酔科医、看護師、臨床工学技士、診療放射線技師といった多職種が１つのチームとして連携をとり、患者の命と常に向き合っています。手術室看護師は、患者の安全・安楽・尊厳を守り、手術が円滑に進行できるように調整しています。

術後［ICU］

術後［病棟］～退院

1 手術室はこんなところ

心臓血管外科手術では、開胸術を行う部屋と、ステントグラフト内挿術を行う部屋で、つくりが異なります。

【手術室内の様子（開胸術を行う部屋）】

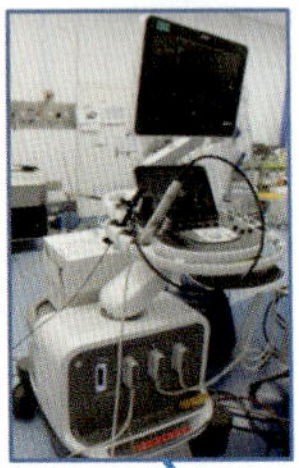

〈経食道心エコー(TEE)〉
心機能のモニタリングや術中評価診断に用いられる

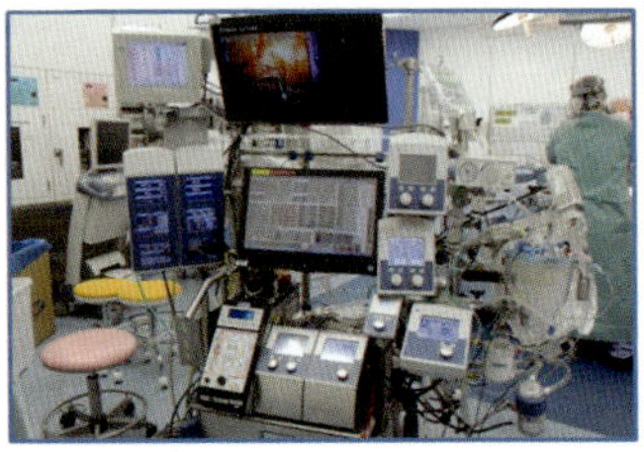

〈人工心肺〉
心臓・大血管手術において、患者に代わって人工的に心臓および肺の機能を代行する

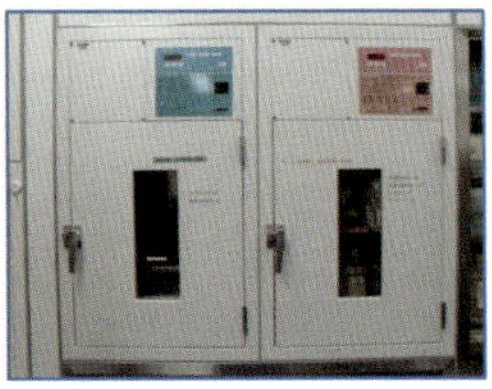

〈保温庫〉
体温低下防止のために、輸液、洗浄液、消毒液を加温しておく
〈保冷庫〉
開胸術で用いられる冷所保存の薬品が入っている

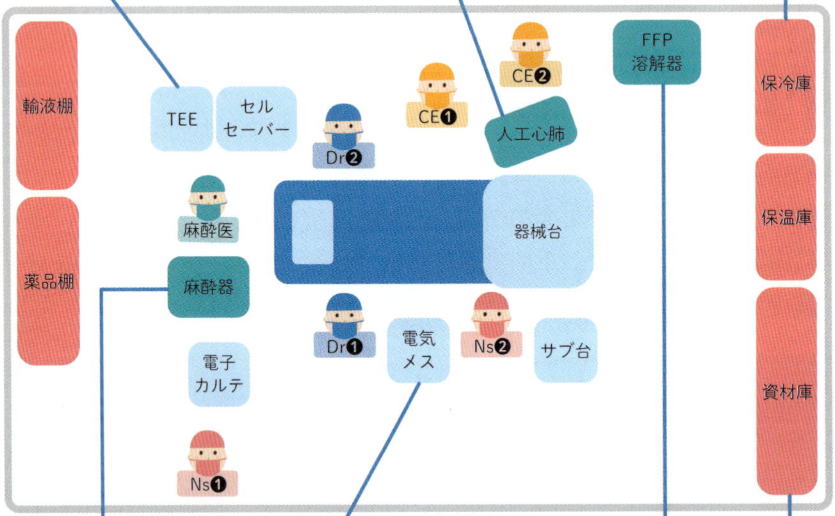

※イメージ

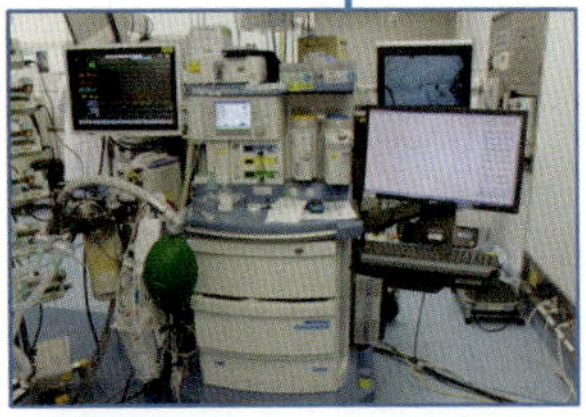

〈麻酔器〉
患者の呼吸管理と麻酔管理を行う

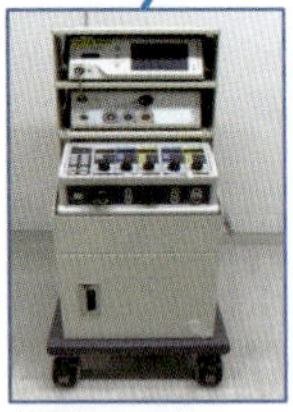

〈電気メス〉
生体に高周波電流（400～500kHz）を流し、組織の切開、凝固を行う

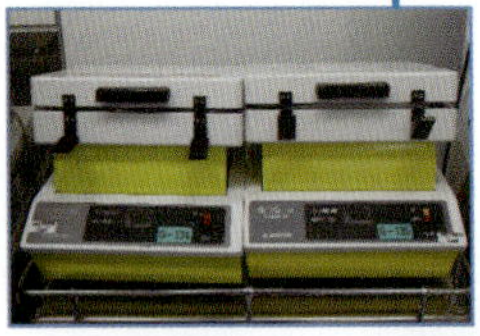

〈FFP 溶解器〉
開胸術では新鮮凍結血漿（FFP）を使うことが多いので、手術室内に溶解器がある

〈資材庫〉
開胸術に必要な資材は部屋にそろっている

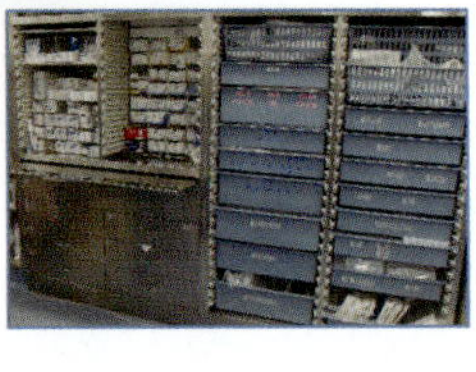

【開胸術で使用する機器の例】

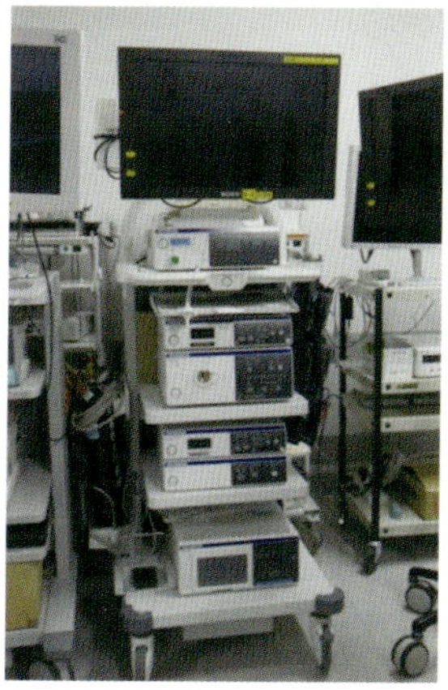

モニター
MICS や MIDCAB などの鏡視下術の際に用いられる

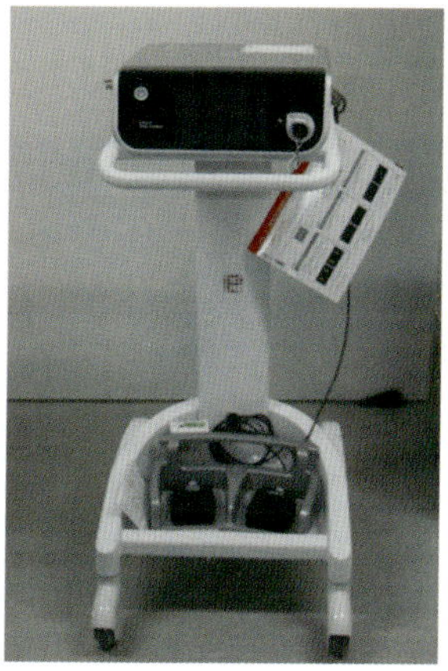

超音波凝固切開装置
グラフト採取などに使用する

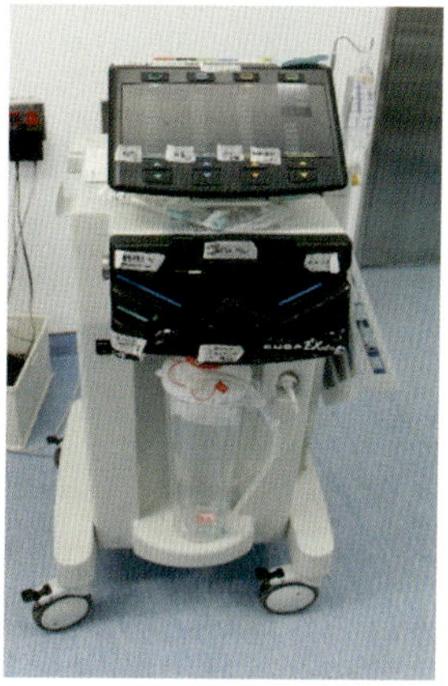

超音波吸引装置
弁輪の石灰化部分を除去するために用いられる

【開胸術の器械準備の例】

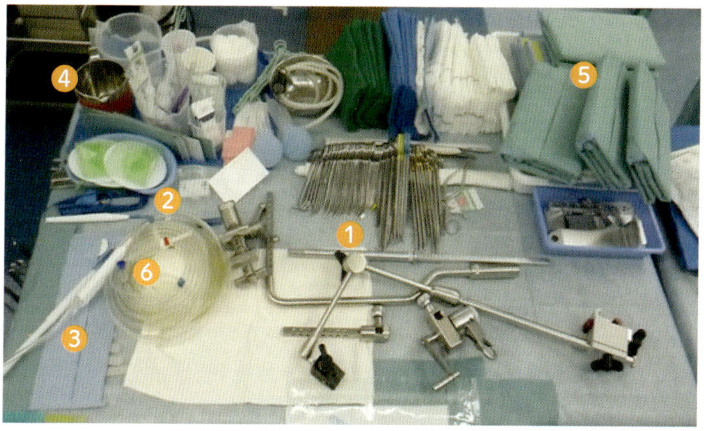

❶器械
❷電気メス
❸針糸類
❹ヒーターカップ
❺ガウン
❻セルセーバー
❼開胸器

ステントグラフト内挿術（→ p.60 参照）と比較すると器械・資材が多い

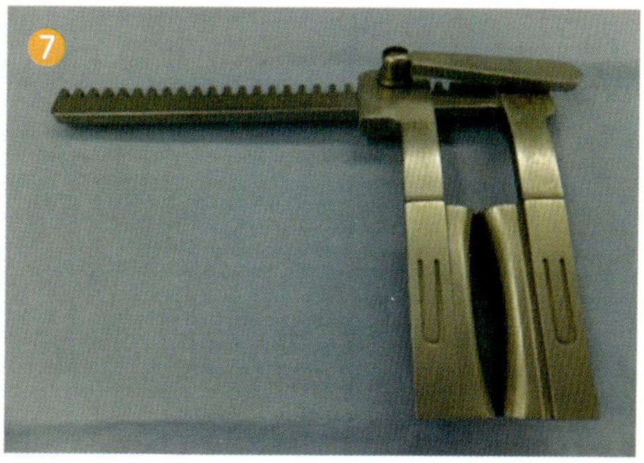

【ハイブリット手術室の様子（ステントグラフト内挿術を行う部屋）】

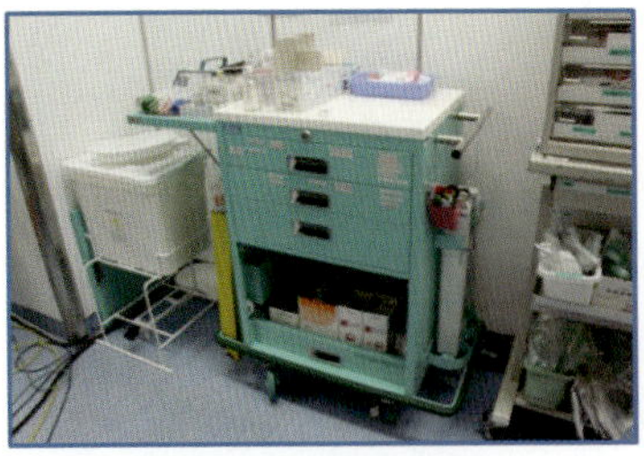

〈麻酔カート〉
緊急の事態にも備えた薬品が準備されている

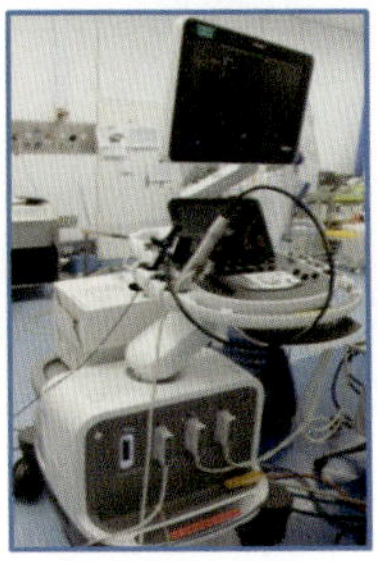

〈経食道心エコー（TEE）〉
心機能のモニタリングや術中評価診断に用いられる

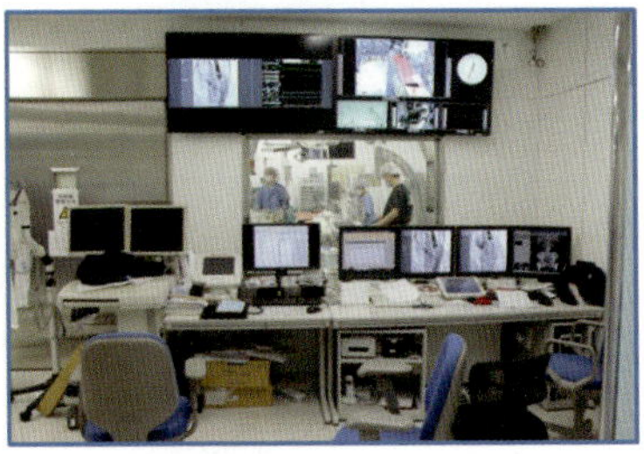

〈モニタリングルーム〉
電子カルテのデータや、術前に撮った画像を手術室内のメインモニターに出力する

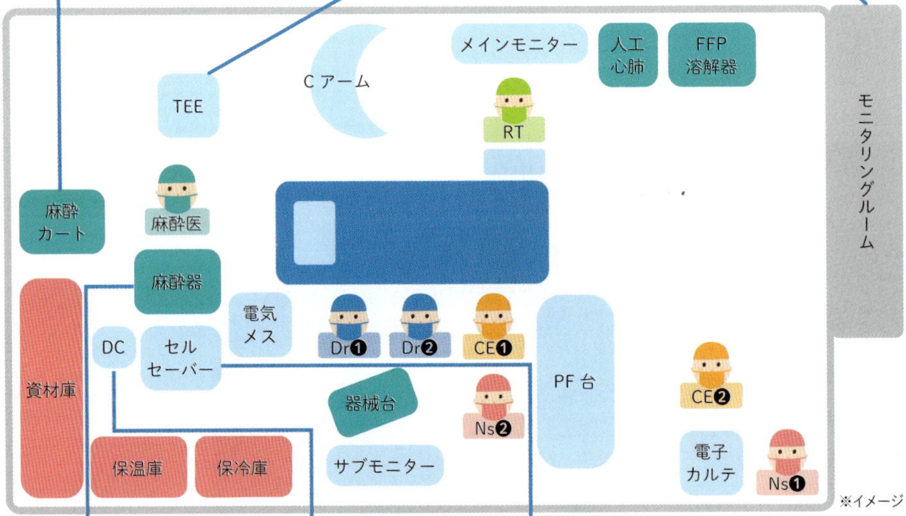

※イメージ

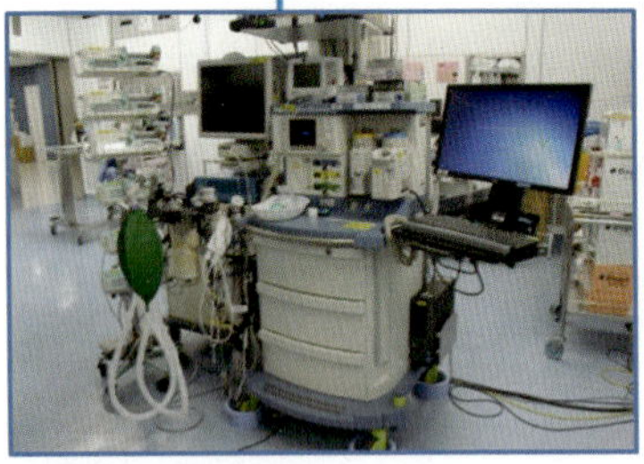

〈麻酔器〉
患者の呼吸管理と麻酔管理を行う

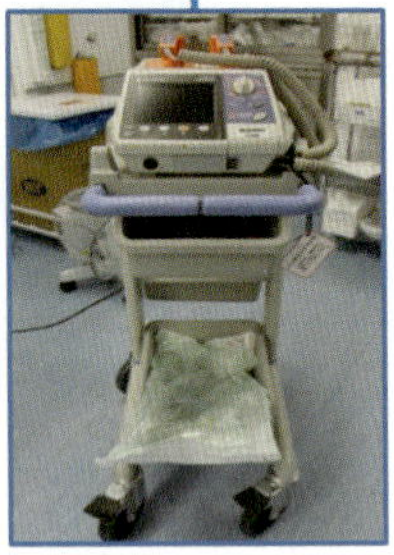

〈DC〉
腹部大動脈瘤（AAA）破裂の緊急手術など循環動態が崩れるリスクのある症例では除細動器（DC）が必要となる場合もある

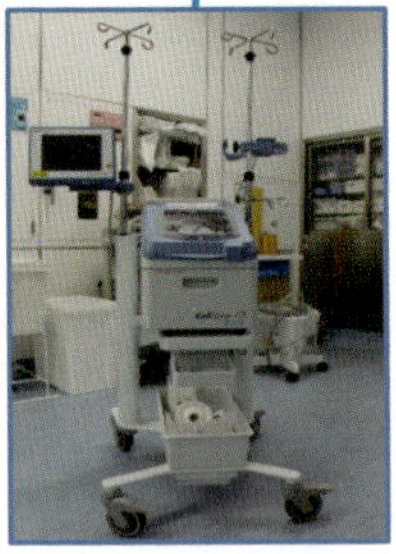

〈セルセーバー（回収式自己輸血装置）〉
AAAなど出血の多い手術では回収式自己血輸血を行う

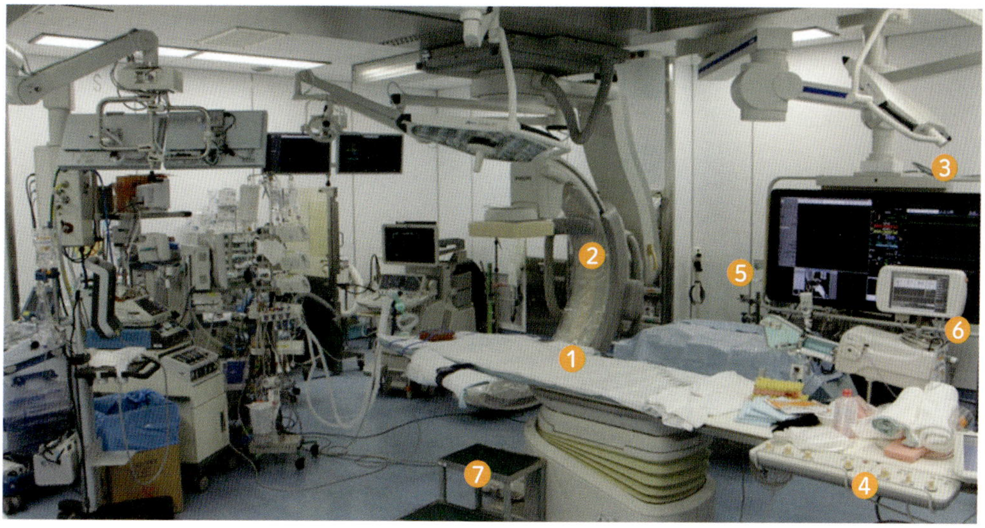

❶患者用ベッド
❷Cアーム
❸メインモニタ
❹手術台・Cアーム操作コンソール
❺インジェクター（造影剤自動注入器）
❻インジェクターコンソール
❼フットスイッチ

【ステントグラフト内挿術の器械準備】

▼器械台

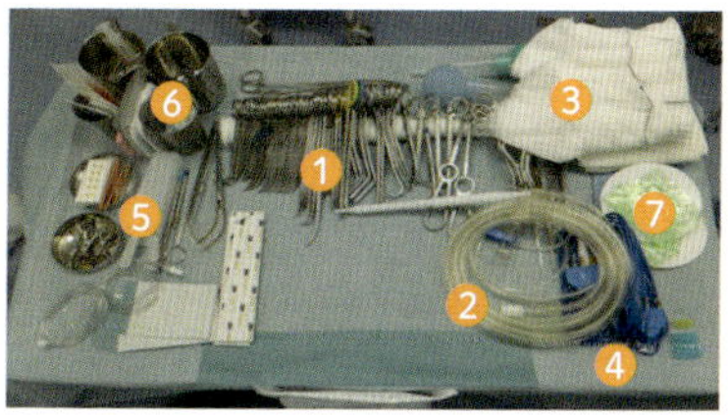

❶器械
❷吸引チューブ
❸ガーゼ
❹電気メス
❺メス
❻針糸類
❼無影灯用ハンドルカバー

開胸術と比較するとシンプルな器械

▼カテーテル台

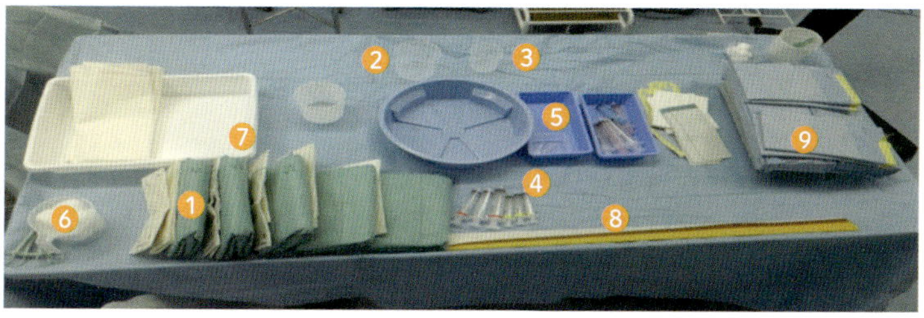

ステントグラフトが清潔に保持できるよう適したサイズの台を用いる（ステントグラフトのサイズは100～150cmくらい）

❶ガウン・手袋
❷ヘパリン生食用カップ
❸造影剤用カップ
❹シリンジ
❺針入れ
❻綿球カップ
❼トレイ（ヘパリン生食を入れる）
❽イソジンドレープ
❾ドレープ

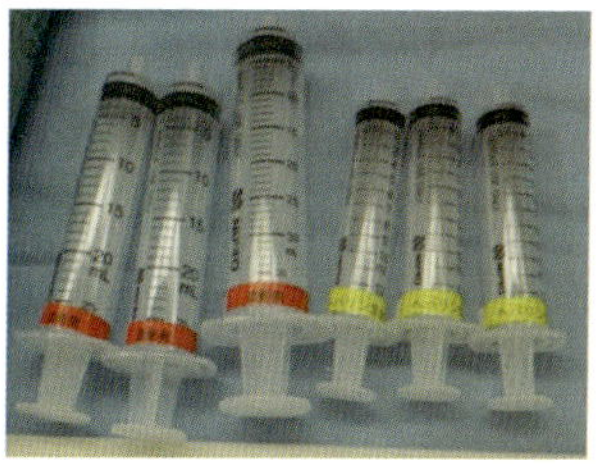

当院では、造影剤とヘパリン生食を間違えることがないよう、シールを貼ってわかりやすくしている

PART 2 看護の流れとポイント

【心臓血管外科手術にかかわるスタッフ】

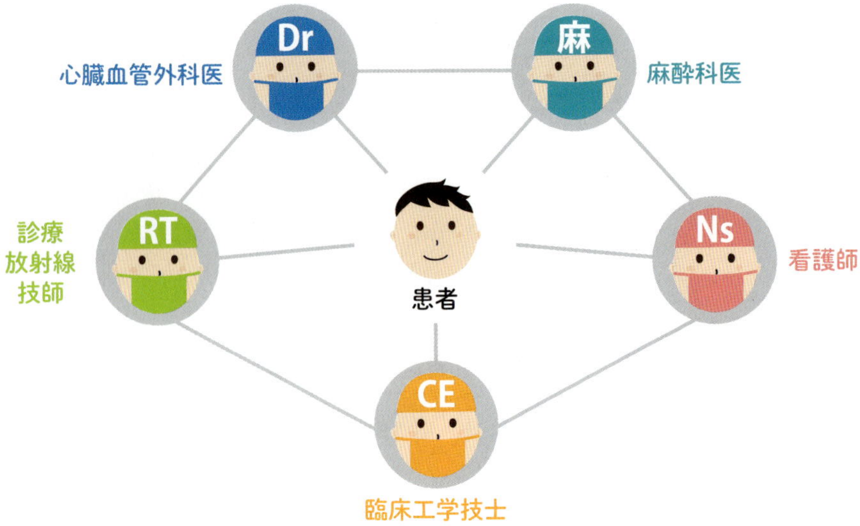

心臓血管外科医 (Dr)	▸チーム医療のなかでは、各医療スタッフの知識や意見を引き出し、患者の置かれている状況を的確に判断し最善の医療を提供する ▸準備指示や使用デバイスの選択など、まとめ役として治療の方針を決定する
麻酔科医 (麻)	▸全身麻酔の導入から抜管または退室までの麻酔管理を行う ▸経食道心エコー、生体監視モニター、術野、人工心肺を観察して手術中の循環動態を管理する
看護師 (Ns)	▸医療と手術の知識を看護に活かし、全身麻酔下の患者の代弁者として看護を行う ▸外回り看護師の業務は、術中の記録、麻酔の補助、患者の情報収集など多岐にわたる ▸器械出し看護師は、器械の準備・管理を行う ▸麻酔導入までの患者の不安を緩和させることも看護師としての重要な役割
臨床工学技士 (CE)	▸医学と工学の知識を用いて、医師の指示のもとに生命維持管理装置の操作、保守・点検を行う ▸ステントグラフト内挿術では、カテーテル操作の補助、デバイスの準備を行う
診療放射線技師 (RT)	▸医師の指示のもと、X線やCT、MRI、超音波など高度な画像診断機器を取り扱い、管理する ▸ステントグラフト内挿術では、アンギオ装置の管理・操作を行う

【開胸術でのスタッフの役割】

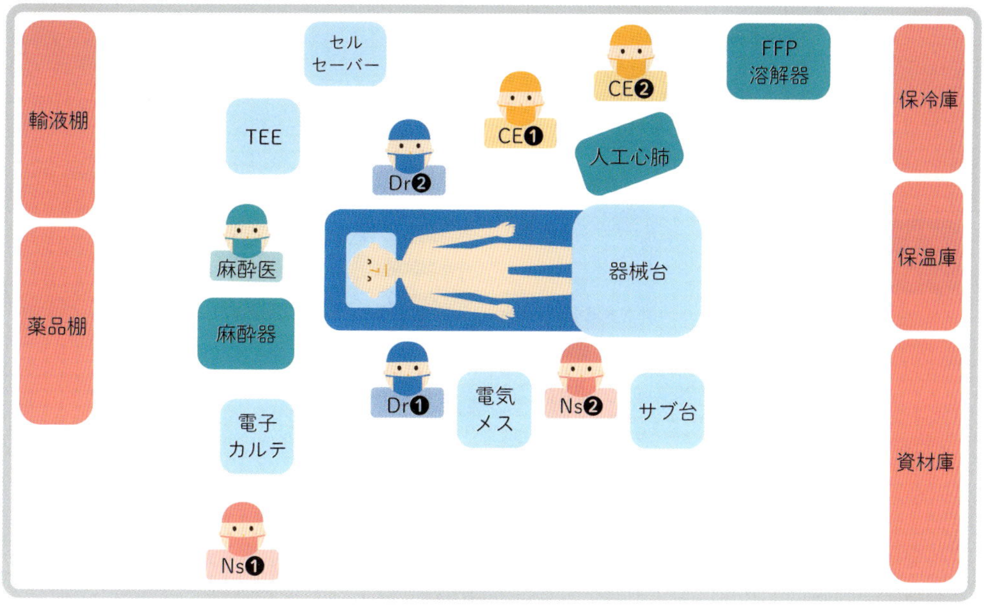

※イメージ

▶ 心臓血管外科医❶　術者、手技

▶ 心臓血管外科医❷　助手

▶ 麻酔科医　麻酔管理
A ライン /CV/ スワンガンツカテーテル /TEE 挿入

▶ 看護師❶　外回り看護師
看護師記録、薬剤の管理、患者入退室、麻酔介助、タイムアウト管理、輸血管理

▶ 看護師❷　器械出し看護師
器械の管理・準備、患者入退室

▶ 臨床工学技士❶　人工心肺装置の管理・操作
セルセーバー /PCPS/IABP 管理・操作

▶ 臨床工学技士❷　人工心肺装置の管理・操作の補助、心筋保護の操作
セルセーバー /PCPS/IABP 管理・操作

【ステントグラフト内挿術でのスタッフの役割の例】

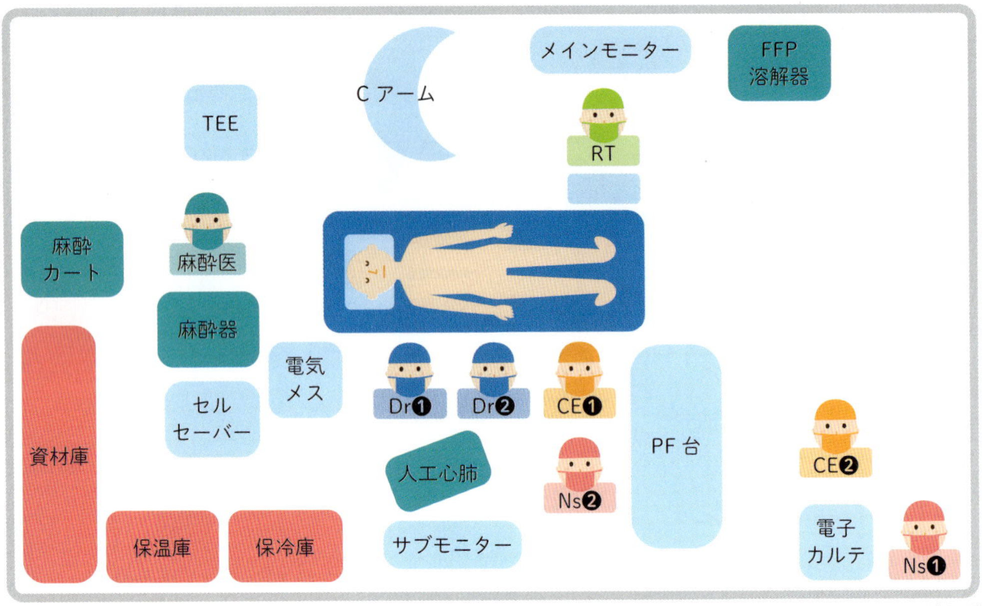

※イメージ

▶ 心臓血管外科医❶	術者、手技、デバイスの決定
▶ 心臓血管外科医❷	助手
▶ 麻酔科医	麻酔管理 Aライン/CV挿入
▶ 看護師❶	外回り看護師 記録、薬剤の管理、患者入退室、麻酔介助、タイムアウト管理 輸血管理
▶ 看護師❷	器械出し看護師 器械の管理・準備、患者入退室
▶ 臨床工学技士❶	カテーテル管理・準備（清潔野）
▶ 臨床工学技士❷	カテーテル管理・準備（不潔野） セルセーバー/IVUS/PCPS/IABP管理・操作
▶ 診療放射線技師	アンギオ装置管理・操作、画像管理

COLUMN 手術室の工夫

1．部屋の色

手術を受ける患者は、手術に対する不安・恐怖から過度の緊張状態にあります。当院では、レーザーやバリックスなど局所麻酔を行う部屋はピンクを基調としています。ピンクには交感神経を刺激して脳に血液を送るという効果があり、疲労や痛みの緩和につながるとされるためです。

手術室業務に従事する医療者も、常に緊張感をもち続けています。医療者の緊張状態を緩和するために、全身麻酔を行う部屋では、鎮静効果があり冷静沈着になれるとされる青色を基調としています。

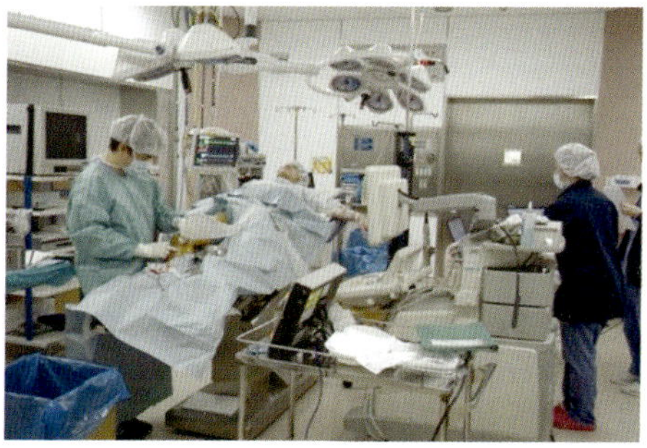
ピンク色を基調とした部屋

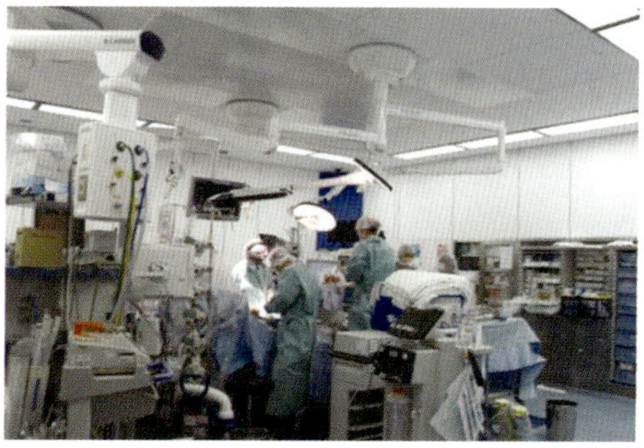
青色を基調とした部屋

2．ドア

手術室の空調は洗浄度の高い環境を維持し、術後感染を回避した手術ができる空間をつくることが重要です。

手術室は、空調のシステムによって手術室の空気圧を廊下よりも高く維持（陽圧）することができます。これによって空気の流れが手術室から外に向かうようになり、外部から雑菌を含んだ空気が入ってこないようになっています。

当院ではハーフオープンのステンレスドアを取り入れているため、術中の出入りはハーフオープンを使用し、できるだけ陽圧が保たれるようにしています。

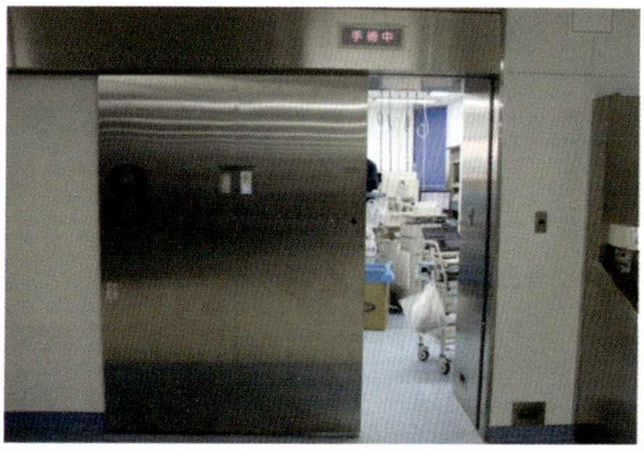

手術室のステンレスドア

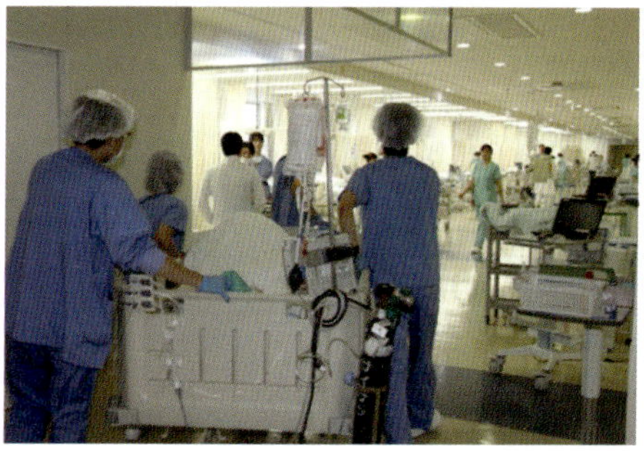
手術室から ICU への移動

3．ICU と手術室の配置

ICU と手術室は直結し、血行動態が不安定にある患者を早急に ICU へ送ることができます。

手術前日までに

2 術前の管理

術前に患者の状態を理解することで、手術当日の看護へとつなげていきます。

1 術前カンファレンス

▶当院では週に１度、心臓血管外科医、麻酔科医、看護師、臨床工学技士、診療放射線技師が参加し、定例で予定が組まれている手術に関してカンファレンスを行います。

目的	▶カンファレンスによる情報共有と治療の具体的イメージができることで、多職種が効果的に意見交換できる
方法と内容（当院の場合）	▶症例ごとに術式や、手術手順、体外循環の確立方法、使用デバイスなどについて話し合う 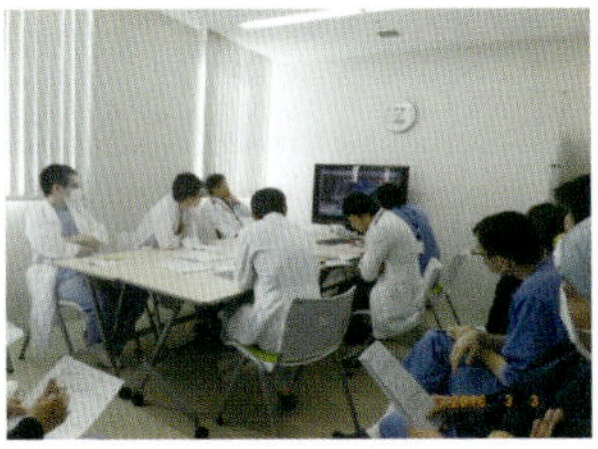 カンファレンスの様子

2 術前訪問

▶術前訪問では、短期間で患者の不安な心理状態を把握し、信頼関係を構築し、心理的問題を患者が克服できるようにはたらきかけることが求められます。

▶きちんとした態度で思いを聴くこと、患者の決断を支持し、手術の意味付けや、回復への希望がもてるようにはたらきかけることが大切です。

▶術前の不安が術後の回復に影響を及ぼすといわれています。手術室看護師として、患者の心理状態を整えて手術に臨めるようにケアすることは、高い専門性を伴う重要な仕事です。

【術前訪問とは？】

目的	▸病室へ出向き、患者や家族へ手術室での流れや麻酔とその安全性に関して説明する ▸患者が抱く不安感をやわらげ、落ち着いた状態で手術を迎えられるようにする ▸それぞれの患者に合わせた看護計画を立案する ▸患者の手術・治療への協力を得られるように努める
方法と内容	▸術前訪問をする前に、電子カルテ、アセスメント、データベースやSOAP、各種検査結果や画像コメントなど、あらゆる視点から情報を収集し、患者の身体面、精神面、社会面を把握する ▸患者と面識をもち、コミュニケーションの確立を図り、疾患・手術に対する理解度を把握し協力を得られるように支援する ▸パンフレットを使用し、必要な情報を提供する ▸患者、家族とのコミュニケーションを通して、心理状態や不安の原因となっている要因を把握し、改善できるように努める ▸患者の全身状態を把握する ▸病棟スタッフとの情報交換を行い、情報の共有を図る ▸術前情報、訪問をもとに看護上の問題点を抽出し、個別性のある計画を立案する

POINT

看護の基本は、対象をきちんと理解することであり、患者の個別情報は欠かせません。患者情報がなくてもそれまでの自分の経験値で、ひととおりの準備や手術にかかわることができます。しかし、患者の病態や、合併症の有無、その人の年齢や体格、精神的状態などによってもニーズは異なります。個別的な情報がなく、患者との面識がなければ、ベッドの工夫や、急な術式変更などの予測はできません。つまり、患者の不安な思いを深く理解していない看護になってしまうのです。

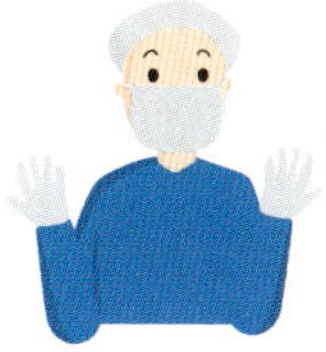

術前の心理的援助は、相手を知ることからはじまります。

3 手術当日

術中の看護

手術室入室から退室までの流れをみていきます。

1 術前準備

▶管理薬剤を準備します。

【開胸術の場合】

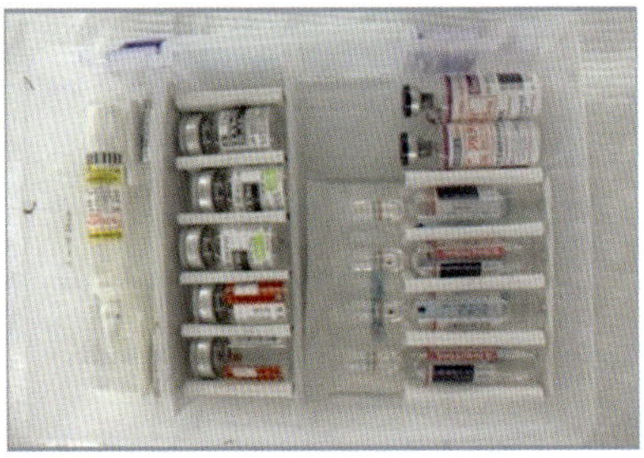

長時間の手術となるため、多量の鎮静薬・鎮痛薬・筋弛緩薬が必要になる

【ステントグラフト内挿術の場合】

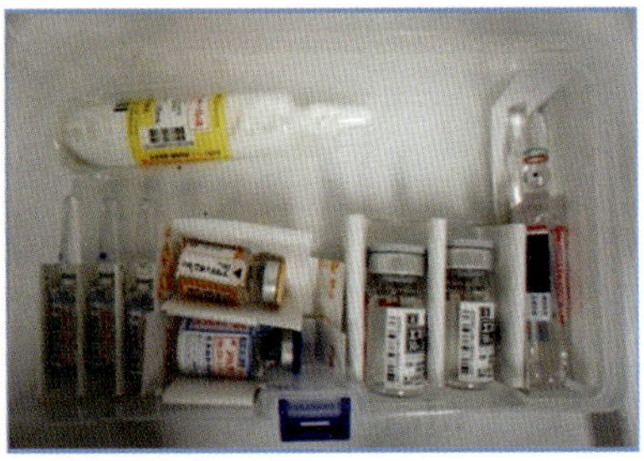

短時間の手術であり、抜管することも考え準備している

▶術式に合わせた部屋の準備を行います。

▶術式体位に合わせた手術台の準備を行います。

POINT

術前訪問用紙をもとに、患者の既往・体形に合わせて個別的な準備を行います。

2 器械の準備

▶患者の入室前に器械を準備します。

POINT

カンファレンスでの決定事項をもとに、術式に合わせた器械を準備します。

3 患者確認と申し送り

▶本人確認・同意書（手術同意書、麻酔同意書、輸血同意書、特定生物由来製品使用の同意書など→p.46 参照）の確認を行います。

POINT

患者誤認対策・手術部位間違い防止として、
①患者本人に氏名・生年月日および手術部位を言ってもらいます
②リストバンドや同意書により、患者本人か、手術部位は合っているかを確認します

▶病棟、ICU 看護師から申し送りを受けます。

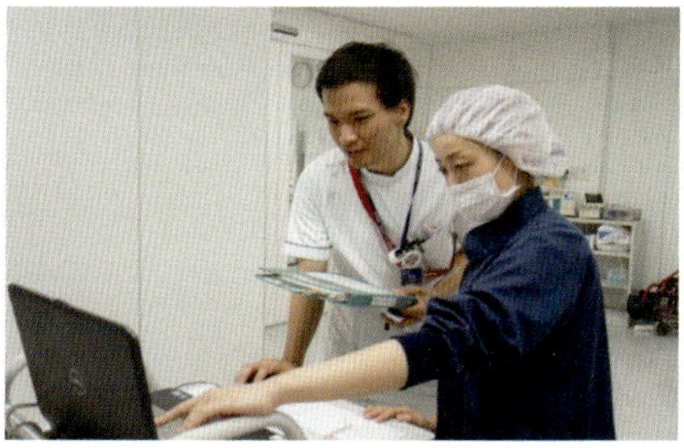

4 患者の誘導

▶看護師は患者を手術室へと誘導し、手術台へ横になってもらいます。

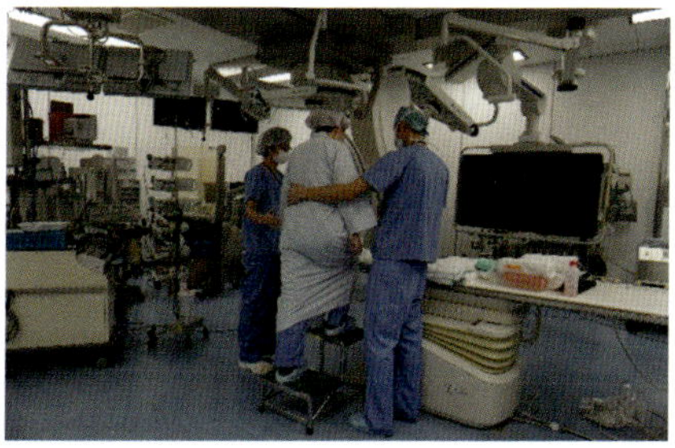

⚠ **特にステントグラフト内挿術の手術台は高さがあるので、転落に注意します。**

▶仰臥位になる前に術衣を脱衣し、背部に皮膚トラブルがないか確認します。

⚠ **麻酔導入後は、背部をしっかり見ることが困難なので、導入前に必ず確認します。骨突出がある場合はフィルムドレッシング材（商品例：パーミロール）で保護します。**

POINT

心臓血管外科手術を受ける患者は特に不安やストレスが多い傾向にあります。不安やストレスによる交感神経の緊張は頻脈や高血圧につながるため、麻酔がかかるまでの間は、声かけなど、精神的な援助を行うことで緊張をやわらげることへつながります。

5 モニターの装着

▶入室後、心電図モニター電極（５点誘導）・血中酸素飽和度測定器モニターを装着します。

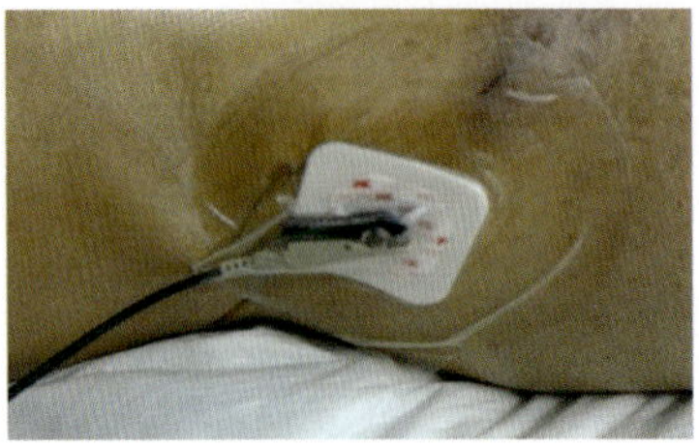

消毒による電極外れ防止のため、保護シールを電極の上から貼る

6 A ラインの挿入

▶橈骨動脈を第１選択に A ラインを確保します。

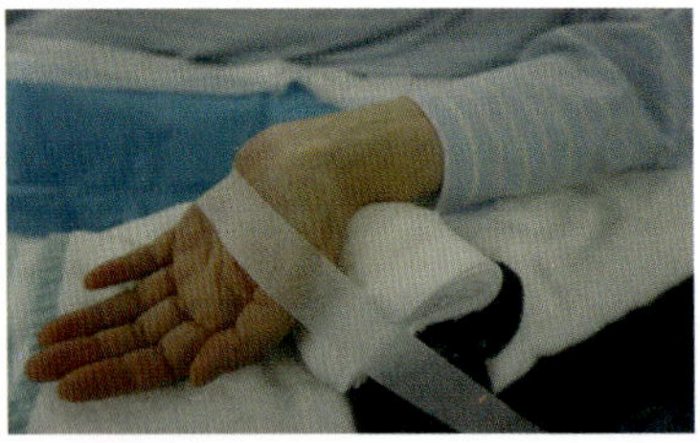

橈骨動脈を選択する場合は、軽く手関節を伸展した位置で固定し、適度な角度が保てるよう小枕を使用する。また穿刺時に無意識に動かないようテープで手指を固定する

POINT

意識下で挿入するため、痛みを伴います。患者に寄り添い精神的な援助を行います。また、バイタルサインに変化はないか確認します。

POINT

挿入が困難な際には、エコーを用いて部位を変更する場合があるため、すぐに使えるよう準備しておきます。

7 挿管

▶麻酔導入後、挿管を行います。

POINT

挿管困難時にすぐに対応できるよう、エアウェイスコープを準備しておきます。

8 CV の挿入

▶右内頸静脈を第１選択に CV（中心静脈ライン）への挿入を行います。

9 （開心術の場合）スワンガンツカテーテルの挿入

▶右内頸静脈を第1選択にスワンガンツカテーテルを挿入します。

▶手術開始前にTEE（経食道心エコー）を挿入し、心機能を確認します。

10 体位固定

▶術式に合わせた体位固定を行います。

POINT

ドレーピング後では、体位を確認することが困難なため、神経圧迫はないか、除圧は行えているか確認します。

11 消毒、ドレーピング

▶ポビドンヨード製剤を用いて手術部位に合わせて消毒を行います。

12 タイムアウト

13 手術開始

14 ICUへ申し送り

▶ICUへ術後ベッドを依頼し、退室前に申し送りを行います。

15 手術終了

▶皮膚状態の観察を行い、手術前・手術後での皮膚状態の評価を行います。

16 ICUへ帰室

▶帰室時にトータルバランスや皮膚状態などの追記事項を申し送ります。

麻酔導入時のポイント

Aラインの確保

▶心臓血管外科手術では観血的動脈圧測定が原則であり、人工心肺を用いる関係上必須です。

▶観血的動脈圧測定では、①連続的に動脈圧がモニターでき、②動脈血ガス分析が容易であることに加え、③圧波形から心収縮性、血管抵抗、循環血液量の状態などが推定できます。

▶導入の際、麻酔薬は一概に陰性変力作用と血管拡張性があり、全身麻酔導入により血圧低下をきたすことが多くなります。

▶心臓血管外科症例に関しては、より厳密な循環動態管理が必要です。そのため、麻酔薬投与前にAラインを確保することが望ましいといえるでしょう。

❶カテーテルの挿入

▶経皮的にカテーテルを挿入後、先端部を圧迫し、内筒を外した後、モニタリングラインの先端部と接続します。

▶挿入困難の症例ではエコーを使用することもあります。

【カテーテルの挿入部】

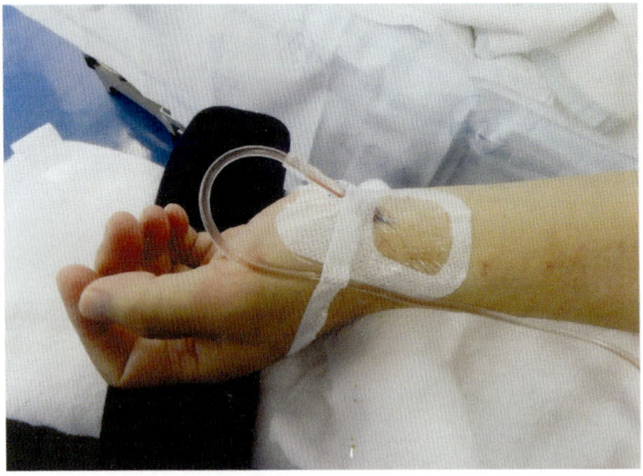

POINT

ゼロ点校正がとってあること、モニター上に適切な動脈圧波形（→p.73参照）が出ていることを確認し（→p.97参照）、血圧の測定値を評価します。

【動脈圧波形の例】

正常	異常：平坦な波形	異常：波形が出ていない
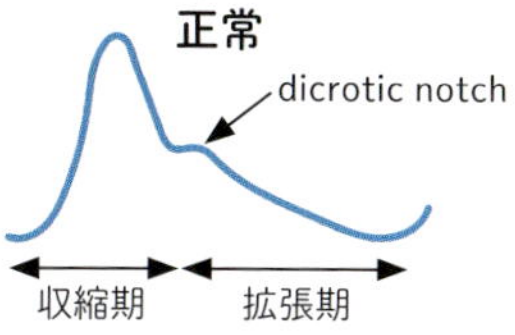	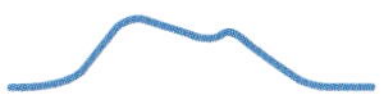	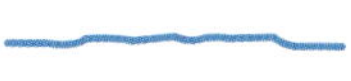
dicrotic notchは大動脈弁が閉じたときにできる	血圧低下が起こり、平坦に表示されることもある。また、手首などの動きによりAラインが屈曲し正しく波形が表示されずに平坦な波形になることもある	ラインの先が血管壁へあたっている。または、ラインが閉鎖している

❷三方活栓の開放

▶接続部の残留空気を完全に除去するため、三方活栓を開放し、血液を注射器に逆流させます。

❸フラッシュ

▶凝血による閉塞を防ぐため、残留空気の除去後、三方活栓を閉めてヘパリン入り生理食塩水でライン内を満たします。

POINT

「加圧バッグが300mmHgまで加圧されている」「モニタリングライン内に気泡がない」ことを最終確認します。

【シーネを使用した固定】

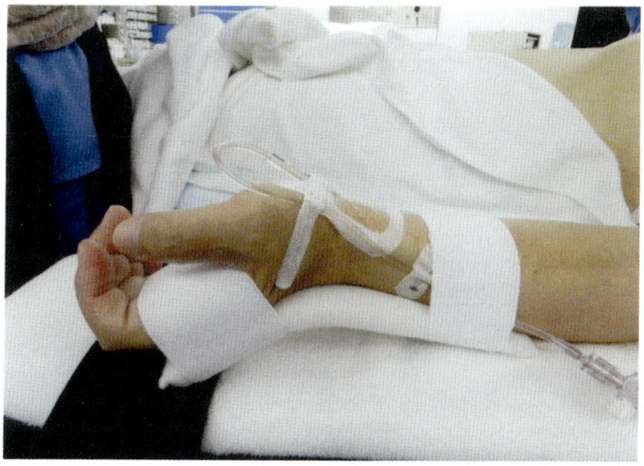

Aラインがなまる（圧縮・つぶれる）可能性のある場合にはシーネを使用し、固定している

麻酔導入～挿管時のポイント

▶心臓血管外科手術では、一般手術の麻酔以上に循環動態を安定させて麻酔を行うことに留意する必要があります。
▶特に、低心機能患者や重度大動脈弁狭窄症のある患者、透析患者では導入時に血圧変動が大きいため、血圧に注意しながら適宜昇圧薬投与を行います。
▶導入薬としては、プロポフォールよりもミダゾラムのほうが末梢血管抵抗作用が少なく、血圧低下を起こしにくいため、心臓血管外科手術麻酔では好んで使用されます。

1 分離肺換気

▶術中の視野を確保するために、非手術側の肺のみを換気する分離肺換気が行われます。
▶分離肺換気には主にダブルルーメンチューブや気管支ブロッカーを使用します。
▶胸部手術での分離肺換気に使用します。心臓血管外科手術の麻酔で分離肺換気を要する手術は、MICS、下行大動脈置換術、胸腹部大動脈置換術です。

POINT
手術終了時には、ダブルルーメンチューブを抜去し、通常の挿管チューブに入れ替えてからICUへ帰室します。

【通常の挿管チューブの例】

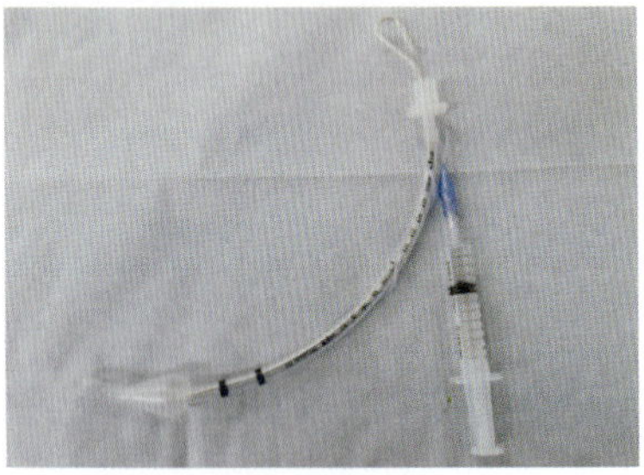

【ダブルルーメン気管チューブの例（分離肺換気時）】

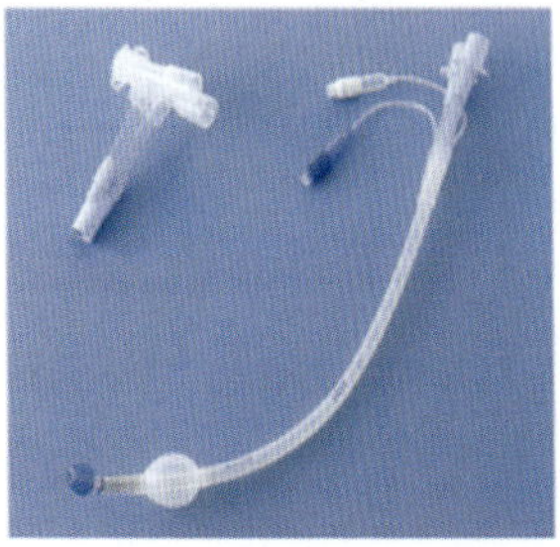

⚠
・チューブ径が太いため、気管、気管支粘膜の損傷を起こす可能性があります。
・気管チューブの位置は、聴診法と気管支ファイバースコープによる確認が必要です。
・体位変換、手術操作によりチューブの位置が変化しやすくなります。

2 中心静脈カテーテル（CVC）

▶**中心静脈圧**（central venous pressure：**CVP**）は、大静脈と右心房接合部の圧のことです。CVP は右心房圧とほぼ等しく、右心室の前負荷の指標となり、循環血液量や右心機能を反映します。

▶CVP 波形から調律や右心系の異常を推測することも可能です。

▶大静脈の径が大きいため確実な大量輸液も可能で、心臓に最も近い場所であるため、昇圧薬、降圧薬などの薬剤投与にも適しています。

❶ CVC の選択

▶手術時に使用される薬剤の種類（輸液用ライン、昇圧剤ライン、降圧剤ラインなど）によって CVC（central venous catheter：シングル、ダブル、トリプル、クアトロ）を選択します。当院では、開心術では全例クアトロルーメンを選択しています。

❷ CVC 挿入

▶内頸静脈からアプローチの場合、静脈の怒張促進および空気塞栓症予防のため、頭低位にします。

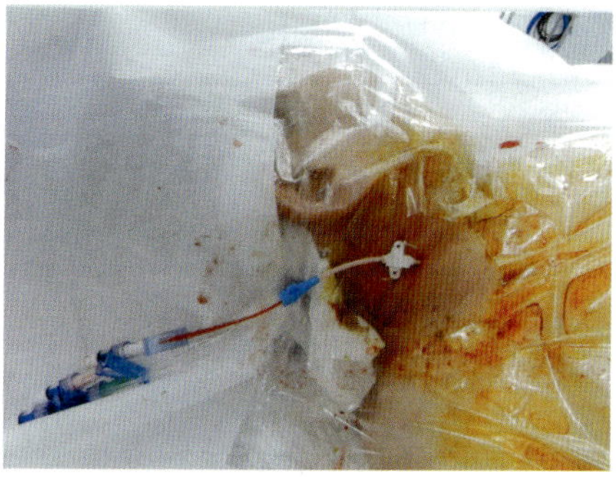

右内頸静脈に CVC を挿入している
定例手術では全身麻酔下に CVC を挿入する

POINT

CVC の留置は、気管挿管後に行われることが多くなります。頭部を傾ける際には、気管チューブが抜けていないかを確認し、呼吸状態も観察します。

❸接続・波形の確認

▶圧測定キットと CVC を接続し、気泡を除去した後、画面で波形を確認します。

POINT

中心静脈穿刺の合併症のうち、早期に現れるものとして、動脈穿刺、血腫、気胸、不整脈などがあり、いずれも重篤な合併症です。

3 スワンガンツカテーテル

▶スワンガンツカテーテルは循環管理に有用であり、診断および治療方針の決定に用いられます。

▶肺動脈楔入圧、右房圧、心拍出量のデータから両心機能の評価が可能で、混合静脈酸素飽和度の測定により、酸素消費量や全身の酸素需給バランスの評価も行うことができます。

❶消毒

▶通常、気胸を生じる可能性が低く、最も挿入しやすい右内頸静脈を選択し、消毒します。

▶当院では、CVC挿入後の清潔野にてスワンガンツカテーテル留置を行っています。

【スワンガンツカテーテルの留置】

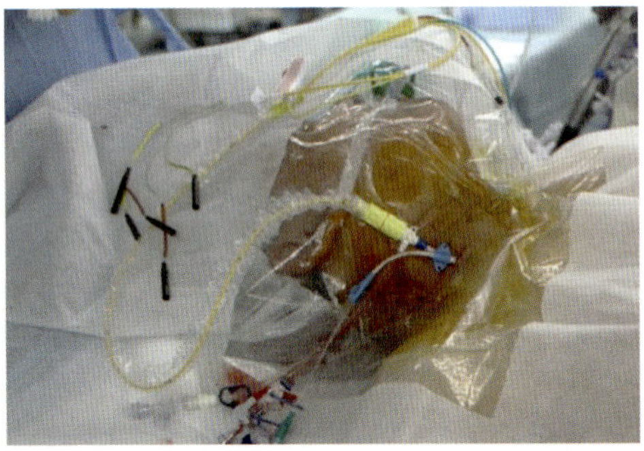

スワンガンツカテーテル用のシースはCVCよりも太いので、皮膚をメスでカットして入れる

MEMO | マキシマルバリアプリコーション

マキシマルバリアプリコーション（高度無菌遮断予防策）とは、手の衛生に加え、帽子、マスク、滅菌ガウン、滅菌グローブ、大型の滅菌ドレープを用い、患者を感染から守るため、無菌操作することをいいます。

CVC挿入時にマキシマルバリアプリコーションを講ずることで、標準的な予防策に比べてCRBSI（catheter-related blood stream infection；カテーテル関連血流感染）の発生を低減できるため、当院ではマキシマルバリアプリコーションの徹底を行っています。

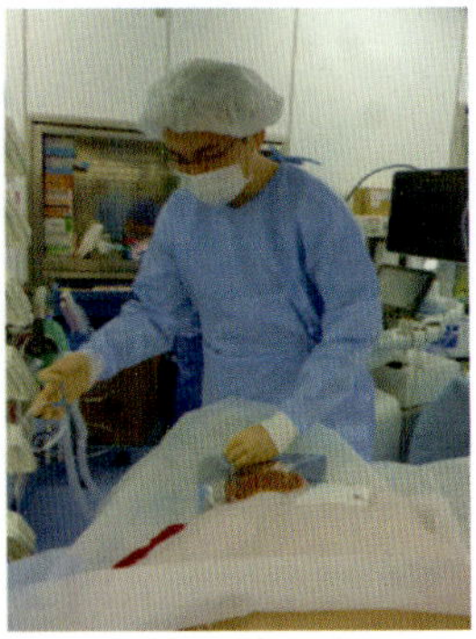

❷スワンガンツカテーテルの挿入

▶シースイントロデューサーを血管内に留置後、スワンガンツカテーテルを挿入します。

▶スワンガンツカテーテルは、先端にあるバルーンを膨張・収縮させながら挿入していきます。心内構造物に障害を与えないように、上大静脈（SVC）－右心房（RA）接合部まではデフレート（収縮）し、その先はインフレート（膨張）させ、右心室（RV）～肺動脈（PA）へ進めていき、肺動脈楔入圧（PAW）を測定後、引き抜き時はデフレートの状態で操作していきます。

POINT

挿入が困難な際には、X 線透視下や TEE（経食道心エコー）で確認しながら行うこともあるため必要時はすばやく準備します。

⚠ **カテーテルが右心室を刺激することにより、心室性不整脈をきたしやすくなります。多くは一過性ですが、時には治療を必要とする重症不整脈（心室頻拍、心室細動、完全房室ブロック）に進行するため、除細動器が使用できるように準備を整えておきます。**

❸バルーンのエア抜き

▶圧波形を確認後、バルーンのエアを抜き、**肺動脈圧**（PAP → p.94 参照）が測定できることを確認し固定します。

4 経食道心エコー（TEE）

▶ TEE（transesophageal echocardiography → p.12 参照）は、心臓・大血管手術における心機能のモニタリングや術中評価診断、また非心臓手術では危険な血行動態の変動が起きる恐れのある場合などで用いられます。

▶プローブ挿入時は、下顎を持って天井側に引き上げるようにし、ゆっくりと挿入します。抵抗を感じたら、決してそのまま挿入せず、一度完全に抜去してからやり直します。

【プローブの挿入】

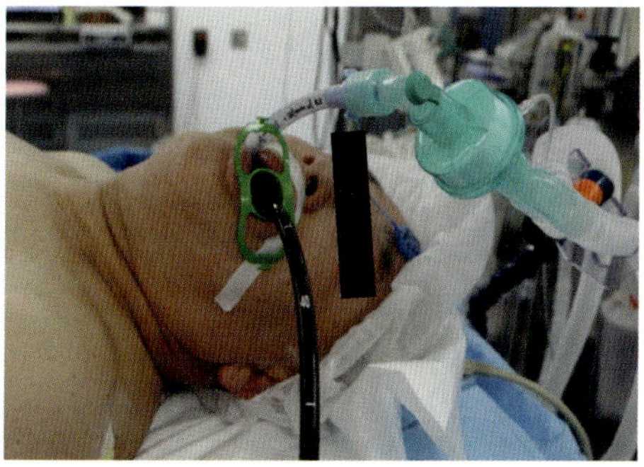

POINT

口腔咽頭内や歯牙の損傷がないか、またマウスピースと歯の間に口唇が巻き込まれていないかを確認します。胃管から排出される胃液に血液が混入していないかに注目し、食道や胃粘膜に損傷が起きていないことを確認します。

⚠ **食道疾患（食道静脈瘤、食道狭窄、食道再狭窄など）、胃疾患（胃切除術後、3か月以内の上部消化管出血など）、巨大胸部大動脈瘤による食道圧迫症例などでは用いてはいけません。**

⚠ **プローブ留置中は食道損傷のリスクを最小限にするため、先端をロック状態にしません。**

⚠ **カラードプラモードでは超音波出力が強いため、長時間作動状態のままにしてはいけません（食道の低温熱傷を起こす可能性があります）。**

【心臓血管外科手術における TEE の役割】

左心房・左心室の評価	▸左心房や左心室の大きさの評価 ▸左心耳血流の低下と左心耳内血栓の抽出 ▸左心室の収縮機能：全体機能、局所壁運動異常 ▸左心室の拡張機能評価
先天性疾患の診断	▸心房中隔欠損症：欠損孔数、ジェットの抽出に加え、静脈洞型心房中隔欠損の診断 ▸卵円孔開存（patent foramen ovale：PFO）の確認 ▸左上大静脈遺残（persistent left superior vena cava：PLSVC）の診断
弁疾患（特に僧帽弁の観察にすぐれる）の診断	▸弁機能評価：術前診断の確認、術後の弁機能評価 ▸残存逆流、弁周囲の異常逆流など ▸外科的合併症の検索
大動脈瘤、大動脈解離の診断	▸病型診断 ▸エントリー／リエントリーの部位診断 ▸動脈瘤、解離腔内の血栓形成の観察
心臓血管外科における適応	▸心内腫瘤：血栓、腫瘍 ▸心膜液貯留、心タンポナーデの診断 ▸体外循環 異常事態の原因検索と正常な体外循環の進行の確認 送血管挿入に伴う大動脈解離の有無や送血ジェットの方向 脱血管挿入時の肝静脈への迷入 大動脈閉鎖不全の確認や心停止液の注入時の左心室の過膨張 ▸種々のカテーテル挿入のガイド 中心静脈カテーテル、肺動脈カテーテル、IABP 体外循環関連のカテーテル：脱送血管、ルートカニューレ、ベントカテーテル、逆行性冠灌流カテーテル ▸手術期の心筋虚血 ▸体外循環離脱時のSAM（systolic anterior motion；収縮期前方運動） ▸右心不全 ▸心腔内遺残空気の除去

挿管～手術前のポイント

1 剃毛

▶当院では、剃毛には電気クリッパーを使用しています。

▶電気クリッパーは、SSI（手術部位感染）のリスクを軽減することから、カミソリ剃毛に代わる除毛方法として推奨されています。

2 体位固定

▶開心術・ステントグラフト手術の基本体位は仰臥位（両側上肢体幹固定）をとります。

▶当院では皮膚障害予防のため、手術台には体圧分散用具（商品例：アクションパッド、ソフトナース）を使用しています。また、手術室入室時には全身の皮膚状態を観察し、骨突出部にはフィルムドレッシング材（商品例：パーミロール）を使用して皮膚障害の予防を行っています。

▶術前後には、皮膚の発赤、硬結、水疱、表皮剥離、疼痛、四肢の動きや知覚障害など、皮膚障害と神経障害の有無と程度を評価するために全身観察を行うことが重要です。

【ベッドからの落下防止策の例】

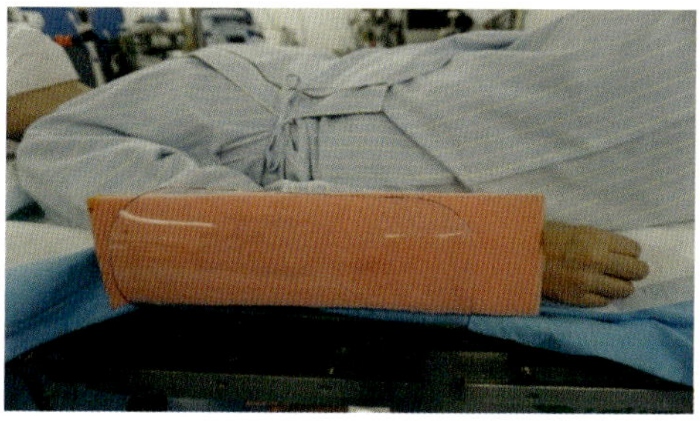

ベッドからの落下防止のためアームサポート（商品例：クリアーアームサポート）を使用し、上肢を体側に固定する

3 消毒

▶当院では、皮膚消毒にはポビドンヨード製剤を用いています。

▶ポビドンヨード製剤で皮膚消毒する場合は、遊離ヨウ素が十分な消毒効果を示すまで2～3分かかるため、消毒後は数分待ったほうがよいとされています。

▶皮膚は消毒しても毛穴に常在菌が残存しており、それが創感染の原因となります。当院では、手術創を保護するためイソジンドレープを使用しています。

【手術創の保護の例】

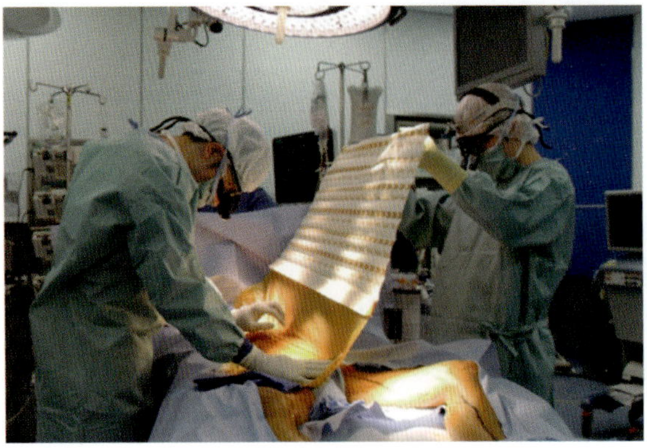

当院では、開胸症例の際、消毒後イソジンドレープを貼る前に皮切する部位にインテグシールを使用している。インテグシールを使用することで、皮膚の細菌を固定し、術中に生育する細菌が切開創に侵入するのを防止できる

4 タイムアウト

▶患者誤認による医療事故を防止するため、手術開始前にはタイムアウトを行います。

▶日本医療機能評価機構によると、タイムアウトとは「①執刀直前に、②チーム全員で、③いったん手を止めて、④チェックリストに従って、⑤患者・部位・手技などを確認すること」を意味します。

手術開始～手術中のポイント

1 体温管理

▶全身麻酔中は、全身麻酔薬が体温調整反応を抑制するため、体温が容易に変動します。

▶人工心肺を使用する症例では、当院では手術中、温度センサー付き膀胱留置カテーテルを使用し、中枢温をモニタリングしています。

▶手術中は、中枢温が36.0℃以上に維持できるように加温計画を立てます。

▶体温の調節方法として、エアパッド加温装置（商品例：ベアーハガー™）や、掛け物の使用、室温の調節を行っています。人工心肺装置使用の場合は人工心肺装置の熱交換器を使用して復温しますが、人工心肺離脱後には低体温が進行します。

【体温の調節方法】

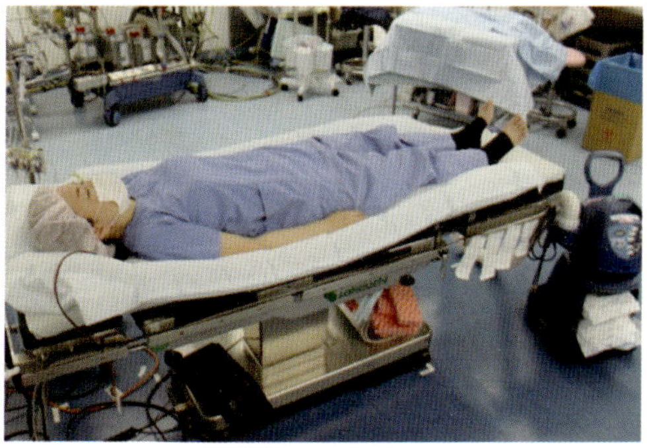

ドレーピング前にエアパッド加温装置を一度稼動させ、しっかりと膨らむか確認する。場所が悪いと膨らみが不完全になり、効果を100%発揮することができない

【低体温の原因と影響】

原因	▸全身麻酔による血管拡張や術野からの蒸発 ▸体表面からの熱表出 ▸冷房などによる過度な室温の低下など
影響	▸喪失した熱を産生するためにシバリングを起こす →酸素消費量を増大させる ▸代謝を抑制することにより麻酔深度を深め、循環や呼吸抑制を起こす →覚醒遅延や低酸素症・不整脈の原因となる ▸末梢血管が収縮し末梢循環不全となる →好気性代謝が阻害され嫌気性代謝が進行、乳酸の増加が起こり代謝性アシドーシスの状態となる ▸出血量の増加や術後の感染症の増加の原因となる

2 人工心肺（体外循環）

▸一般的には、人工的にポンプなどにより体外へ血液を導き出し、血液回路を通して血液の操作を行い、再び体内へ血液を戻す一連の動作を人工心肺（体外循環）といいます。

▸右心房に還流してくる静脈血を脱血カニューレなどによって体外に導き、人工肺で酸素化した血液をポンプで動脈に送ります。

❶人工心肺の目的

▸人工心肺は心臓・大血管の手術を行う際に使用します。多くの心臓・大血管手術の場合、心臓を止めて心臓に流れる血液を一時的に遮断することが必要となります。

【手術中の人工心肺作動状況】

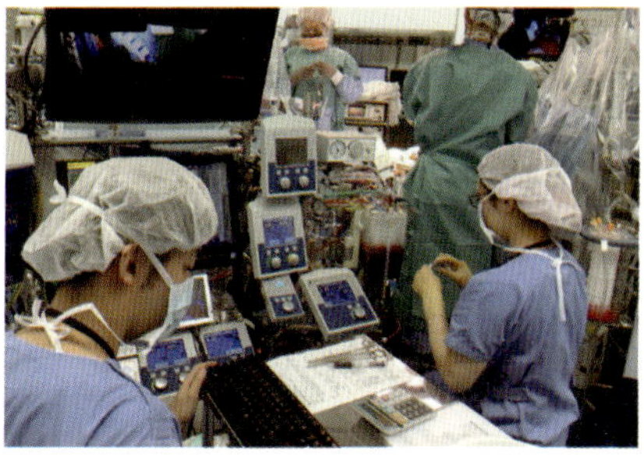

術中は、モニターで手術の進行状況を確認し、臨床工学技士により人工心肺の操作を行う

❷人工心肺の種類

▶当院で使用する人工心肺は、以下の３つです。

【開放型回路】

▶一般的に使用されている回路で、落差脱血や陰圧吸引補助脱血で行われます。

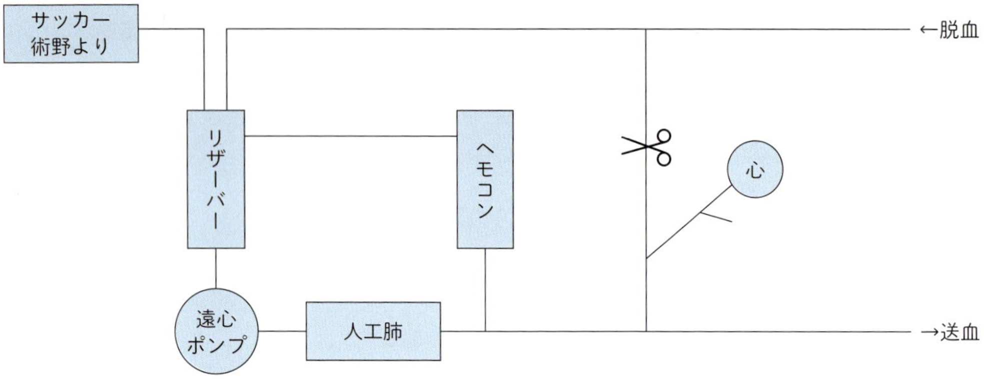

＊心：心筋保護液注入装置　ヘモコン：ヘモコンセントレーター（血液濃縮器）

【閉鎖型回路】→当院ではMICSなどの低侵襲手術で使用

▶閉鎖型回路は回路のプライミング（充填）の量が少なく、血液希釈を軽減し、輸血使用の減少、血液破壊の軽減などの利点があります。

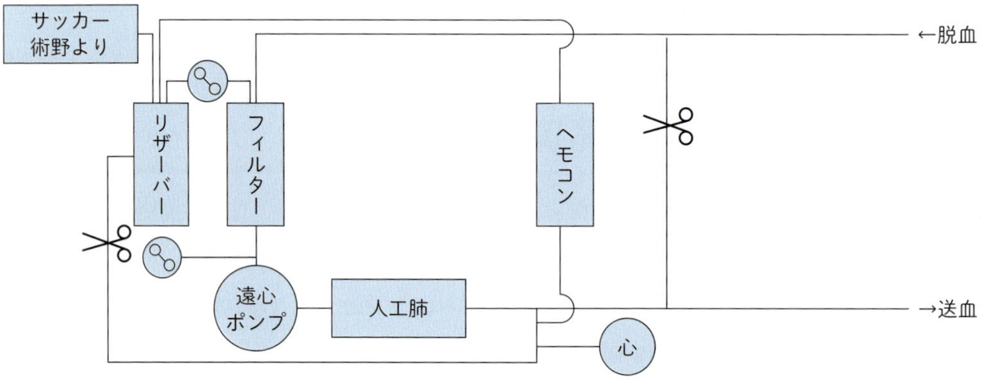

【大血管用回路】→大血管などの循環停止や脳分離を使用する場合に使用

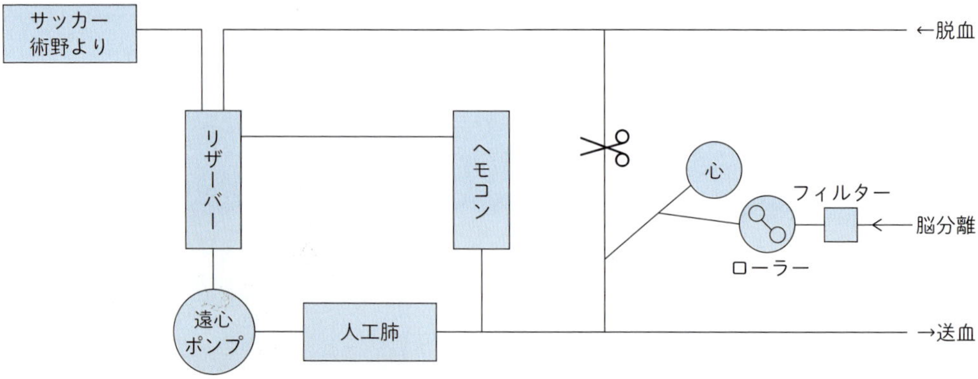

❸術式別体温管理

- 術中は術式に応じ、臓器保護の目的で低体温管理とします。
- 開放型回路の場合は34℃、閉鎖型回路の場合は32℃、大血管などの場合は26℃を目標とし、体温管理を行います。
- 手術の進行を確認し、徐々に復温を行い、人工心肺離脱時には36℃を目標に復温を行います。

❹人工心肺装置の構成

- 人工心肺装置は、①**血液ポンプ**、②**人工肺**、③**貯血槽**、④**動脈フィルター**、⑤**血液回路**からなります。

【人工心肺装置の例】

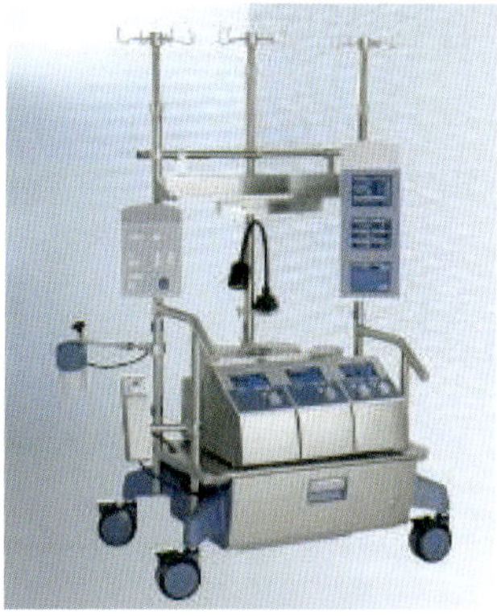

スタッカート人工心肺装置 S5
（写真提供：リヴァノヴァ株式会社）

【人工心肺装置を構成するもの】

血液ポンプ	▸心臓のポンプ機能を代行して全身へ血液を送り出す 〈ローラーポンプ〉 ▸チューブをローラーでしごくことにより血液を送り出す ▸構造が簡単で、流量を回転数により自由に制御できる 〈遠心ポンプ〉 ▸血液の粘性と遠心力により血液を送り出す ▸ローラーポンプより溶血が少なく、前負荷、後負荷により流量が変化する
人工肺	▸人工肺の目的は血液を酸素化し、過剰な二酸化炭素を除去して静脈血を動脈血化すること ▸通常は熱交換器が内蔵されており、冷温水槽に接続し血液温、体温を調整できる

貯血槽	▶貯血槽は静脈リザーバーといわれる脱血回路が接続され、体内の静脈血を一時的に貯血したり、静脈血を除泡する ▶一般的にカルディオトミーリザーバーを内蔵している ▶カルディオトミーリザーバーは、吸引回路に接続され、術野の出血を回収し除泡、凝血塊や異物の除去を行う
動脈フィルター	▶送血側に発生した気泡や凝集塊、血栓などの異物をトラップするためのフィルター ▶近年は人工肺にフィルターが内蔵されたものが発売されている
血液回路	▶回路の素材は塩化ビニルでできており、中を血液が通る ▶各部品との接続や吸引・ベント回路にも使われている ▶回路内腔面は生体適合性向上のため、ヘパリンや高分子ポリマーなどでコーティングされたものが発売されている

⑤心拍再開

▶心臓・大動脈手術終了後、大動脈遮断を解除し、冠動脈への血流を再開させることで、心臓の動きは再開します。

▶心筋への血流を遮断したことにより、少なからず心筋への影響はあります。心臓が十分に動いたことを確認し、人工心肺離脱となります。

▶心臓の動きが十分ではない場合などは、補助循環を使用し、心機能の回復を待つこともあります（→ p.229「PART4 補助循環の看護」参照）。

⑥合併症

▶手術中、止まった心臓の代わりを行うのが人工心肺です。しかし、人工心肺は心臓が拍動しているときとは違うため、さまざまな合併症をきたす可能性があることを念頭に置き、術後の管理を行っていく必要があります。

【人工心肺の主な合併症】

脳	▶意識障害、けいれん発作、麻痺、異常腱反射などの症状がみられる 【低酸素脳症】 ▶体外循環は非生理的な循環であるため、脳血流の低下が起こり、脳が酸素不足に陥る可能性がある 【脳浮腫】 ▶体外循環により脳血管に圧がかかったり、血管外に水分が逃げてしまうことにより発生することがある 【脳塞栓症】 ▶血栓、空気、組織片、アテロームなどにより脳血管が詰まる可能性がある

肺	【人工心肺後肺障害】 ▸体外循環中に生じる血漿浸透圧の低下や血管作動物質による肺毛細血管のうっ血や浮腫などが原因 ▸急性呼吸窮迫症候群（acute respiratory distress syndrome：ARDS）に類似した低酸素血症や換気不全になる可能性がある
腎臓	【腎不全】 ▸体外循環中の低血圧、低灌流や溶血による尿細管への障害によって腎不全になる可能性がある
血液	【溶血】 ▸術野出血の吸引など、ローラーポンプによる血球破壊や、送血管による血管内ジェット、乱流による血球破壊によって起こることがある 【術後出血】 ▸体外循環の希釈や物理的損傷で血小板などの凝固系が減少すること、また線溶系の亢進が起こり凝固系の機能が低下し出血しやすくなる ▸体外循環を行うために投与する抗凝固剤のヘパリンの不完全な中和でも出血をまねくことがある
血管	【急性大動脈解離】 ▸送血カニューレなどの内膜損傷などによって起こる可能性がある

COLUMN

心筋保護液

心臓血管外科手術時に、安全に心停止をさせ、なおかつ、長時間の心停止後も心臓がもとのように拍動を開始させるために使用するのが心筋保護液です。心筋保護液を冠動脈へ注入し、心臓の筋肉を停止させることで心停止が起こり、手術が可能となります。

心筋保護液にはカリウムやマグネシウムなどの電解質、糖分、緩衝液が含まれています。

1．順行性心筋保護

大動脈基部へカニューレを挿入し、大動脈遮断下で心筋保護液を注入する方法であり、生理的な流れでの注入が可能です。冠動脈の重度の狭窄がある場合や、大動脈弁閉鎖不全症がある場合は、心筋保護効果が不十分となることがあり、不適応となります。

2．逆行性心筋保護

右心房にある冠状静脈洞よりカニューレを挿入し、心筋保護液を逆行性に注入する方法です。順行性では不適応となる冠動脈の重度の狭窄や、大動脈弁閉鎖不全症のある場合に使用されます。しかし、投与に時間がかかり、右心への還流が不十分となることがあります。

手術終了～退室のポイント

1 閉胸

▶開心術において、当院では積極的に胸骨固定プレートを使用しています。胸骨固定プレートを使用することによって感染のリスクが低下します。

【胸骨固定プレートの例】

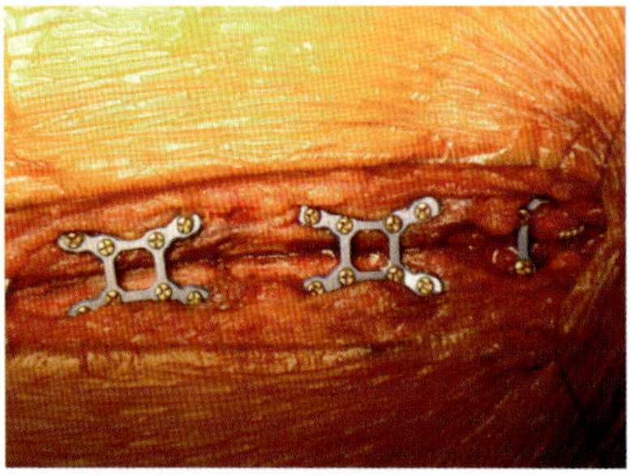

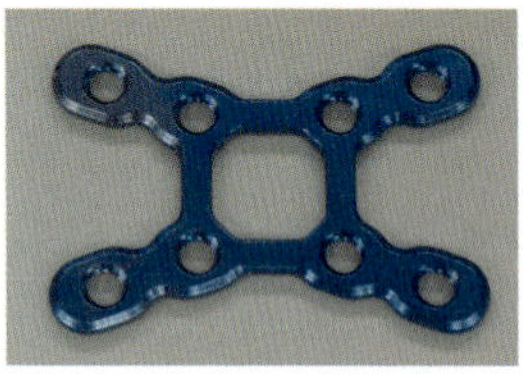

（写真提供：株式会社メディカルユーアンドエイ）

［適応］
- ▶高度肥満（BMI 30 以上）の患者
- ▶インスリン依存型糖尿病の患者
- ▶重症ハイリスク症例と考えられる患者（高度慢性閉塞性肺疾患、ステロイド使用患者、両側内胸動脈を使用したバイパス例、起立時・歩行時に体重をかける必要のある脳神経疾患患者、人工透析症例同一入院中における再開胸、心臓や大血管の再手術免疫抑制剤使用症例、または縦隔感染症に該当する患者であって胸骨正中切開術を行うもの）

2 ICU 看護師への申し送り

▶閉胸に入った際に ICU 看護師へ術後ベッドを依頼し、手術終了前に申し送りを行います。

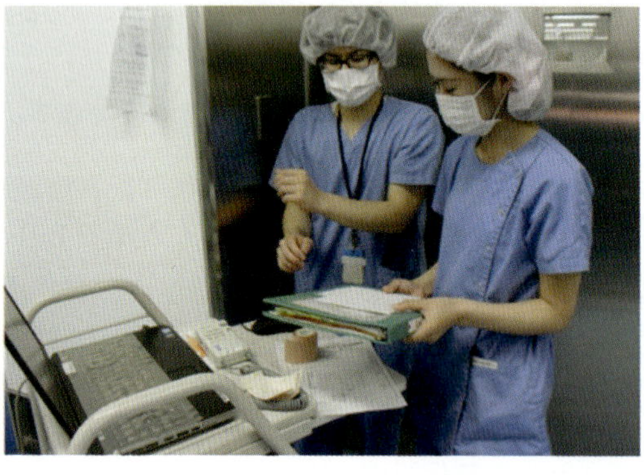

当院では心臓血管外科以外の手術では退室後に申し送りを行っているが、心臓血管外科では ICU 看護師に退室前に申し送りを行うことで万全の準備を整えることができる

申し送り書類の例①

診察券番号	○○○○○○
名前	○○○○○
生年月日	○○/○○/○○

気管チューブ			8.0mm/21cm
麻酔科オーダー：			Dr
①ノルアドレナリン	3 mg/	生食 47mL	3s
②イノバンシリンジ	150mg/	生食 50mL	2s
③プロポフォール	500 mg/	50mL	10s
④	mg/	mL	s
⑤	mg/	mL	s
（特記事項） SIMV(PC) FiO_2 0.4　PC 14　PS 8 PEEP 5　RR 10			

©千葉西総合病院

申し送りの際に、麻酔科からの薬剤のオーダーを渡し、準備してもらう

申し送り書類の例②

診察券番号	○○○○○○
名前	○○○○○
生年月日	○○/○○/○○

ポンプ	液量バランス	144 mL
麻酔科	輸液量	(+) 1400 mL
	輸血量	(+) 800 mL
	出血量	(−) 600 mL
	尿量（麻チャート－ポンプ）	(−) 700 mL
トータルバランス		1044 mL

	1 単位
RBC	140mL
FFP	120mL
PC	10 単位
	200mL
	20 単位
	250mL

©千葉西総合病院

術直後の皮膚状態や、トータルバランス、追記事項に関してはICU退室時に申し送りをする

MEMO　タワー型の輸液用スタンド

心臓血管外科手術では循環作動薬を多く使用するため、手術室からICUへ持続して薬剤の投与を行う必要があります。そこで当院では、手術室からICUへそのまま移送することができるシリンジポンプのタワー型スタンドを導入しました。患者の循環動態を崩すことなくICUへ移送することができます。

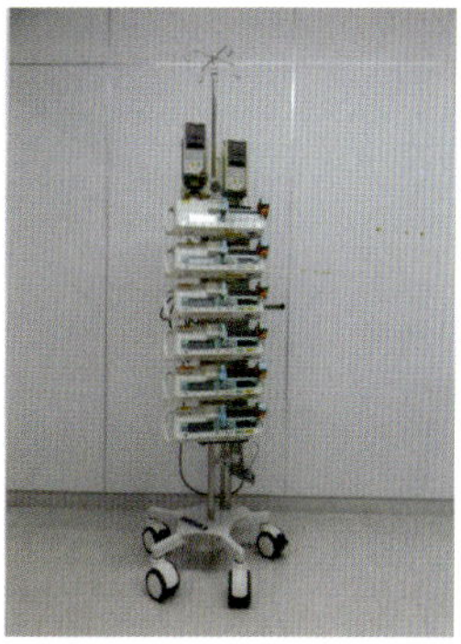

写真は一例

外来〜入院〜術前

手術室

術後［ICU］

術後［病棟］〜退院

4 術後1〜3日目 術後訪問

術後訪問を行うことで、術前・術中・術後を通して行った看護の質の評価ができます。

【術後訪問のポイント】

対象	▸外来患者以外すべてを対象とし、原則術後1〜3病日以内に行う ▸術後状態で1〜3病日以内に行えない場合はカルテで確認し、訪室可能なときに行う
目的	▸術中看護計画に沿った周術期看護の評価 ▸継続看護の確認 ▸情報共有、周術期看護の質の向上
方法と内容	▸個別性に合わせたタイミングでの訪問 ▸術後経過の確認 ▸患者とのコミュニケーションを図り、創痛、皮膚異常、同一体位による疼痛の有無の確認 ▸手術室での質問、要望など ▸入室から退室までの間でつらかったこと、何か困ったことはないか ▸手術や麻酔について説明は十分であったか

文献

1）心臓血管研究所付属病院 ICU 編：はじめての心臓外科看護 カラービジュアルで見てわかる！メディカ出版，大阪，2014.
2）山中源治，小泉雅子編：徹底ガイド 心臓血管外科 術後管理・ケア．総合医学社，東京，2015
3）富井秋子編：麻酔看護力 UP バッチリ使えるサポートブック 写真で実践が身につく！ポイント・データで知識が固まる！ メディカ出版，大阪，2013.
4）松田捷彦編：実践心臓血管外科手術マニュアル 手術手順・看護のポイントがわかる．メディカ出版，大阪，2008.
5）野村実，黒川智，清野雄介編：心臓麻酔ポケットマニュアル 心血管作動薬，人工心肺の知識から心臓手術の麻酔・管理のポイント．羊土社，東京，2012.
6）渡橋和政監修：心臓血管外科研修医コンパクトマニュアル＝Cardiovascular Surgery Compact Manual for Residents：Web 動画で見られる！手術手技・心エコー・心血管造影．メディカ出版，大阪，2013.
7）宮本伸二監修：目で見て理解！ナースのための心臓外科手術の術式別ケアビジュアルガイド 術前＆術後ケアもぐんぐんわかる．メディカ出版，大阪，2015.

PART 2

心臓血管外科看護の流れとポイント

外来～入院～術前

手術室

術後［ICU］

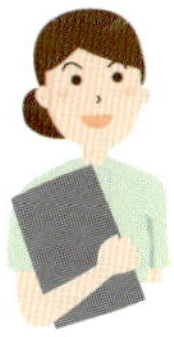

集中治療室（intensive care unit：ICU）では、
手術直後からリハビリテーションまでの看護を行います。
術直後は、全身状態が変化しやすいため、患者の状態を的確に把握し、
合併症予防・早期回復を目標に看護を行います。

術後［病棟］～退院

1 術直後の受け入れ

術直後は、全身状態が変化しやすく、チームでの対応が必要となります。手術が終わった患者をスムーズに受け入れる体制づくりを行います。

- 手術終了後は、移動によるさまざまなリスクを避けるため、ICU ベッドを手術室へ持っていき、直接手術台から ICU ベッドへ移動します。
- 術後、さまざまな検査、処置がすぐに行えるように、ベッド周囲の準備を行います。
- 手術室からは心臓血管外科医、麻酔科医、手術室看護師、臨床工学技士により搬送され、ICU 看護師が受け入れを行います。
- 術後は心臓血管外科医、麻酔科医、臨床工学技士、ICU 看護師により患者の状態観察、全身状態の管理を行います。
- 術後は、覚醒とともに、見慣れない環境や、無事に手術は終わったのだろうかという不安感、また術後の痛みに苦痛を感じます。そのため、看護師は全身状態の観察を行いながら患者の状態を確認します。覚醒後は、手術が無事に終了していること、現在の状況などを伝え、患者の不安の軽減に努めます。

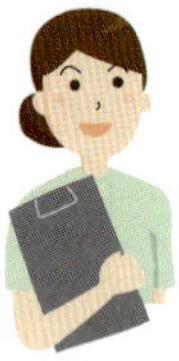

当院の ICU は手術室に直結しており、手術終了後すぐに受け入れを行います。

【当院の術直後受け入れの準備】

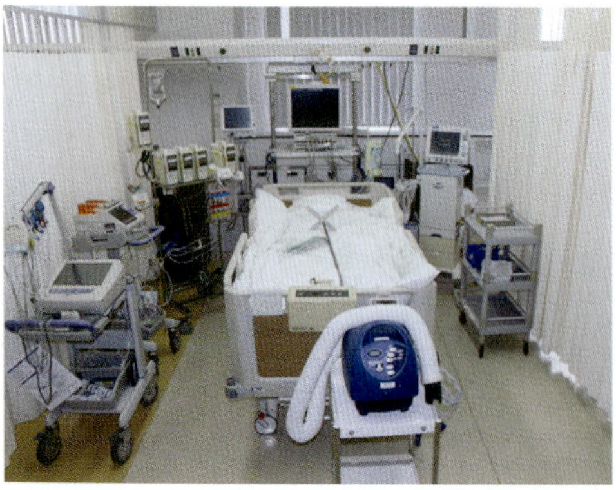

術直後のベッド周囲

（イメージ）

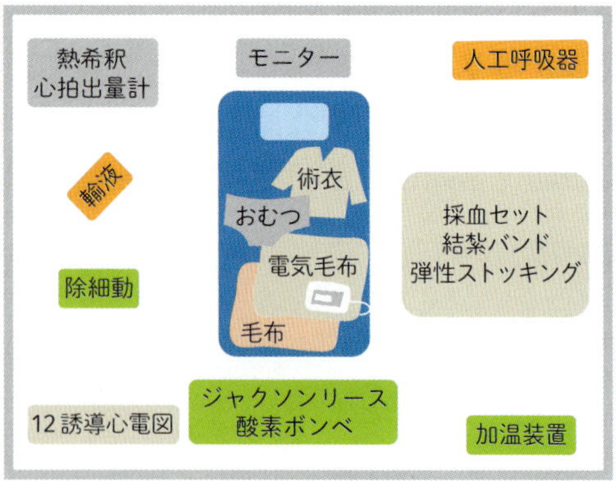

【当院の受け入れ直後の人員配置】

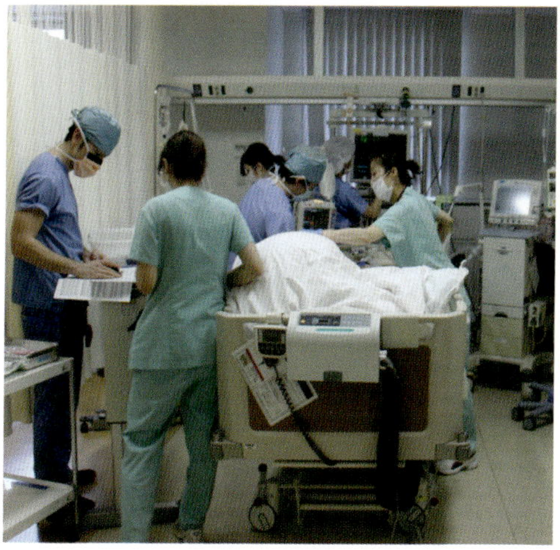

術直後受け入れ風景

（イメージ）

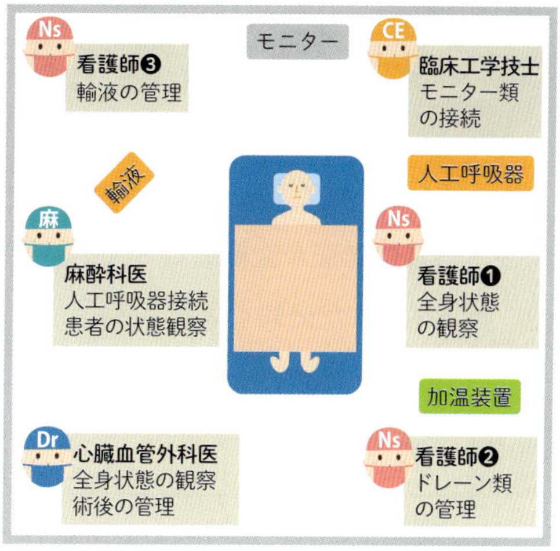

【当院の ICU 受け入れの流れ】

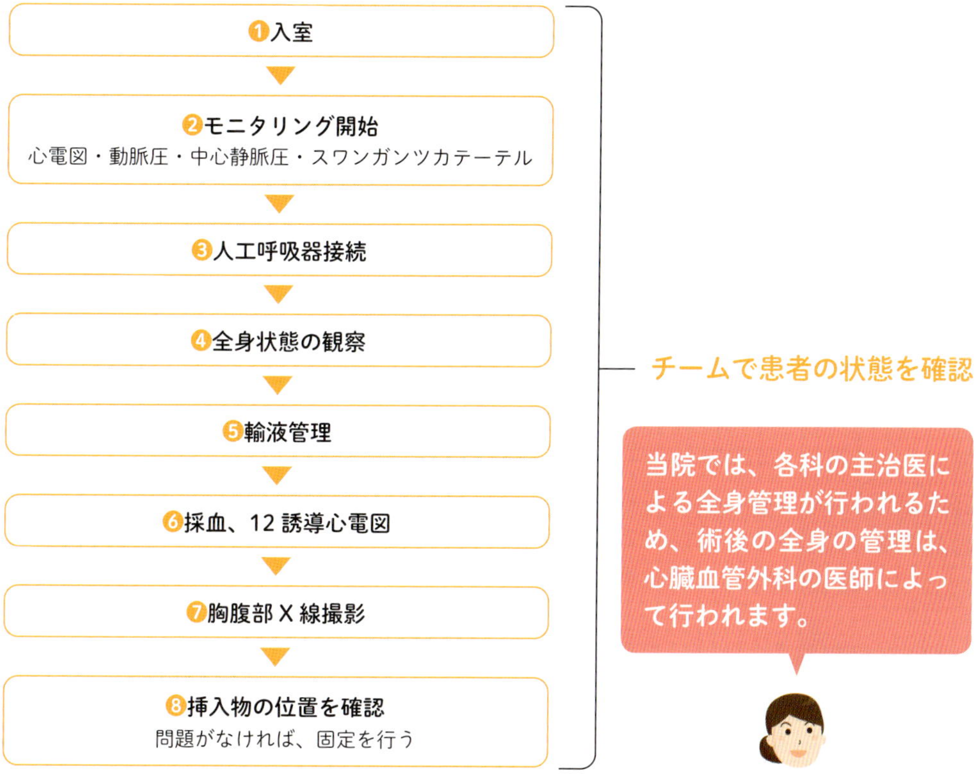

▶一般的に合併症もなく経過すると、翌日からリハビリテーションを開始します。不安なくリハビリテーションを行い、早期回復に向けて術直後から看護を行うことが重要です。

2 循環管理

術後の第1の目標は、循環動態を安定させることです。
術後は容易に血圧が変動しやすく、血圧が変動することで重篤な合併症をきたすため、厳重な管理が必要となります。

1 血圧管理

▶血圧を変動させる要因は下記のとおりです。血圧変動を早急にキャッチし、原因に合った対応をすることが必要です。

【血圧を構成する因子】

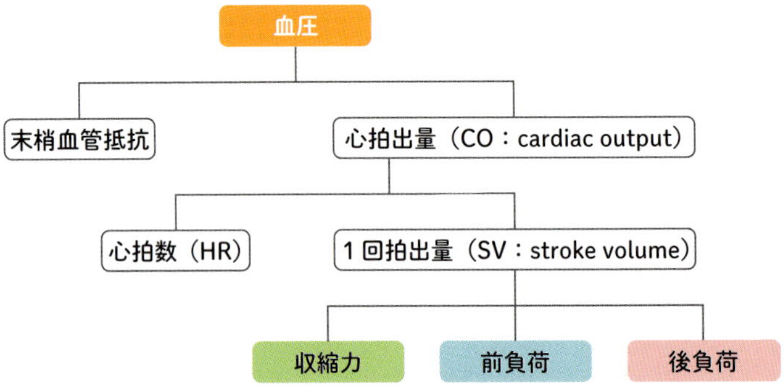

収縮力	▸心室が収縮する力のこと ▸心収縮力が強いほど、CO は増加する ▸収縮力は、心エコー EF（駆出率）などで評価することができる
前負荷	▸主に心室に流入する血液量（心室拡張末期容量）に影響される ▸心室に戻ってくる血液が多くなるほど、心室は伸展し、SV は多くなる。反対に、心室に戻ってくる血液が少ないと、心室の伸展性は低下し、CO も減少する ▸フランク・スターリングの法則によってわかるように、心室の伸展には限界があり、ある一定の時点を超えると心臓への負担が大きくなり、心臓の伸展性は減少し、CO は減少する ▸心機能が低下している場合は、伸展の限界の許容範囲が狭く、輸液などの容量負荷で容易にうっ血してしまうため、注意が必要となる
後負荷	▸心臓が血液を駆出するときにかかる抵抗の強さをいい、末梢血管抵抗の収縮を指す ▸末梢血管が収縮することで血圧は上昇するが、そのぶん、心臓の収縮力は大きくなる必要があり、心機能低下時には心負荷の原因となることがあるため、注意が必要となる

【フランク・スターリング（Frank-Staring）の法則】

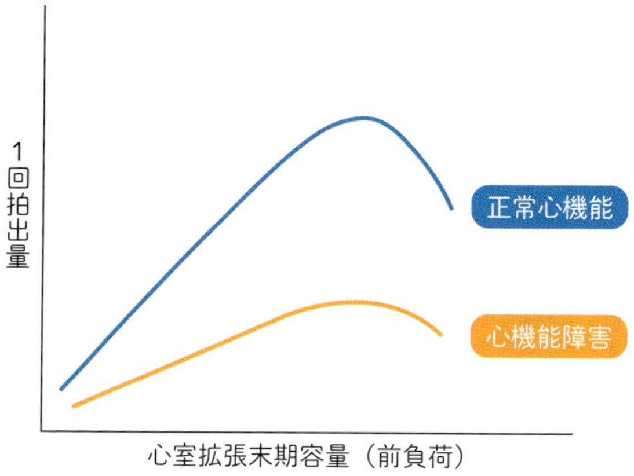

POINT

循環の評価はフォレスター分類を使用し、状態の変化をいち早く察知し、治療につなげることが重要です。

【フォレスター（Forrester）分類】

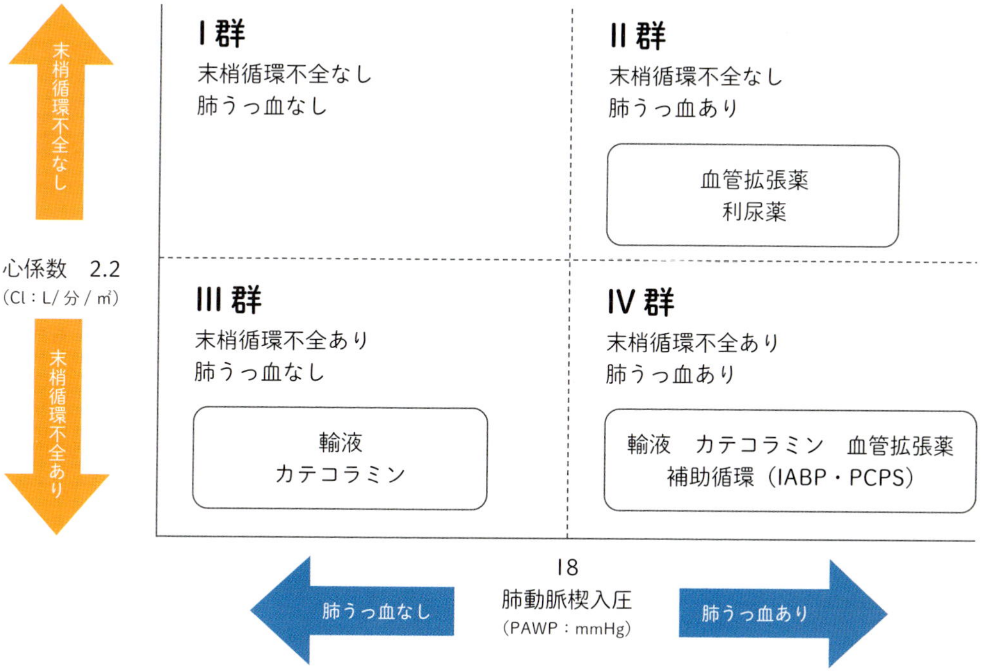

❶スワンガンツカテーテル

▶循環評価のため、心臓血管外科術後にはスワンガンツカテーテルが挿入されます。

【ページング機能付きスワンガンツカテーテルの例】

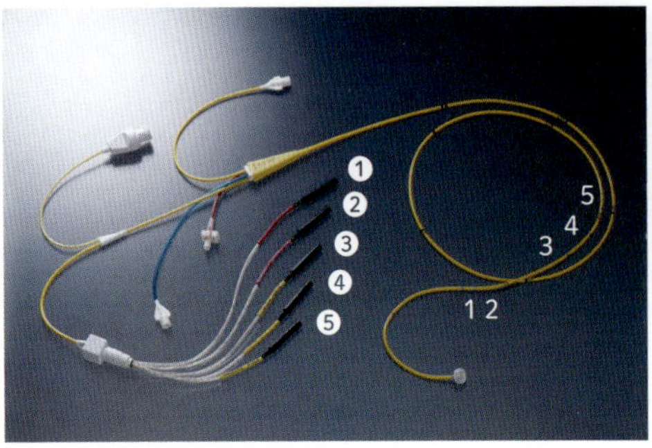

スワンガンツ・サーモダイリューション・カテーテル（電極付）
（写真提供：エドワーズライフサイエンス株式会社）

①-1 遠位心室ページング
②-2 近位心室ページング
③-3 遠位心房ページング
④-4 中位心房ページング
⑤-5 近位心房ページング

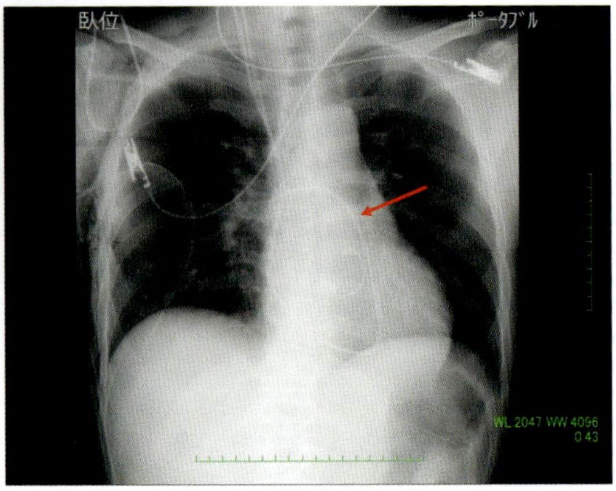

スワンガンツカテーテル挿入中のＸ線写真

【スワンガンツ・カテーテルの圧波形の例】

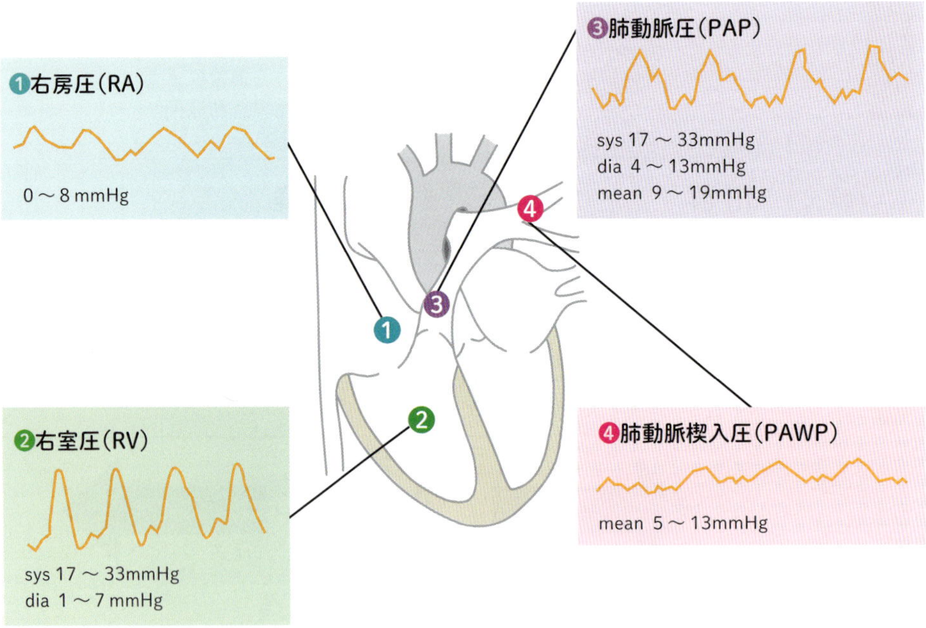

【スワンガンツカテーテル数値】

測定項目	基準値	目的	診断
CVP （中心静脈圧）	0～8 mmHg	右心系の負荷のめやす	上昇→右心不全、輸液過剰 低下→循環血液量不足
PAP （肺動脈圧）	15～30/ 4～12mmHg 平均圧 10～18mmHg	右心系の後負荷のめやす 脳血管抵抗や循環血液量の指標となる	上昇→左心機能低下、肺血管病変、循環血液量過剰 低下→循環血液量不足
PAWP （肺動脈楔入圧）	6～12mmHg	左心系の心負荷のめやす	上昇→左室駆出率低下、循環血液量過剰 低下→循環血液量不足
CO （心拍出量）	4～7 L/ 分	1分間に心臓が送り出す血液量	心収縮力低下、前負荷の減少、後負荷の上昇で数値が低下 熱希釈法：カテーテルの右房位から0度の生理食塩水を注入し、カテーテル先端の温度変化により、COを算出する方法
CI （心係数）	2.5～4 L/ 分 /㎡	CO ÷体表面積 心拍出量の体格差を補正したもの	
SvO_2 （混合静脈血酸素飽和度）	65～80％	組織の酸素需給バランスを示す	COの低下、末梢組織での炎症、発熱などで数値が低下
SVR （体血管抵抗）	800～1200dynes/ 秒 /cm^5	左心系の後負荷のめやす	上昇→血管収縮 低下→血管拡張
SVRI （体血管抵抗係数）	1700～2400dynes/ 秒 /cm^5/㎡	末梢血管の抵抗のめやす	

【スワンガンツカテーテルの合併症】

主な合併症	原因・対処法
肺梗塞、肺動脈破裂	▸カテーテルの末梢への移動、PAWP 測定用バルーンの過膨張や、長時間の拡張などで起こる ▸PAWP の測定は 10～15 秒以内とし、頻繁な測定は避ける
不整脈	▸カテーテル挿入時、またはカテーテルの移動により、心房および心室壁への刺激で起こる ▸スワンガンツカテーテルの固定は挿入長が変わらないように固定する
心室穿孔・血管損傷	▸スワンガンツカテーテルの長さが変わらないよう固定する

【スワンガンツカテーテルの固定方法】

▸刺入部は、観察しやすいようにフィルム材による保護を行う

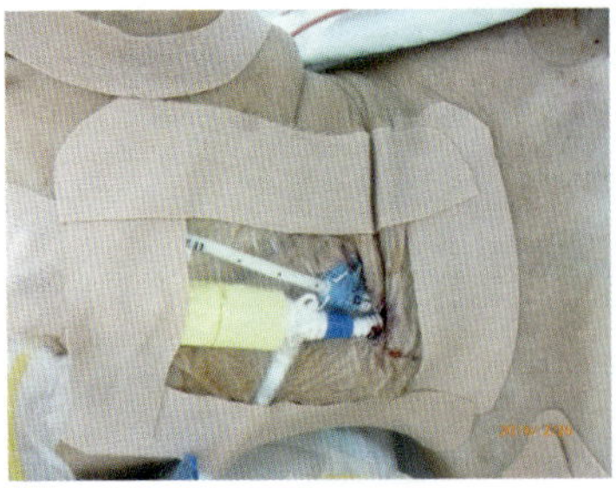

▸ルートは位置がずれないようにしっかりと固定する

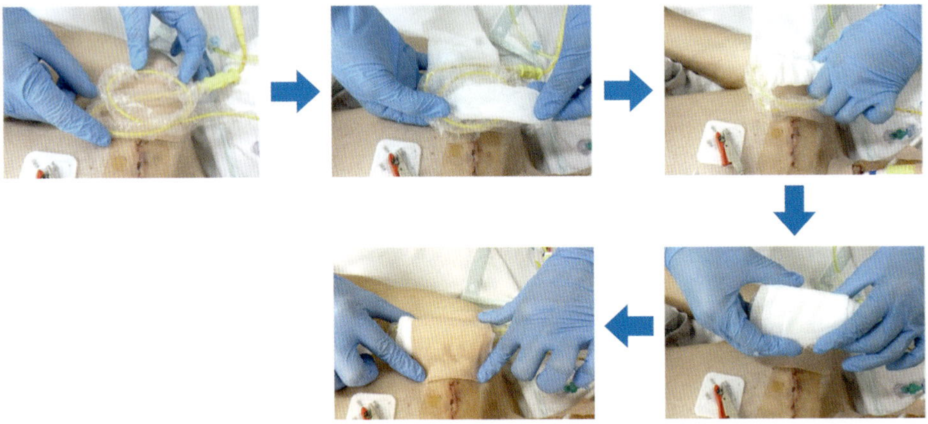

❷動脈圧（Aライン）モニタリング

▶血圧測定には**非観血的測定法**と**観血的測定法**の２種類があります。

▶心臓血管外科術後は、血圧管理が重要となります。観血的測定法は、動脈へルートを留置し、動脈圧を持続的にモニタリングします。非観血的測定法は血圧計で測定します。

▶非観血的血圧と観血的血圧は測定方法の違いから、必ずしも同じであるとは限りません。両者の差を把握してモニタリングすることと、観血的血圧に関しては信頼性のある波形であるかどうかも重要な観察項目となります。

▶適切なモニタリングのため、固定の確認、ルートの確認、加圧バッグの確認を行います。

【ゼロ点校正（ゼロ点基準位置）】

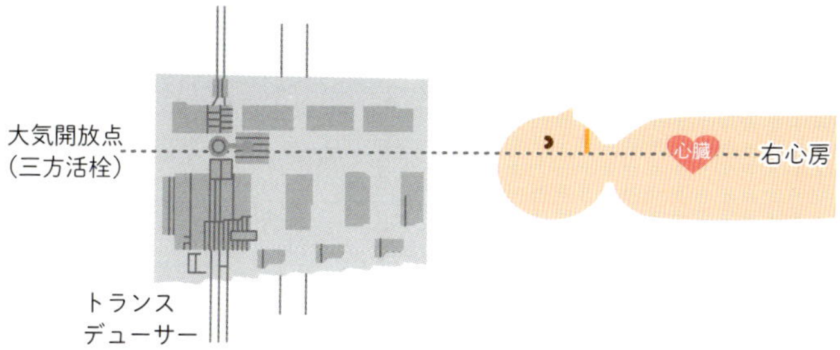

方法

❶トランスデューサー部分を第４肋間・中腋窩線の高さに合わせる
❷大気圧との調整のため、トランスデューサー部分に接続されている三方活栓を患者側に向け、大気圧に開放する
❸ゼロ点校正を行う
❹モニタリングを開始する

【動脈圧の波形】

正常	異常
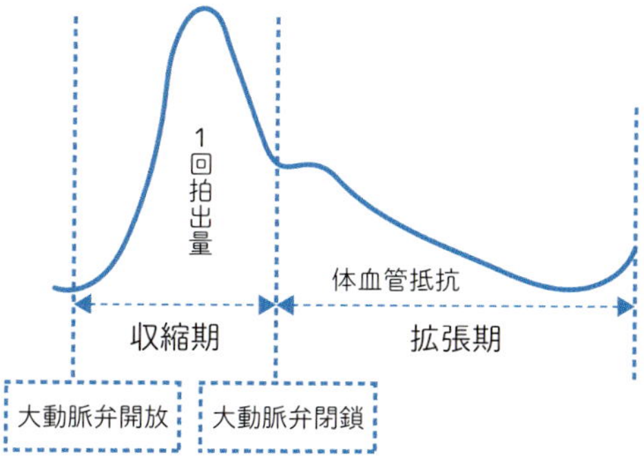	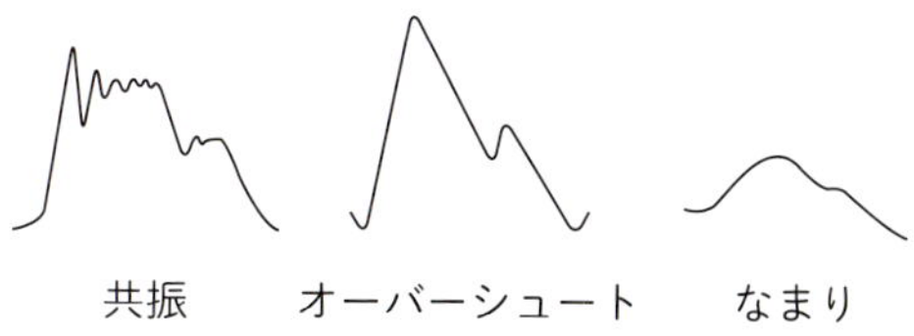
▶大動脈弁の開放とともに立ち上がり、大動脈弁の閉鎖時に大動脈弁閉鎖ノッチが出現する。ノッチまでが収縮期圧となり、その後拡張期圧となり、ゆるやかに下降していく ▶大動脈弁閉鎖ノッチは体血管抵抗を示し、カテコラミンなどの血管収縮薬投与にて生じ、体血管抵抗が低下した場合は消失する	▶圧ラインへの小さな気泡の混入や不適切な太さや穿刺部での屈曲などにより、波形が変化する

POINT

循環血液量が不足してくると、動脈圧波形が呼吸に合わせて揺らぎます。この変動率を SVV（stroke volume variation：1回拍出量変化量）といい、SVV 13%以下を目標に輸液管理を行う必要があります。現在では SVV 率を数値化する医療機器もあります。日常的にモニタリングを行い、動脈圧の呼吸性変動をみることで、循環動態の変化を察知することも重要です。

❸ペーシング

▶心臓血管外科術後、特に弁疾患術後は、心負荷軽減、心拍出量維持の目的でのペーシングを使用し、心拍数を 90 回 / 分前後に設定します。

【ペースメーカーの機能表示コード】

刺激する心臓の部位（ペーシング）	感知される心臓の部位（センシング）	反応様式（自己脈出現時の作動方法）
A：心房	A：心房	I：抑制
V：心室	V：心室	T：同期
D：両方	D：両方	D：両機能（抑制・同期）
	O：センシング機能なし	O：機能なし

【ペーシングの設定】 アルファベット３文字で示される

モード	特徴	波形
AAI	▶心房を感知・刺激する ▶心房活動が設定レートを上回ると刺激を抑制する	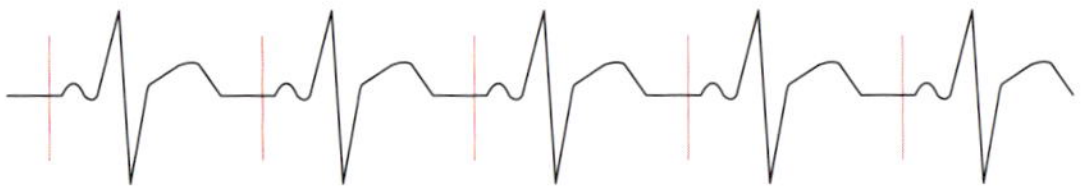
VVI	▶心室を感知・刺激する ▶自己脈が設定レートを上回ると刺激を抑制する	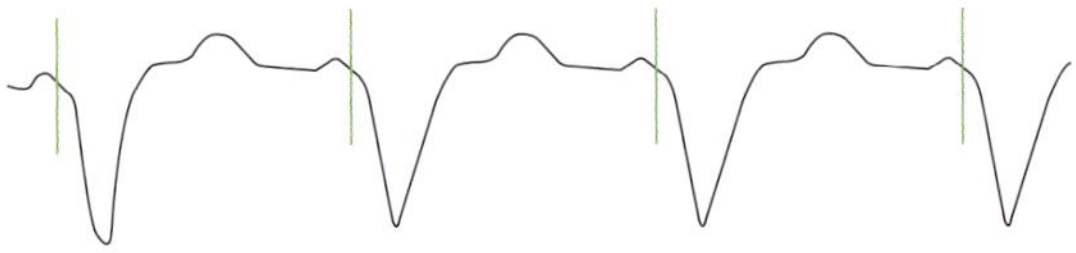
DDD	▶心房・心室の両方を感知・刺激 ▶心房刺激後、一定時間心室収縮がなければ、心室を刺激する	①心房と心室がペーシング 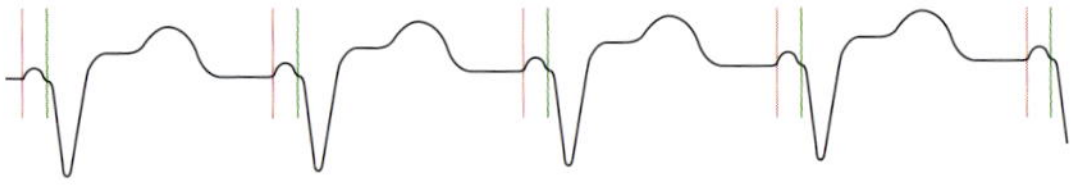 ②心室のみがペーシング 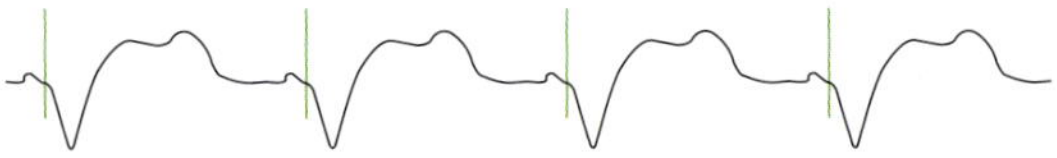 ③心房のみがペーシング 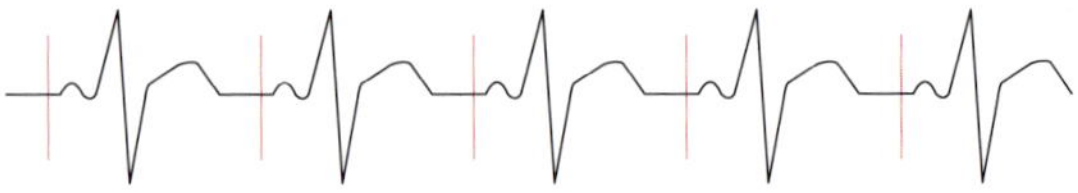 ④心房と心室どちらもペーシングしない
AOO	▶自己心収縮とは無関係に心房を刺激し続ける	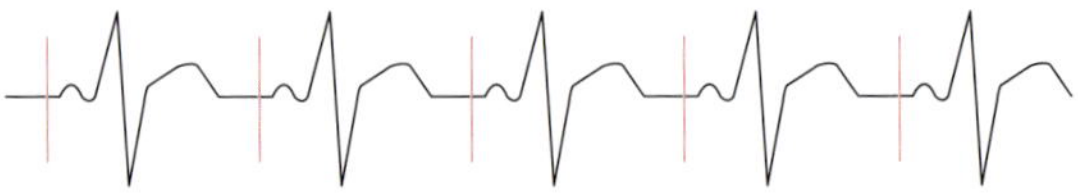

ペーシング不全

- ▶ペーシングが刺激をしているのにもかかわらず、心筋が反応しない（failure to capture）と、ペーシングスパイクが出現しない（failure to pace）心電図上、ペーシング（スパイクの出現）があるが、波形が出現しません。
- ▶スワンガンツカテーテルのペーシング機能を使用している場合は、位置がずれることで、ペーシング不全が起こることがあるため、体位変換後などはペーシングが機能しているか確認することが必要となります。また、ペーシング不全が出現した場合は、すぐに医師への報告を行います。
- ▶心機能が低下している場合は、ペーシングリードを使用したペーシングを使用します。

センシング不全

【センシング不全の波形の例】

アンダーセンシング

- ▸感度が低すぎ、自己脈出現時もペーシングが抑制されない状況
- ▸センシング感度を上げる対応が必要

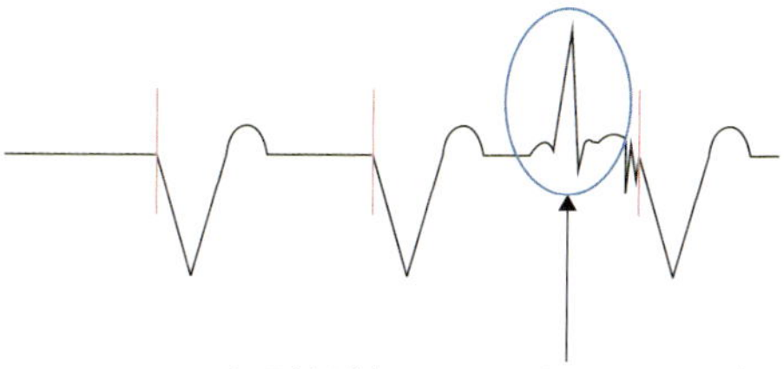

自己脈が出ているにもかかわらず、
抑制されずペーシングが出てしまう

オーバーセンシング

- ▸感度が高すぎ、心臓の刺激に関係のない刺激まで感知し、心臓の刺激・収縮がないにもかかわらず、ペーシングされない状況
- ▸センシング感度を下げる対応が必要

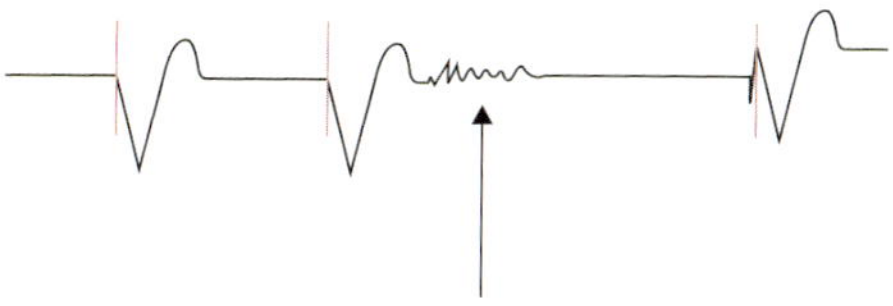

何らかの刺激を感知し
ペーシングを出さない

スパイク on T

- ▶ペーシングスパイクと自己脈波形が同時に出現することがあります。これを融合収縮（fusion）といいます。
- ▶時折、先行するT波にスパイクが重なることがあります。これをスパイク on Tといい、心室細動を引き起こす原因となるため、厳重なモニタリングが必要です。

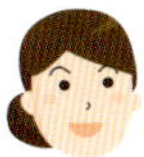

当院では、弁疾患術ではペーシング機能付きのスワンガンツカテーテルを挿入し、必要に応じてペーシング機能を使用します。

2 心電図モニタリング

▶心臓血管外科術後は、心臓の刺激伝導系が刺激されることから、さまざまな不整脈を起こすことがあります。

【心電図と刺激伝導系】

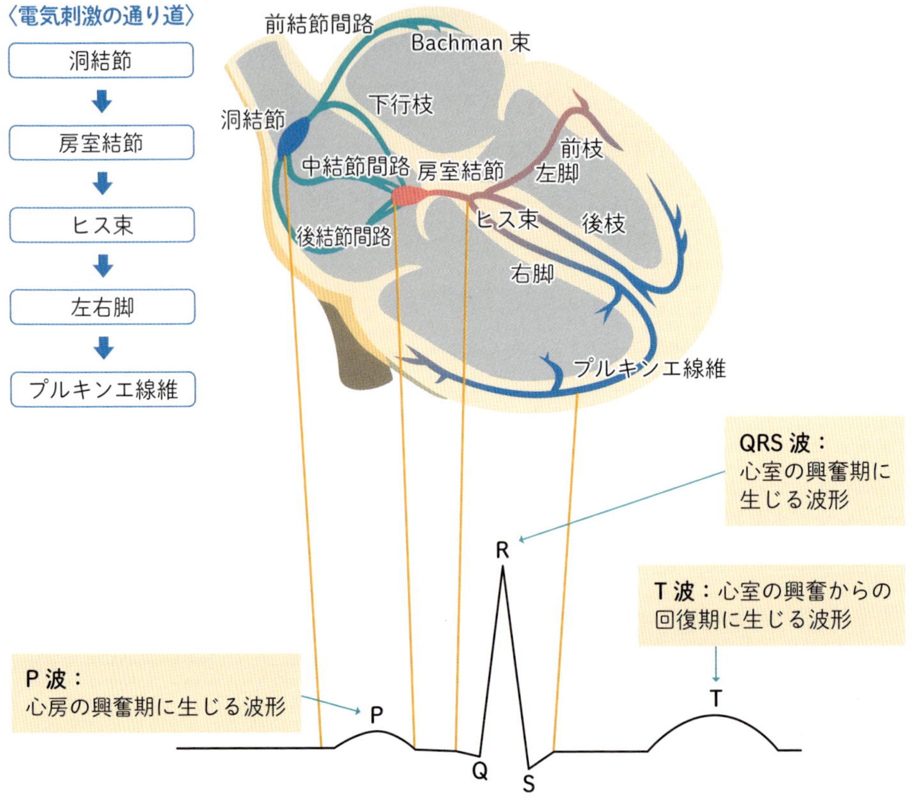

【正常洞調律】

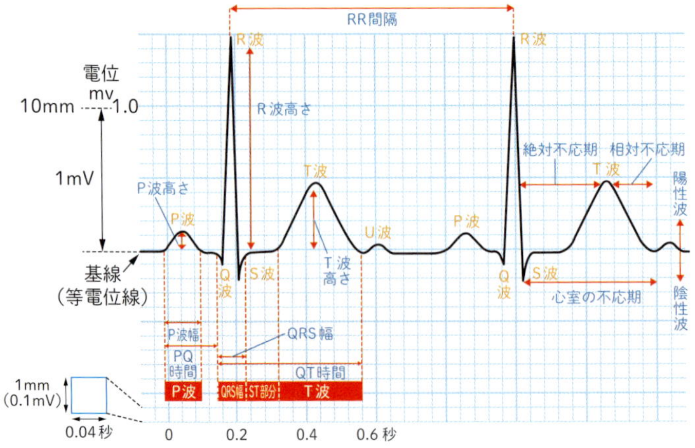

〈めやす〉

R-R 間隔	一定 心拍数 60 ～ 100 回 / 分
P-P 間隔	一定
QRS 幅	0.1 秒未満 2.5mm 以内
QT 時間	0.3 ～ 0.45 秒 10mm 以内
PQ 時間	0.12 ～ 0.20 秒 3～5mm

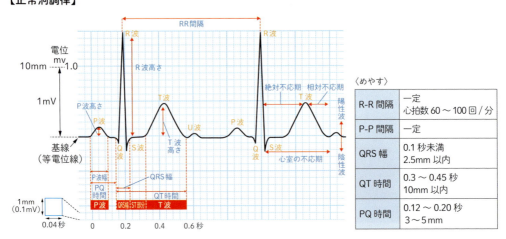

【主な不整脈】

洞性頻脈

・心拍数 100 回 / 分以上の洞調律
・興奮・発熱・運動で上昇。原因の除去を行う

主な不整脈	特徴と波形の例
上室性期外収縮 **PAC** 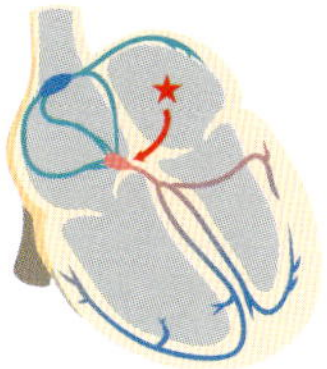	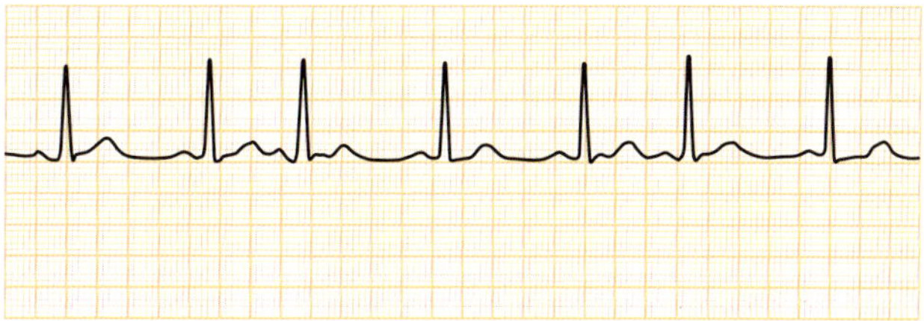 ▸洞結節の興奮よりも早期に心房から興奮が出現 ▸心電図では、洞調律より早期に P 波が出現する。QRS 波は原則として正常 ▸ほとんどが無症状であり、経過観察を行う
発作性上室性頻脈 **PSVT** 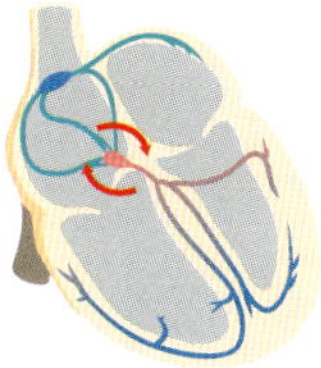	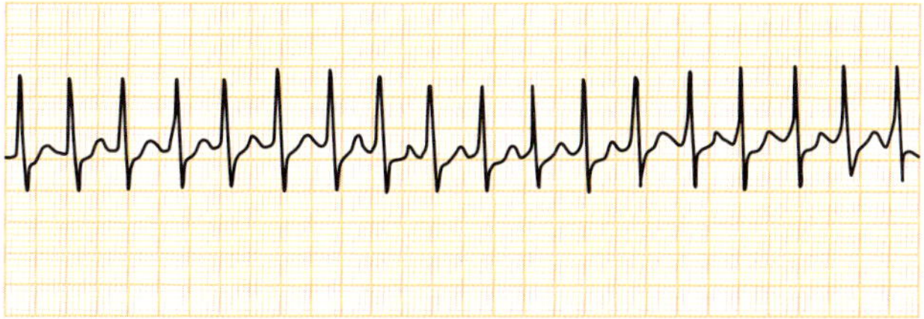 ▸規則正しい R-R 間隔、幅の狭い QRS 波、P 波ははっきりしないことが多い ▸心拍数は 140 ～ 220 回 / 分 ▸長時間にわたって持続すると、心不全やショック状態へ陥ることがある ▸薬物療法を行う。血行動態不安定の場合は同期下カルディオバージョン（電気ショック）の適応となる
心房粗動 **AFL** 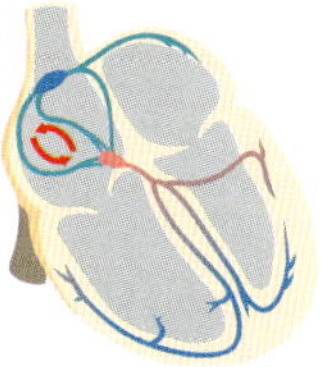	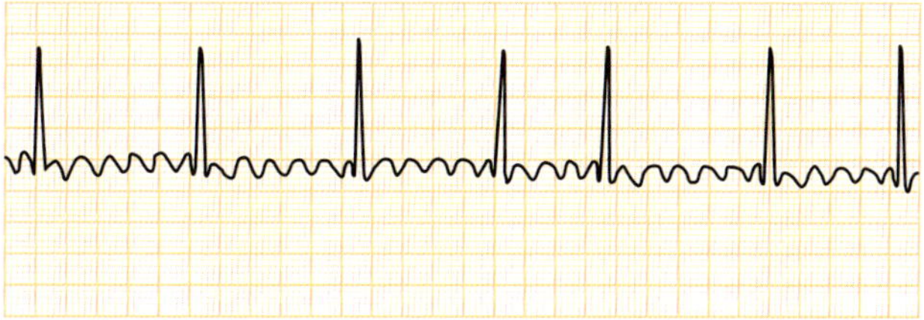 ▸心房のある一定の部位で 250 ～ 350 回 / 分ほどの興奮が起こる ▸心房の興奮が速いため、心室にはすべての刺激が伝わらず、2：1 ～ 4：1 などで伝わる。心房粗動における伝導比が速いと、心不全症状・失神などを起こす可能性がある ▸心房粗動波（F 波）が特徴的 ▸カルシウムブロッカーやジギタリス製剤によるレートコントロールを行い、AFL を抑えるためには、同期下カルディオバージョン、ペーシングといった治療が必要

心房細動
AF

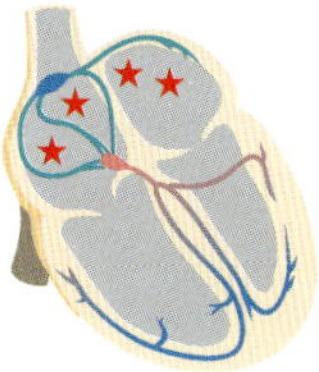

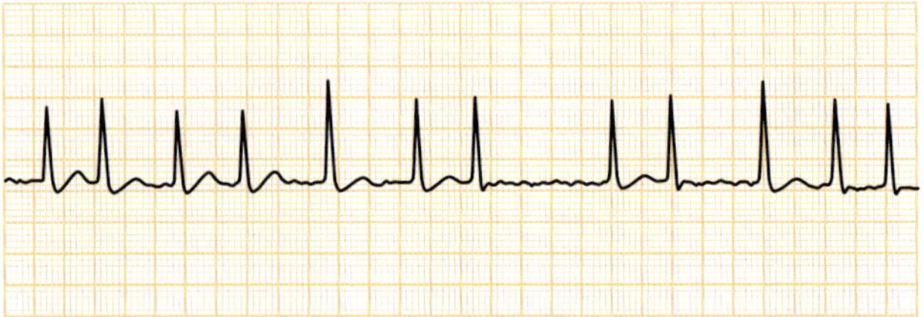

▸心房の各部位での高頻度で無秩序な電気的興奮により、心房の興奮が心室に不規則に伝わる
▸P 波はなく、R-R 間隔は不規則。基線の細かい波が特徴
▸動悸や血圧低下をまねくことが多く、長時間持続すると、心房内へ血栓ができやすくなる
▸カルシウムブロッカー、βブロッカーによるレートコントロール、ナトリウムチャネル遮断薬によるリズムコントロールを行う
▸血行動態不安定であれば、同期下カルディオバージョンが行われる
▸血栓予防に、抗凝固療法が行われる

心室性期外収縮
PVC

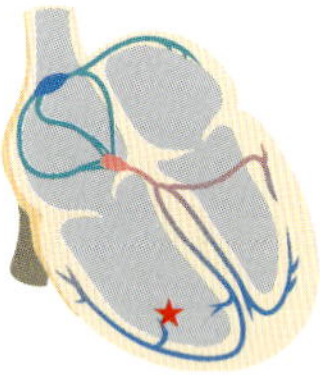

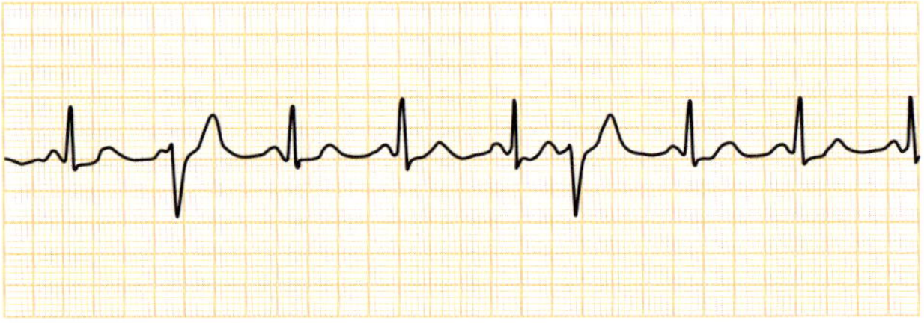

▸心室で生じた異常な興奮
▸先行する P 波はなく、幅広い QRS 波が出現する
▸ほとんどが無症状であるが、頻発する場合、致死的不整脈への移行の可能性もあるため、基礎疾患を有する場合はナトリウムチャネル遮断薬、カリウムチャネル遮断薬の投与を考慮

【Lown 分類】

Grade 0	：心室性期外収縮なし
Grade 1	：心室性期外収縮散発(30 個 / 時間未満)
Grade 2	：心室性期外収縮頻発(30 個 / 時間以上)
Grade 3	：多源性（形の異なる QRS 波の出現）
Grade 4 a	：PVC 2 連発
Grade 4 b	：PVC 3 連発以上
Grade 5	：R on T

心室細動
VF

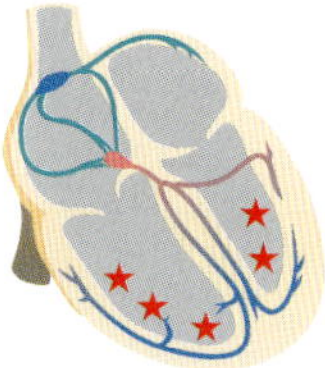

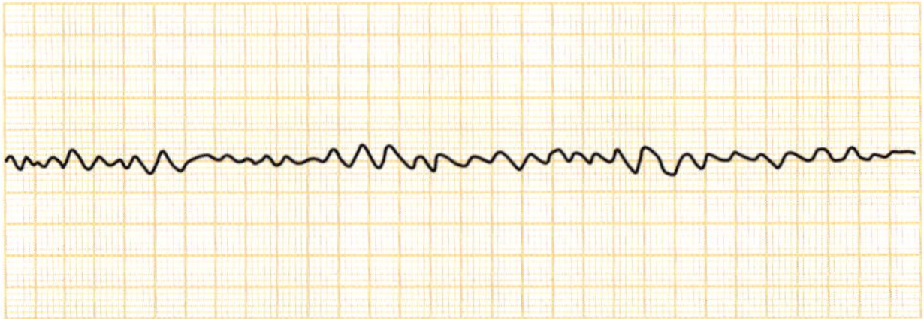

▸心室が無秩序に興奮し、有効な心拍出は得られず、心停止になった状態
▸ただちに心肺蘇生法を行う

主な不整脈	特徴と波形の例
心室頻拍 VT 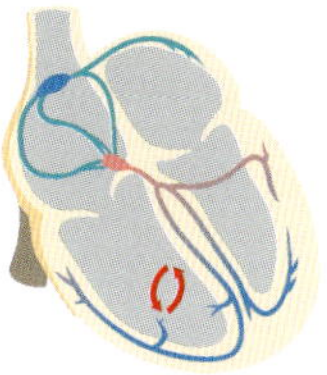	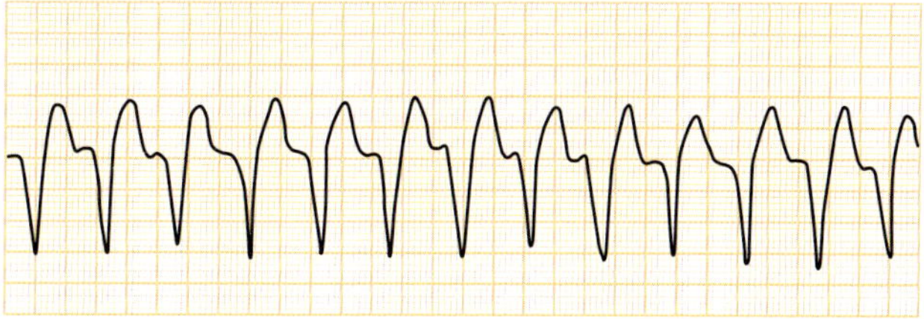 ▸心室の異常興奮によって起こる ▸幅広の QRS 波が特徴的で、心拍数は 150 ～ 200 回 / 分となる ▸動悸や胸痛を起こすことがあるが、脈が速くなると血圧低下などを引き起こす ▸発声時は脈の触知の確認を行い、血行動態が安定している場合は、カリウムチャネル遮断薬、ナトリウムチャネル遮断薬の投与、同期下カルディオバージョンを行う。血行動態不安定な場合は心肺蘇生を始める NSVT：心室性期外収縮の Lown 分類 Grade 4 b で、30 秒以内に停止するもの VT：30 秒以上持続しているもの（脈あり or 脈なし）

洞性徐脈

- 心拍数 60 回 / 分以下の洞調律
- 運動選手（スポーツ心臓）や高齢者でみられることがある
- 迷走神経刺激でみられることがある
- めまいなどの症状があるが、無症状のことも多い

主な不整脈	特徴と波形の例
I 度 房室ブロック 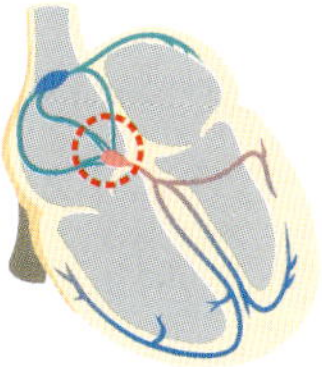	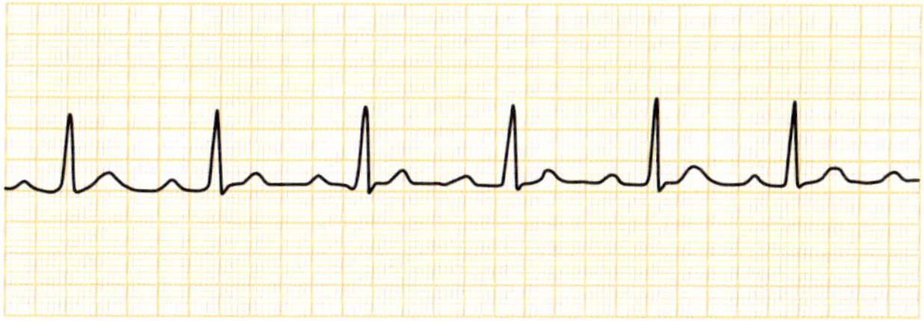 ▸房室結節の異常で、心房から心室の間の伝導が遅れる ▸PQ 時間の延長（0.02 秒以上） ▸ほとんどが無症状で、経過観察を行う
II 度 房室ブロック （Wenckebach 型） 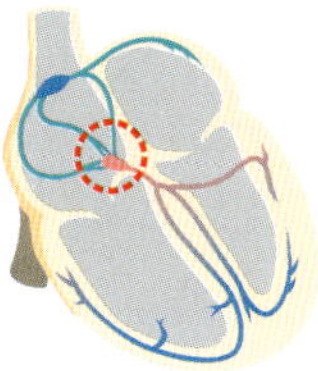	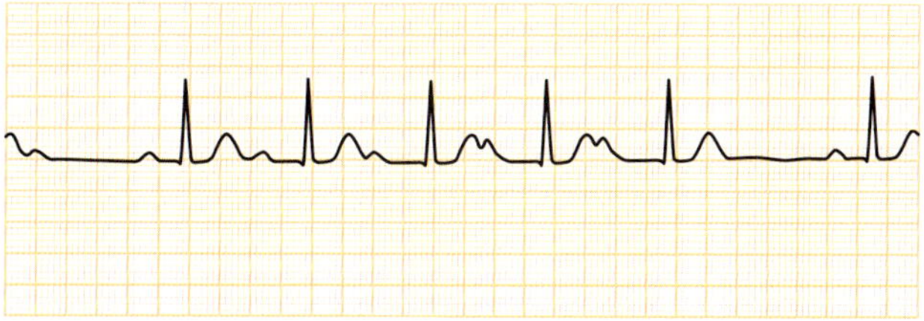 ▸房室結節の異常により心房から心室の間の伝導が徐々に遅れ、途絶える ▸PQ 時間が徐々に延長し、QRS が脱落する ▸無症状のことが多く、経過観察を行う

**II 度
房室ブロック**
（Mobitz II 型）

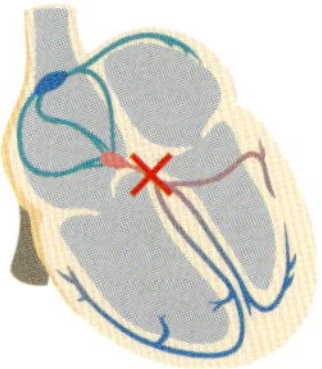

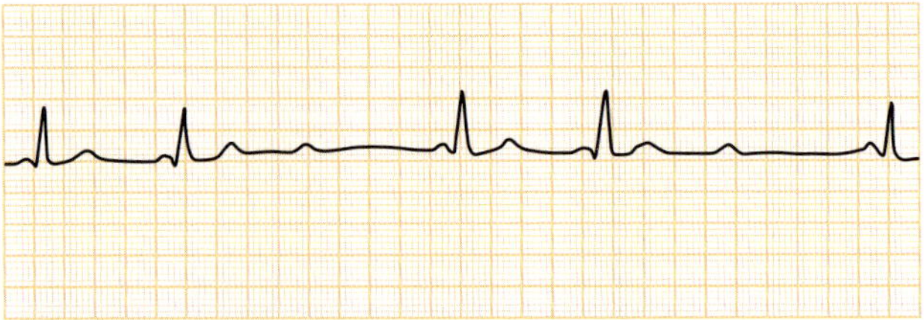

- ▸洞結節は異常に刺激が出ているが、ヒス束より下に異常があり、途絶える
- ▸P-P 間隔は一定で、P 波の後の QRS が突然途絶える
- ▸動悸、失神発作が起こり、心不全を呈することもある
- ▸基礎疾患の治療とともに、症状があれば緊急ペースメーカーの適応となる

**III 度
房室ブロック**
（完全房室ブロック）

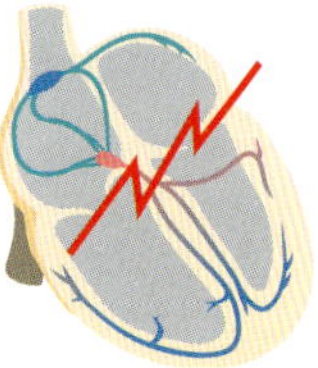

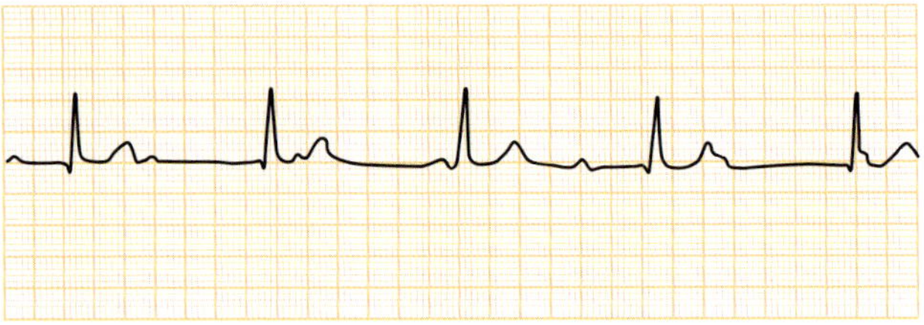

- ▸心房から心室への刺激伝導が完全に途絶えたもの
- ▸心房と心室が全く違うリズムで動いている
- ▸P 波と QRS 波が無関係に出現する
- ▸失神発作、心不全をきたすことがあり、緊急ペースメーカーの適応となる

3 電解質補正

❶カリウムの異常

▸術中の心筋保護液の影響から、一時的にカリウム値が上昇することがありますが、術中の血液希釈により、術直後は一時的に多尿となります。多尿に伴い、体内のカリウムが多く排泄され、術後に低カリウム血症となることがあります。

▸カリウム値の低下、上昇とともに不整脈の原因となるため、心臓血管外科術後では、カリウム値に注意し、必要があれば補正を行います。

高カリウム血症（血清カリウム濃度 5.5mEq/L 以上）

原因	腎機能低下に伴うカリウム排泄障害
症状	徐脈、P 波消失、テント上 T 波。カリウム値が 6 mEq/L 以上となると心停止へ至ることがあるため、カリウム値には注意する必要がある
治療	① GI（グルカゴン - インスリン）療法 ブドウ糖とインスリンを同時に投与することにより、カリウムは細胞外から細胞内へ移動し、血清カリウム値が平均 1 mEq/L 低下する。施行中は血糖値、血清カリウム値の変動に注意する必要がある ②カルシウム投与 カルシウムはカリウムの細胞膜への作用に直接拮抗し、細胞内から細胞外へのカリウム流入を拮抗することにより、不整脈を抑えることができる ③透析療法

血清カリウムの基準値　3.5 ～ 5.5mEq/L

低カリウム血症（血清カリウム濃度 3.5mEq/L 以下）

原因	利尿による腎臓からのカリウム排泄増加、インスリン投与による細胞内へのカリウム取り込み増加などが原因で起こる。心臓血管外科術後は、血糖コントロールのためインスリンの持続投与を行っていることも特徴の 1 つである
症状	心室性期外収縮の出現、場合によっては、心室細動の原因となる
治療	カリウム製剤の補充

※基準値は測定方法や施設により違いがある

▶当院では、術後 6 時間までは血液ガス分析を 1 時間ごとに行います。血液ガス分析上のカリウム値で 3.5mEq/L 以下であれば KCL 20mEq ＋ 5 %ブドウ糖液 50mL を 1 時間で投与、3.5 ～ 4.0mEq/L であれば KCL 20mEq ＋ 5 %ブドウ糖液 50mL を 2 時間で投与し、カリウム値の補正を行っています。

❷その他の電解質の異常

▶カリウム以外の電解質異常も、生体にはさまざまな症状をきたします。

高ナトリウム血症（血清ナトリウム濃度 145mEq/L 以上）

原因	発熱、脱水、高血糖など
症状	主に口渇 高ナトリウムが持続することで、血清浸透圧が上昇して細胞内脱水を起こし、脳細胞収縮による中枢神経系機能障害を起こす
治療	自由水の補充

血清ナトリウムの基準値　138 ～ 146mEq/L

低ナトリウム血症（血清ナトリウム濃度 135mEq/L 以下）

原因	嘔吐・下痢による体内のナトリウムの消失や利尿剤の投与
症状	軽症（120 ～ 125mEq/L）であれば無気力、疲労感、食思不振を起こす。重症（120mEq/L 以下）になると、水が細胞外から細胞内へ移動することから、細胞の浮腫をきたし、重篤な場合は脳浮腫を起こす
治療	ナトリウム製剤の補充

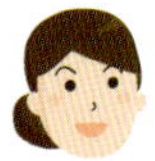

血液検査データを確認することが必要です。

高マグネシウム血症（血清マグネシウム濃度 3.0mg/dL 以上）

原因	マグネシウムの過剰負荷、腎臓からの排泄低下
症状	重篤になると、呼吸筋が麻痺し、呼吸停止をきたし、さらに、房室ブロックから心停止に至ることもある
治療	グルコン酸カルシウム投与、血液透析

血清マグネシウムの基準値　1.8 ～ 2.4mg/dL

低マグネシウム血症（血清マグネシウム濃度 1.5mg/dL 以下）

原因	マグネシウムは細胞機能維持やさまざまな代謝に関与し、低マグネシウム血症は摂取量の減少、腎臓からの排泄量の増加で起こる
症状	ナトリウムやカリウムの欠乏を伴うことが多いため、その他の電解質の値に注意する時には致死的不整脈の原因となることから、電解質の値には注意が必要
治療	マグネシウムの静注

※基準値は測定方法や施設により違いがある

⚠ **急激な血中マグネシウムの上昇は心停止をきたすことがあるため、投与速度には十分注意する必要があります。**

4 血糖コントロール

▶心臓血管外科手術は、生体への侵襲が大きく、特徴的な症状の１つに高血糖があります。侵襲に伴うストレス反応からカテコラミンの血中濃度が上昇するのです。

▶カテコラミンは糖新生とグルカゴン分泌を増加させ、血糖上昇に影響を与えます。また、血糖を調整するインスリンの分泌は低下し、インスリンに拮抗作用のあるストレスホルモンが増加して、さらなる血糖上昇に影響を与えることになります。

▶高血糖は感染率の増加、創傷治癒遅延、白血球の遊走能・貪食能、殺菌能を低下させるだけではなく、炎症性関連性物質の増加をもたらし、全身の炎症反応を助長し、全身状態悪化へとつながるため、術後の血糖管理は重要です。

【術後血糖管理プロトコールの例】

目標血糖値　150mg/dL

持続ヒューマリンR：ヒューマリンR 0.5mL（50単位）＋生食 49.5mL（1単位/1 mL）

血糖測定間隔	～入室後6時間　：1時間ごと
	入室後6時間～食事開始：2時間ごと
	流速変更後または前値より50mg/dL以上低下時：1時間後再検

初回投与開始指示
～149…持続開始なし
150～179…1.5mL　フラッシュ後　2.0mL/時　開始
180～219…2.0mL　フラッシュ後　2.5mL/時　開始
220～249…2.5mL　フラッシュ後　3.0mL/時　開始
250～299…3.0mL　フラッシュ後　3.5mL/時　開始
300～349…3.5mL　フラッシュ後　4.0mL/時　開始
350～399…4.0mL　フラッシュ後　4.5mL/時　開始
400～449…4.5mL　フラッシュ後　5.0mL/時　開始
450～　…医師に確認

持続投与開始後指示
～ 69…持続中止し50%ブドウ糖液20mL＋生食20mLを静注し、15分後に再検
70～ 79…持続中止
80～119…流速を1/2に減量　※ただし1/2にした結果0.5mL/時以下になるときは持続中止。また持続開始後、初回の150以下の場合は持続中止
120～149…流速変更なし　※ただし持続開始後、初回の150以下の場合は持続中止
150～199…0.5mL/時UP
200～249…1.0mL/時UP
250～299…2.0mL　フラッシュ後1.5mL/時UP
300～349…3.0mL　フラッシュ後2.5mL/時UP
350～399…4.0mL　フラッシュ後3.0mL/時UP
400～　…医師に確認

【留意点】
- ●持続中止した後は、再検で150以上であれば中止時の流速の半分で再開
- ●再開時の流速が0.5mL/時以下になるときは、0.5mL/時で再開
- ●流量を半分にする際、少数第2位は切り捨て
- ●BS値が前値より50mg/dL以上低下時はHURを増量しない。その後1時間後再検とする

当院では、術後血糖コントロールプロトコールを使用し、持続インスリン投与による血糖管理を行っています。

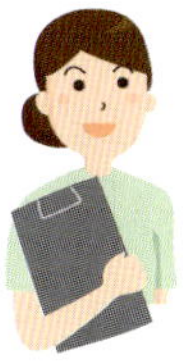

3 ドレーン管理

術式により、ドレーン挿入部の違いはありますが、心臓血管外科術後は数本のドレーンが挿入されます。

【ドレーン挿入の目的】

治療的ドレナージ	▸術後、体内にある血液や滲出液などの排液を体外へ誘導するもの ▸心タンポナーデに対する心囊ドレーンや気胸に対する胸腔ドレーンなどが当てはまる
予防的ドレーン	▸術後などに貯留すると予測される場合、貯留を予防するために留置される
情報ドレーン	▸術後の出血、エアリーク、感染などの術後合併症の情報をすみやかに発見するもの

▸**術後200mL/時の出血が持続する場合は再開胸の適応となる**ことがあるため、術後の出血には十分注意する必要があります。

▸急激な排液の増加が認められた場合は、早急に医師への報告が必要です。当院では**100mL/時以上の出血は主治医へ報告**しています。緊急の再開胸が必要となることがあり、手術室への移動の時間もなく、ICUでの再開胸となることもあります。そのため、ICU内には再開胸セットを常備しています。

▸時間の経過とともに排液の量は減少し、性状も血性な排液から、淡血性、漿液性と変化します。ドレーン排液量とともに、性状にも注意が必要です。ドロドロとした排液が持続する場合も、主治医への報告を行います。

▸**急激な排液量の減少は、ドレナージ不全の徴候**であり、ドレーンの位置異常、ドレーンの血栓による閉塞、ドレーンの屈曲により起こります。そのため、術後よりX線による位置確認を行い、排液の移動の有無の確認を怠らないことが大切です。

▸排液の粘稠度が高い（排液がドロドロしている）場合は、適宜ミルキングを行い、閉塞しないよう注意します。

⚠ **ミルキングによる急激な陰圧は、組織の破壊などにより、出血を助長することもあります。必ず医師への確認を行いましょう。**

【術式別のドレーン挿入部位】

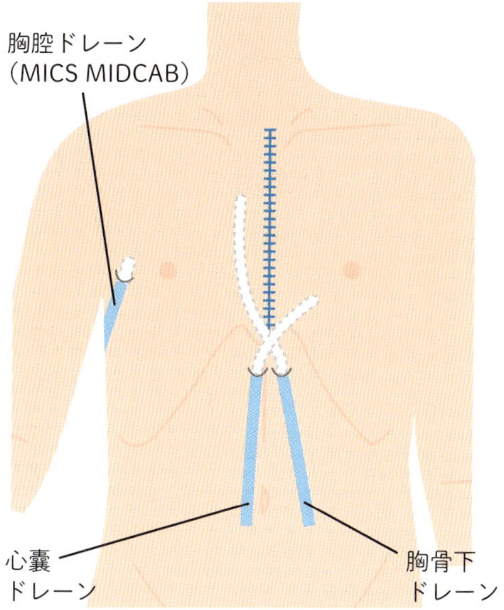

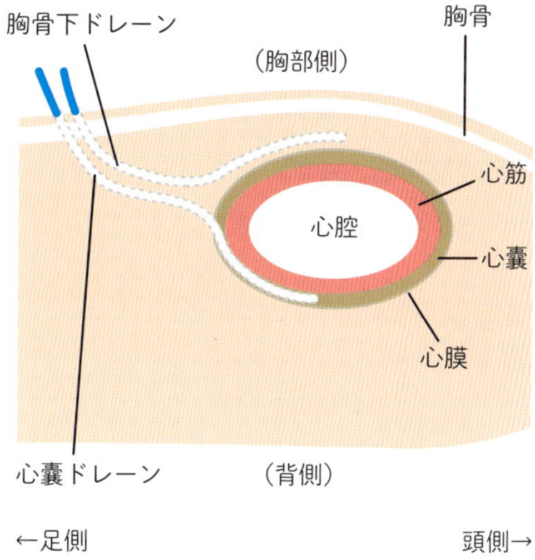

【ドレーン固定方法の例】

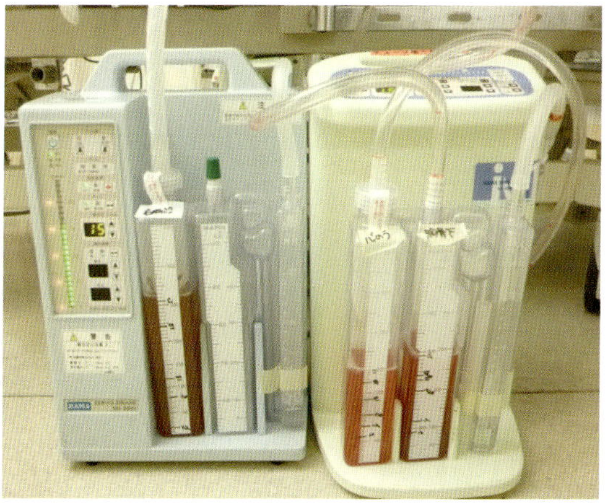

持続吸引による管理を行っている

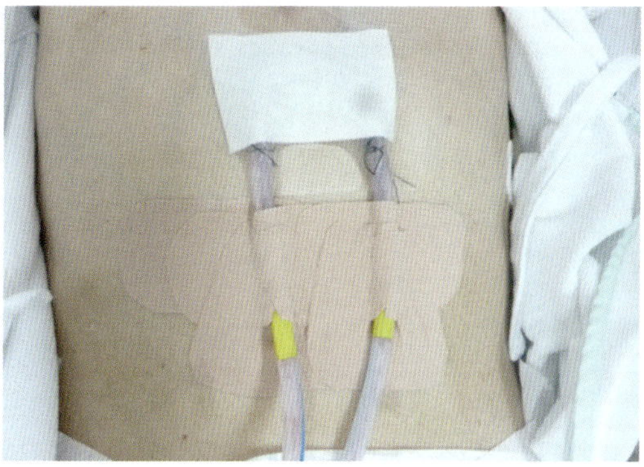

ドレーンは抜けることのないようにしっかりと固定を行う

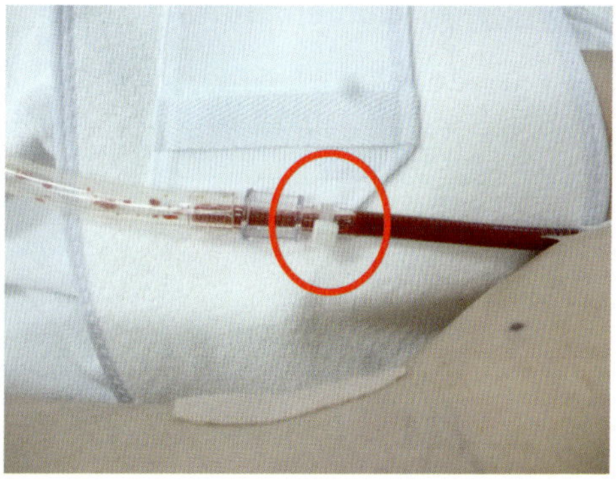

ドレーン接続部は接続部の外れがないよう、結紮バンドで確実に留める

4 鎮痛・鎮静管理

術後の患者は、創部に加え、各ドレーン挿入による疼痛、気管挿管チューブによる咽頭部の違和感・疼痛、安静を強いられることによる疼痛があります。患者に与える苦痛を取りのぞくことが大切です。

1 鎮痛

▶鎮静を深くすることで、疼痛の存在が忘れられることがありますが、深い鎮静深度では、人工呼吸器装着時間の延長や長期予後への影響だけではなく、せん妄発生リスクの上昇、PTSD（心的外傷後ストレス障害）など、精神状態へも影響を与えることがわかっています。

▶循環動態が落ち着き、出血などの合併症のない場合は、鎮静深度を医師とともに設定し、患者の表情、バイタルサインから疼痛の存在をアセスメントし、鎮痛薬の投与を行うことも必要です。

▶当院では抜管後、痛みを表現できる患者に対しては NRS（Numeric Rating Scale）を使用した評価を行っています。ただし人工呼吸器装着中の患者は、疼痛を訴えることができないことが多いため、CPOT（Critical-Care Pain Observation Tool）や BPS（Behavioral Pain Scale）などの疼痛スケールを使用し、医療従事者共通の評価を行います。

NRS 数値評価スケール
Numeric Rating Scale

痛みを 0 ～ 10 段階で表し評価する。数字が高いほど痛みが強いと表現する

0	1	2	3	4	5	6	7	8	9	10

CPOT 重症患者の疼痛スケール

Critical-Care Pain Observation Tool

挿管時から抜管後まで共通して使用可能。スコア範囲は0～8点

指標	状態	説明	点
表情	筋の緊張がまったくない	リラックスした状態	0
	しかめ面・眉が下がる・眼球の固定・まぶたや口角の筋肉が萎縮する	緊張状態	1
	上記の顔の動きと目をぎゅっとするに加え固く閉じる	顔をゆがめている状態	2
四肢の動き	まったく動かない（必ずしも無痛を意味していない）	動きの欠如	0
	緩慢かつ慎重な運動・疼痛部位を触ったりさすったりする動作・体動時注意をはらう	保護	1
	チューブを引っ張る・起き上がろうとする・手足を動かす/ばたつく・指示に従わない・医療スタッフを叩く・ベッドから出ようとする	落ち着かない状態	2
筋緊張（上肢の他動的屈曲と伸展による評価）	他動運動に抵抗がない	リラックスした状態	0
	他動運動に抵抗がある	緊張状態・硬直状態	1
	他動運動に強い抵抗があり、最後まで行うことができない	極度の緊張状態あるいは硬直状態	2
人工呼吸器の順応性（挿管患者） **または** **発声**（抜管された患者）	アラームの作動がなく、人工呼吸器と同調した状態	人工呼吸器または運動に許容している	0
	アラームが自然に止まる	咳き込むが許容している	1
	非同調性：人工呼吸器の妨げ、頻回にアラームが作動する	人工呼吸器に抵抗している	2
	普通の声の調子で話すか、無音	普通の声で話すか、無音	0
	ため息・うめき声	ため息・うめき声	1
	泣き叫ぶ・すすり泣く	泣き叫ぶ・すすり泣く	2

山田章子，池松裕子：日本語版 Critical-Care Pain Observation Tool（CPOT-J）の信頼性・妥当性・反応性の検証．日集中医誌 2016；23（2）：134．より転載

BPS 行動疼痛スケール Behavioral Pain Scale

挿管中のみの評価スケール。スコア範囲は3～12点

項目	行動	スコア
表情	穏やかな	1
	一部硬い（例えば、眉が下がっている）	2
	まったく硬い（例えば、まぶたを閉じている）	3
	しかめ面	4
上肢の動き	まったく動かない	1
	一部曲げている	2
	指を曲げて完全に曲げている	3
	ずっと引っ込めている	4
人工呼吸器との同調性	同調している	1
	時に咳嗽、大部分は呼吸器に同調している	2
	呼吸器とファイティング	3
	呼吸器の調整が利かない	4

日本呼吸療法医学会 人工呼吸中の鎮静ガイドライン作成委員会：人工呼吸中の鎮静のためのガイドライン．人工呼吸 2007；24：146-167．より転載

2 鎮静

▶術直後は、循環動態が安定するまで、必要に応じて鎮静管理が行われます。

▶術後は創部に加え、各ドレーンが挿入されることや、気管挿管チューブによる違和感や疼痛、また、安静をしいられることによる苦痛や疼痛があります。そのことを念頭に置き、鎮痛・鎮静管理を行うことが重要です。

▶鎮静には、①集中治療に対する適応性の促進、②酸素消費量やエネルギー消費量の減少、③人工呼吸器との同調性などの目的がありますが、重要なことは患者の不安感をやわらげ、快適さを確保することであり、眠らせることではありません。

【鎮静によるリスク】

過少鎮静	過剰鎮静
▶患者の快適性、安全性の確保ができない ▶人工呼吸器との同調不良、換気悪化、圧外傷 ▶心筋虚血発作 ▶興奮 ▶ストレス反応 ▶せん妄	▶人工呼吸器装着時間の延長、人工呼吸器関連肺炎の発生率上昇 ▶ICU滞在日数の増加 ▶リハビリテーションの遅れ ▶PTSDの発症 ▶せん妄

▶多くの鎮静薬には、イベント以降の記憶が失われる前向性健忘作用があります。この作用はベンゾジアゼピン系鎮静薬で強く、プロポフォールでも少なからず存在することが知られています。そのため、不要な鎮静は患者の記憶をなくし、せん妄のリスクとなることがあります。

▶鎮静による不動化は、循環・呼吸への影響も大きいため、結果、人工呼吸器からの離脱の遅れ、リハビリテーションの遅れから、患者の長期予後へも影響を与えます。

▶鎮静薬を使用する際は、鎮静薬を使用する目的を明らかとし、医療従事者共通の評価方法による評価を行い、目標深度を設定し、不要な鎮静薬の投与を避ける必要があります。当院では、鎮静深度評価には **RASS**（Richmond Agitation-Sedation Scale）を使用しています。

RASS リッチモンド鎮静興奮スケール Richmond Agitation-Sedation Scale

スコア	用語	説明	刺激
＋4	好戦的な	明らかに好戦的な、暴力的な、スタッフに対する差し迫った危険	
＋3	非常に興奮した	チューブ類またはカテーテル類を自己抜去；攻撃的な	
＋2	興奮した	頻繁な非意図的な運動、人工呼吸器ファイティング	
＋1	落ち着きのない	不安で絶えずそわそわしている、しかし動きは攻撃的でも活発でもない	
0	意識清明な 落ち着いている		
−1	傾眠状態	完全に清明ではないが、呼びかけに10秒以上の開眼および アイ・コンタクトで応答する	呼びかけ刺激
−2	軽い鎮静状態	呼びかけに10秒未満のアイ・コンタクトで応答	呼びかけ刺激
−3	中等度鎮静状態	呼びかけに動きまたは開眼で応答するがアイ・コンタクトなし	呼びかけ刺激
−4	深い鎮静状態	呼びかけに無反応、しかし、身体刺激で動きまたは開眼	身体刺激
−5	昏睡	呼びかけにも身体刺激にも無反応	身体刺激

評価法

ステップ1
30秒間、患者を観察する。
これ（視診のみ）により
スコア0〜+4を判定する

→

ステップ2
❶大声で名前を呼ぶか、開眼するように言う
❷10秒以上アイ・コンタクトができなければ繰り返す。
以上2項目（呼びかけ刺激）によりスコア−1〜−3を判定する
❸動きが見られなければ、肩をゆするか、胸骨を摩擦する。
これ（身体刺激）により、スコア−4、−5を判定する

日本呼吸療法医学会 人工呼吸中の鎮静ガイドライン作成委員会：人工呼吸中の鎮静のためのガイドライン．人工呼吸 2007；24（2）：146-167．より転載

3 せん妄

▶せん妄とは、**短期間に発症する認知機能の変化**です。

▶せん妄を発症すると、ライン類を引っ張る計画外抜去が増加したり、原疾患の評価ができなくなったり、生命の維持に必要な治療が効果的にできなくなるなどの弊害が出てきます。

▶心臓血管外科術後は、手術そのものによる侵襲のほか、安静がしいられることや疼痛などにより、せん妄を発症することが多くあります。

▶せん妄を発症すると、不要な鎮静薬の投与、全身状態改善の遅れ、人工呼吸器装着時間の延長、さらには退院後の認知機能障害、6か月後の死亡率の上昇を引き起こすとされています。

【せん妄の要因】

直接因子	準備因子	促進因子
▸中枢神経疾患（脳神経疾患） ▸手術、感染、熱傷などの生体侵襲 ▸呼吸障害 ▸循環障害 ▸代謝障害 ▸アルコール ▸薬剤（睡眠薬、抗不安薬、覚せい剤など）	▸高齢 ▸認知症 ▸脳血管疾患の既往	▸環境の変化 ▸心理的ストレス ▸身体的ストレス（疼痛・不眠） ▸感覚遮断 ▸安静 ▸不動化

【せん妄のタイプ】

分類	発症率	特徴・症状
過活動型	0～1％	過覚醒、易怒性、興奮、暴言、早い運動反応
低活動型	60～64％	傾眠、発語減少、無意欲
混合型	6～9％	過活動、低活動が反復

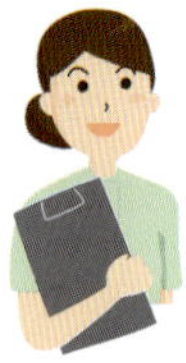
せん妄を正しくとらえアセスメントし、
看護介入を行っていくことが重要です。

❶せん妄の評価

▶過活動型せん妄は、看護師にとって注意しやすいタイプですが、発症率をみると、低活動型せん妄のほうが高いことがわかります。

▶せん妄発症を見逃すことはさまざまな合併症をきたすことから、せん妄のアセスメントツールを使用し、早期に発見することが重要となります。

▶せん妄のアセスメントツールには、**CAM-ICU**（Confusion Assessment Method for the Intensive Care Unit）や**ICDSC**（Intensive Care Delirium Screening Checklist）があります。

❷せん妄への介入

▶せん妄の発症を予防することも重要ですが、発症した場合にも、患者をさまざまな方面からとらえかかわっていくことが重要です。

【せん妄への介入方法】

直接因子への介入	▸呼吸・循環を整え、電解質異常のある場合は補正を行う。全身状態を整える
促進因子への介入	▸状況やまわりの環境をイメージできるように情報提供を行う ▸現実を認識させる ▸不要な鎮静薬の投与、深い鎮静深度による鎮静管理を避ける ▸人工呼吸器管理中で発語困難な場合は、クローズドクエスチョンによるコミュニケーションや文字盤の活用を行う ▸創痛のある場合は鎮痛薬の投与、マッサージなどによる疼痛緩和に努める ▸苦痛のある場合は苦痛の原因をアセスメントし、原因の除去に努める ▸安全に段階的な離床を進める ▸ベッド上での安静が必要な時期でも、患者自身で行えることを増やす ▸昼夜のリズムをつけ、夜間は入眠できるような環境整備を行う ▸過剰な看護ケアの介入も睡眠の妨げとなることから、必要な看護ケアをしっかりとアセスメントし、夜間の不要な看護介入は控える ▸家族との時間を調整する

CAM-ICU

せん妄評価フローシート

Confusion Assessment Method for the Intensive Care Unit

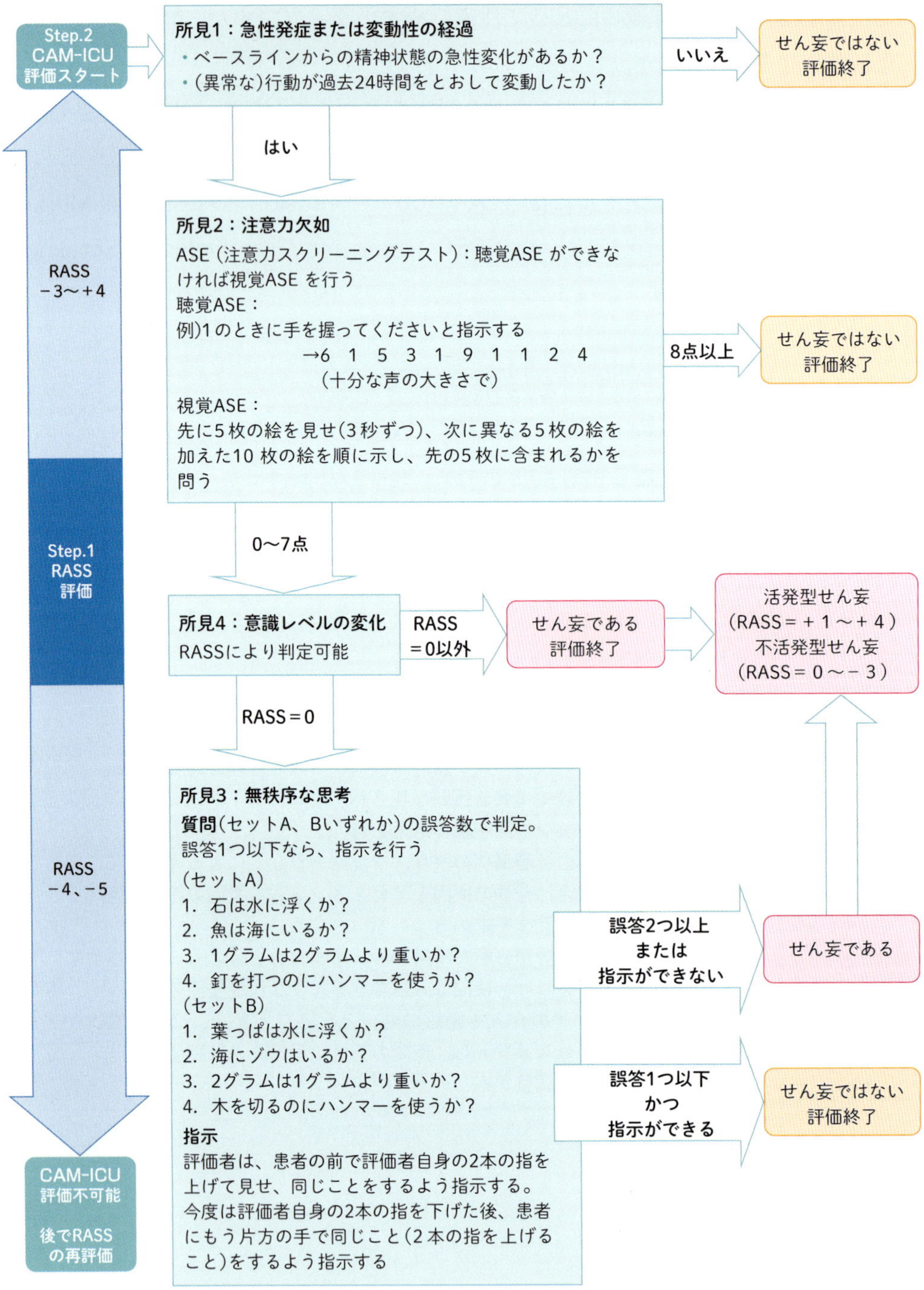

古賀雄二：せん妄の評価 1)CAM-ICU を使用したせん妄の評価①．看護技術 2011；57（2）：35．より転載

４つの診断基準、すなわちｉ）急性発症または変動性の経過、ⅱ）注意力欠如、かつⅲ）意識レベルの変化またはⅳ）無秩序な思考によりせん妄を発見するツールである

ICDSC 集中治療せん妄スクリーニングチェックリスト
Intensive Care Delirium Screening Checklist

- このスケールは、それぞれ8時間のシフトすべて、あるいは24時間以内の情報に基づき完成される
- 明らかな徴候がある＝1ポイント、アセスメント不能あるいは徴候がない＝0で評価する

1. 意識レベルの変化 (A) 反応がないか、(B)なんらかの反応を得るために強い刺激を必要とする場合は評価を防げる重篤な意識障害を示す。もしほとんどの時間(A)昏睡あるいは(B)昏迷状態である場合、ダッシュ（－)を入力し、それ以上評価を行わない。 (C) 傾眠あるいは、反応までに軽度ないし中等度の刺激が必要な場合は意識レベルの変化を示し、1点である。 (D) 覚醒、あるいは容易に覚醒する睡眠状態は正常を意味し、0点である。 (E) 過覚醒は意識レベルの異常ととらえ、1点である。	点
2. 注意力欠如 会話の理解や指示に従うことが困難、外からの刺激で容易に注意がそらされる。話題を変えることが困難。これらのうちいずれかがあれば1点。	点
3. 失見当識 時間、場所、人物の明らかな誤認。これらのうちいずれかがあれば1点。	点
4. 幻覚、妄想、精神異常 臨床症状として、幻覚あるいは幻覚から引き起こされていると思われる行動（例えば、空を掴むような動作）が明らかにある。現実検討能力の総合的な悪化。これらのうちいずれかがあれば1点。	点
5. 精神運動的な興奮あるいは遅滞 患者自身あるいはスタッフへの危険を予防するために追加の鎮静薬あるいは身体抑制が必要となるような過活動（例えば、静脈ラインを抜く、スタッフをたたく）。活動の低下、あるいは臨床上明らかな精神運動遅滞（遅くなる）。これらのうちいずれかがあれば1点。	点
6. 不適切な会話あるいは情緒 不適切な、整理されていない、あるいは一貫性のない会話。出来事や状況にそぐわない感情の表出。これらのうちいずれかがあれば1点。	点
7. 睡眠/覚醒サイクルの障害 4時間以下の睡眠、あるいは頻回な夜間覚醒（医療スタッフや大きな音で起きた場合の覚醒を含まない）。ほとんど1日中眠っている。これらのうちいずれかがあれば1点。	点
8. 症状の変動 上記の徴候あるいは症状が24時間のなかで変化する（例えば、その勤務帯から別の勤務帯で異なる）場合は1点。	点

合計点 ＿＿＿＿

Bergeron N, Dubois MJ, Dumont M, et al. Intensive Care Delirium Screening Checklist: evaluation of a new screening tool. *Intensive Care Med* 2001;27:859-864. Dr. Nicolas Bergeronの許可を得て逆翻訳法を使用し翻訳，翻訳と評価：卯野木健（札幌市立大学），水谷太郎（筑西市医療監），櫻本秀明（茨城キリスト教大学）.

※4点以上はせん妄

5 体温管理

人工心肺使用中は、臓器保護のため、体温を32～34°Cの低体温で管理します。術中の冷気への曝露、麻酔の影響による体温調節機能低下が起こりやすく、ICU入室時は低体温となっていることが少なくありません。低体温は身体への影響もあることから、適切な復温を行っていきます。

1 低体温の影響

- ▶心房性、心室性不整脈が誘発されやすく、致死的不整脈の出現の原因となります。
- ▶シバリングが誘発され、酸素消費量が増大します。
- ▶血小板機能異常が起こり、出血しやすくなります。

【低体温の重症度と症状】

重症度	症状
軽症：32 ～ 35°C	運動失調、意識混濁、悪寒戦慄、代謝亢進、頻呼吸、頻脈、血管収縮
中等症：30 ～ 34°C	意識障害、悪寒戦慄、筋硬直、徐脈、血圧低下、心拍出量低下、不整脈
重症：30°C以下	昏睡、呼吸停止、血圧低下、致死的不整脈の頻発

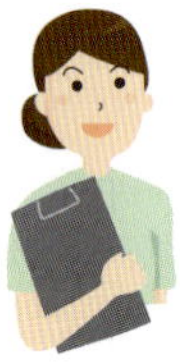

低体温ではさまざまな合併症を引き起こすことから、術後より正確な体温測定と、復温が必要になります。

【体温測定の方法と特徴】

測定方法	特徴
腋窩温	簡便に測定できる方法であり、現場で最も使われる測定方法
口腔温	血管支配領域が外頸動脈領域であり、血管収縮をきたさないため、比較的中枢温に近い
直腸温	専用センサーを肛門より挿入し、持続的にモニタリングができる。糞便があると正確な測定ができないので注意が必要
肺動脈血液音	スワンガンツカテーテルのモニタリングにより、持続的に中枢温（核心温）をモニタリングできる
膀胱温	センサー付き膀胱留置カテーテルを使用することで測定が可能。尿量に影響を受け、尿量が少ないと信頼性は低下する

2 復温の方法

▶術直後の患者を受け入れるベッドは電気毛布を使用し温めておきます。

▶術直後は、急激な体温上昇を避けた体温管理を行います。

急激な体温上昇（急激な復温）は末梢血管を拡張させ、相対的な循環血液量減少をもたらします(after drop 現象)。血圧を低下させる rewarming shock をきたし、アシドーシスの進行、致死的不整脈の原因となることがあります。

MEMO after drop 現象

①末梢血管が温められて拡張する

②末梢にあった冷たい血液が中枢へ移動する

③深部体温が低下する

▶心臓血管外科術後は、循環動態が不安定であることから、温風式加温装置を使用し1℃/時間程度のゆるやかな復温を行う必要があります。

▶循環不全があると、中枢温と末梢温の較差が大きくなるため、中枢温と末梢温両方の観察が必要となります。

▶術後は生体反応として、炎症性サイトカインの放出から体温調節中枢が影響を受け、体温が上昇することが正常な反応となります。そのことを念頭に置いて、36℃程度を目標に復温を行い、目標体温の－1℃程度で温風式加温装置は中止し、空調の使用、布団などによる体温調整を行います。

6 呼吸管理

術後は循環とともに呼吸状態を安定させることも大切です。早期に人工呼吸器から離脱できるように看護していくことが大切です。

- 心臓血管外科術後は、気管挿管のままICUへ入室し、循環動態、呼吸状態などの全身状態の安定を図り、覚醒を確認し、人工呼吸器離脱へと向かいます。
- 順調な経過をたどれば、術後6時間から翌朝までには人工呼吸器からの離脱が図れ、翌日からリハビリテーションを開始できます。
- 早期に人工呼吸器離脱ができるように介入していくことが重要です。

1 人工呼吸器の設定

- 人工呼吸器は、患者の呼吸状態に合わせて設定を行います。
- 術直後、麻酔から覚醒するまでは補助もしくは調節換気を行います。覚醒し、自発呼吸が十分であることを確認したら、補助を減らし自発呼吸モードへ変更していきます。呼吸が安定したら、ウィーニングとなります。

【換気モード】

A/C 補助／調節換気 assist/control	▸人工呼吸器が設定した量または圧を送り込むモード ▸自発呼吸のない場合や、治療上、筋弛緩薬の使用が必要な場合が適応であるが、自発呼吸の出現した患者でも、自発呼吸とトリガー（感知）する ▸患者の自発呼吸をトリガーしたときも、設定した同じ換気様式で換気を行う
SIMV 補助換気 synchronized intermittent mandatory ventilation	▸人工呼吸器で設定した回数は補助換気を行い、設定以上の自発呼吸に関しては、患者自身に任せる換気設定 ▸一定時間自発呼吸がない場合は、人工呼吸器で設定した換気を行う
CPAP 自発呼吸 continuous positive airway pressure	▸自発呼吸に対し、補助換気は行わず、サポート機能を使用し、一定の陽圧をかけ続ける換気様式

【従量式と従圧式】

VCV **従量式** volume control ventilation	▸人工呼吸器で設定した換気量を送る ［メリット］ ▸1回換気量が保たれる ▸気道抵抗が高くても設定した換気量を送ることができる ［デメリット］ ▸肺のコンプライアンスが低下した場合（つまり、肺が硬くなった場合）、圧が上がっても設定の量は送り込むため、圧外傷のリスクが高まる
PCV **従圧式** pressure control ventilation	設定された圧まで空気を送り込む ［メリット］ ▸最高気道内圧を制限することができる ▸肺胞による換気のばらつきを抑えることができる ［デメリット］ ▸肺の状態により、換気量が変わる。肺のコンプライアンス低下や気道狭窄がある場合は、すぐに圧が上昇してしまうため、換気量が低下する

空気の送り方の違い

【サポート機能】

PSV 圧支持換気 pressure support ventilation	▸患者の自発呼吸を感知し、吸気時に一定の圧力をかけ補助を行う圧のサポート機能 ▸人工呼吸器によっては、TC（tube compensation）機能があり、吸気・呼気ともにより生理的なサポートを行う
PEEP 呼気終末陽圧 positive end-expiratory pressure	▸呼気時に一定の陽圧をかけ、つぶれやすい肺胞がつぶれないようにする機能 ▸虚脱しやすい肺胞の虚脱を防ぐほか、機能的残気量（FRC）の増加により、酸素化能を改善したり、肺水腫の軽減を図る目的で使用される ▸一定の陽圧をかけ続けると胸腔内圧が上昇し、血圧が低下しやすくなるため、高 PEEP を使用する際は、血圧の変動に注意する

POINT

挿管チューブをストローに例えると、ストローで息を吸うのは非常に疲れます。その状態で人工呼吸器管理を行うと、呼吸筋疲労を起こし、人工呼吸器からの離脱が困難となるため、PSV を使用します。

例　SIMV ＋ PSV ＝設定した換気回数は補助換気を行い、それ以外の自発呼吸に関しては、PSV による補助を行う

【主な人工呼吸器設定】

A/C − VCV	A/C − PCV
SIMV − VCV	SIMV − PCV
CPAP ＋ PS	

2 ウィーニング

▶術後、循環動態が安定し、出血などの合併症がないことを確認し、覚醒が確認できると、人工呼吸器の離脱に向けた準備を開始します。

❶自発呼吸トライアル（SBT）

▶SBT（spontaneous breathing trial）は、人工呼吸による補助がない状態に耐えられるかを確認するための試験です。

▶原疾患が改善し、意識レベルが保たれていること、自発呼吸がしっかりとしていることが確認できたら、SBT を行います。

▶SBT には人工呼吸器の設定を最小限とする方法と、T ピースを使用する方法があります。

▶SBT 開始基準を満たせば、人工呼吸器設定を FiO_2：0.5 以下の設定で、CPAP ≦ 5 cmH_2O、PS ≦ 5 cmH_2O に設定、もしくは T ピースへ変更し、30 分～ 2 時間観察します。

▶SBT 中、呼吸パターンの変調、呼吸困難感の出現、酸素化の悪化、循環動態の変動がみられた場合は SBT 失敗とみなし、SBT を中止します。

▶呼吸筋の疲労を取り除く目的で、SBT 開始前の呼吸器設定へ戻し、翌日に再度評価することが望ましいです。

【SBT 開始基準】

1．酸素化が十分である	▶FiO_2 ≦ 0.5 かつ PEEP ≦ 8 cmH_2O のもとで SpO_2 > 90%
2．血行動態が安定している	▶急性の心筋虚血、重篤な不整脈がない ▶心拍数≦ 140bpm ▶昇圧剤の使用について少量は容認する
3．十分な吸気努力がある	▶1 回換気量 > 5 mL/kg ▶分時換気量 < 15L/ 分 ▶Rapid shallow breathing index（1 分間の呼吸回数 / 1 回換気量 L）< 105 回 / 分 /L ▶呼吸性アシドーシスがない（pH > 7.25）
4．異常呼吸パターンを認めない	▶呼吸補助筋の過剰な使用がない ▶シーソー呼吸（奇異性呼吸）がない
5．全身状態が安定している	▶発熱がない ▶重篤な電解質異常を認めない ▶重篤な貧血を認めない ▶重篤な体液過剰を認めない

日本集中治療医学会，日本呼吸療法医学会，日本クリティカルケア看護学会：人工呼吸離脱に関する3学会合同プロトコルより転載 www.jsicm.org/pdf/kokyuki_ridatsu1503b.pdf（2018. 8. 20. アクセス）

❷抜管

▶SBTをクリアできれば、抜管へと進みます。呼吸状態の悪化、酸素化能の悪化がないことを確認したら、抜管へと準備を進めます。

【SBT成功基準】

▸呼吸数＜30回/分
▸開始前と比べて明らかな酸素化能の低下がない
▸心拍数の上昇、新たな不整脈や心筋虚血の徴候を認めない
▸過度の血圧上昇を認めない
▸呼吸促迫の徴候を認めない

【抜管条件】

▸意識レベルがはっきりとしている
▸咳嗽反射がある
▸呼吸状態が安定している
▸循環動態が安定している
▸上気道の狭窄がない

抜管の準備

▶救急カートを準備し、再挿管・緊急気管切開に対応できるようにします。
▶患者への説明を行います。
▶酸素投与がすぐに行えるよう準備します。
▶気管内吸引を行います。
▶口腔内の唾液を吸引し、唾液が気管内へ流入するのを防ぎます。
▶医師により挿管チューブを抜去します。

POINT

抜管前、挿管チューブのカフを抜き、エアリークがあることを確認します（カフリークテスト)。リークがあることで喉頭浮腫がないことを示しますが、必ずしも喉頭浮腫が起こらないというわけではないため、患者の状態には注意が必要です。

抜管後の確認

▶反回神経麻痺の確認のため、発声でき嗄声がないことを確認します。
▶呼吸音の聴取を行い、気道狭窄音がないことを確認します（喉頭浮腫の予防のため、事前にステロイドの投与を行うこともあります)。
▶血圧上昇、頻脈の起こる可能性があるため、循環動態には注意します。
▶抜管時は、挿入されているサイズの挿管チューブとともに、ひと回り小さいサイズの挿管チューブを準備します。緊急気管切開となることも念頭に置いて対応します。
▶抜管後は、患者のそばを離れず、全身状態の観察を行います。

⚠ **喉頭浮腫は早くて10分程度で窒息することがあり、早急の対応が必要です。喉頭浮腫が起きた場合、再挿管は困難です。**

3 気管吸引

▶人工呼吸器管理中は自力で痰を喀出できないため、気管吸引が必要となります。

▶気管吸引の目的は、気道の開放性を改善・維持することです。しかし、必要のない吸引は患者へ苦痛を与えるだけであり、ルーチンでの吸引は避け、アセスメントを行ったうえでの気管吸引が必要となります。

【気管吸引の適応】

▶分泌物が存在し、患者の呼吸を妨げている場合であり、その分泌物が、吸引可能な位置（気管から気管分岐部まで）にある場合
▶聴診により、気管から気管分岐部までの間に低音性連続性副雑音が聴取できる場合
▶チューブ内に分泌物が確認できる場合
▶人工呼吸器のグラフィック波形で、のこぎり歯状の波形を認める場合
▶胸部の触診で振動が感じられる場合
など

【閉鎖式気管吸引】

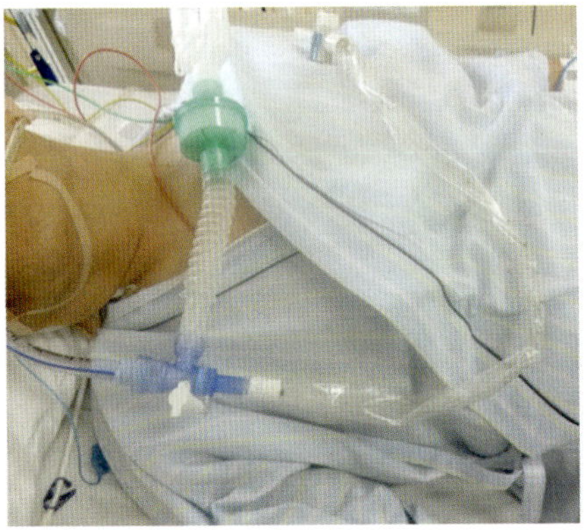

閉鎖式吸引は、開放に伴うPEEPの解除、低酸素を避けることができる。PEEPをかけた人工呼吸器管理を行っている場合、PEEPの解除に伴い、肺胞の虚脱につながることから、容易な開放は行わないようにする

4 人工呼吸器関連肺炎（VAP）予防

▶人工呼吸器装着中に注意すべき合併症が、人工呼吸器関連肺炎（ventilator-associated pneumonia：VAP）です。

▶VAPは人工呼吸開始後、48時間以降に発生した新たな肺炎のことをいい、死亡率の増加、予後に大きな影響を与えるため、VAP予防のためのケアの介入が必要です。

▶日本集中治療医学会では、「人工呼吸器関連肺炎予防バンドル2010改訂版」をホームページで公開しています。

【人工呼吸器関連肺炎予防バンドル 2010 改訂版】

1．手指衛生を確実に実施する 2．人工呼吸器回路を頻回に交換しない 3．適切な鎮静・鎮痛をはかる。特に過鎮静を避ける 4．人工呼吸器からの離脱ができるかどうか、毎日評価する 5．人工呼吸中の患者を仰臥位で管理しない

日本集中治療医学会ホームページより転載
https://www.jsicm.org/pdf/2010VAP.pdf（2018. 8.20. アクセス）

❶口腔ケア

▶人工呼吸中はVAP予防のため口腔内の清潔を保ち、口腔内の観察を怠らないようにすることが大切です。

▶挿管チューブからの口腔内細菌の垂れ込みを防ぐためのカフ圧管理などを行っていくことが必要です。

【口腔ケアの手順】

①体位調整→可能であれば、側臥位とし、患者の顔を横に向ける ②カフ圧を 30mmHg へ調整する ③口の周囲の汚れを拭きとる ④口腔内の観察を行い、スポンジ、歯ブラシを用いたケアを行う ⑤保湿ジェルを用いて乾燥予防に努める→口腔内の乾燥が強いと、細菌の繁殖の原因となる

⚠ **口腔内の乾燥が著明な場合、無理にケアを行うことで口腔内を傷つける可能性もあります。また、無理に舌苔を除去しようとこすってしまうと、味蕾を傷つけ、味覚が障害されてしまいます。**

POINT

ケアを行う 15 ～ 30 分ほど前に保湿ジェルを塗布しておくことで、汚れが浮き、除去しやすくなります。一度のケアで取ろうとせず、ケアの回数を増やし、徐々に落とします。

❷カフ圧の調整

▶気管動脈圧は 34 ～ 40mmHg 程度であり、カフ圧は 30mmHg に調整することが望ましいといえます。

⚠ **これ以上高くなると、血流障害を起こし、気管の壊死へとつながります。反対に低すぎると、口腔内の唾液が気管内へ垂れ込み、VAP を発生しやすくなります。**

▶カフは自然に脱気するため、各勤務帯でのカフ圧調整を行います。

7 体液管理

手術は身体にとって大きな侵襲となり、さまざまな変化を起こします。術後は、生体反応が大きく変化し、水分バランスも崩れ、容易に循環血液量不足へ陥る可能性が高くなります。術後の循環動態とともに、IN-OUTバランスに注意が必要です。

1 術後の体液の状態

▶健常時、毛細血管壁はタンパク質以外の水分を通しますが、手術による身体への炎症反応により、血管内皮細胞間隙が拡大し、血漿などの血液の液体成分が血管外である間質やサードスペース（非機能的細胞外液）へ移行します。そのため、術後の水分バランスはプラスバランスへ傾きますが、血管内の循環血液量は減少します。循環血液量が減少することにより、有効な心拍出が得られず、循環動態の変動、腎機能の低下が起こります。

▶間質への水分の移行により、呼吸状態の悪化などのさまざまな合併症を引き起こします。術後は水分バランス、尿量の増減に注意し、全身状態の観察を行うことが重要です。

▶回復期に移行すると、サードスペースへ移行した細胞外液はもとの細胞部分に戻り、循環血液量が増加します。これをリフィリングといい、術後 48 ～ 72 時間で起こることが多いです。この時期に心機能、腎機能に問題がなければ尿量が増加します。

【サードスペースとは？】

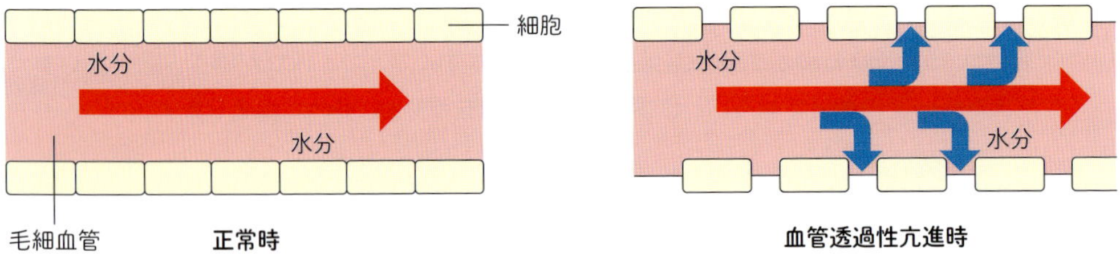

2 術後の輸液管理

▶術直後は、人工心肺のプライミング液などの血液希釈により、一時的に多尿となりますが、術後はサードスペースへの水分の移行などから、循環血液量が減少します。そのため、モニタリングを行い、必要に応じて輸液速度の変更、膠質液（アルブミン）

の投与を行います。

【体内の水分量】

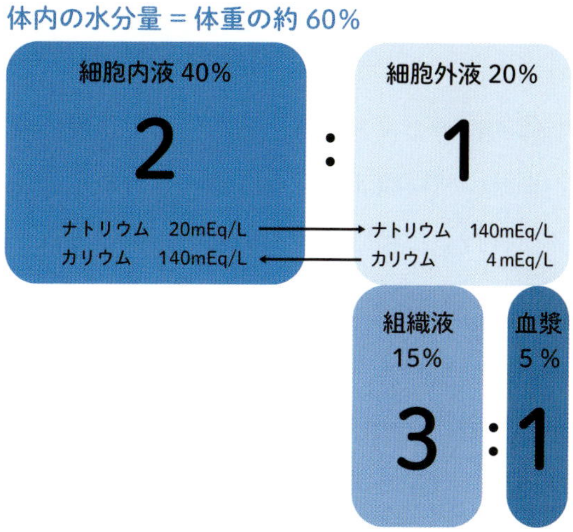

▸細胞内外の間には「細胞膜」が存在し、水分は自由に移動できるが、電解質は自由に移動できない。水の移動を規定するのが「晶質浸透圧」であり、主にナトリウムが関与する
▸細胞内外の電解質の濃度を一定に保つため、ナトリウム－カリウムポンプにより、細胞内のナトリウムを細胞外へ、細胞外のカリウムを細胞内へ移送する

▸組織液と血漿の間には「毛細血管壁」があり、水や電解質は自由に移動できるが、アルブミンは移動できない
▸毛細血管壁の水の移動を規定するのが「膠質浸透圧」であり、主にアルブミンが関与する

【輸液の体液分布（輸液 1000mL 投与の場合）】

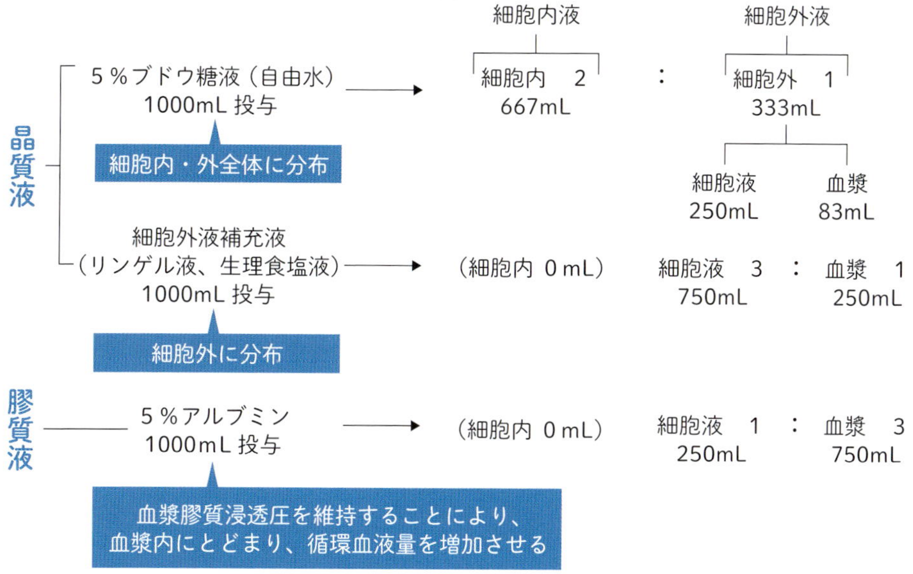

❶晶質液

▸晶質液は循環血液量増加の目的で使用されることが多く、等張液が多く使用されます。
▸晶質液は投与量の 1/4 ～ 1/3 程度しか血管内に残らないため、循環血液量を増加させるためには、目標循環血液量の 3 ～ 4 倍の投与が必要となります。
▸血管透過性亢進から、過剰投与となれば血管外への水分のシフトにより、浮腫の増大が起こりやすくなります。そのなかでも肺は水分を引きつけやすく、肺水腫の原因となることが多くなるため、過剰投与には十分注意する必要があります。

❷膠質液

▶膠質液はタンパク質からなる製剤であり、晶質液に比べ血管内に長く留まり、膠質浸透圧を維持します。

▶循環血液量を確保する場合、晶質液の 1/4 の量でよいとされており、少ない投与量で、循環血液量の増加が期待できます。また、組織間液より血管内へ水分を引き寄せる性質をもっており、サードスペースへ移行した細胞外液を血管内に戻すことも期待できます。

❸ルート管理

▶術後はさまざまな薬剤が投与されるため、どのルートからどの薬剤が投与されているか確認します。

【ルート管理の例】

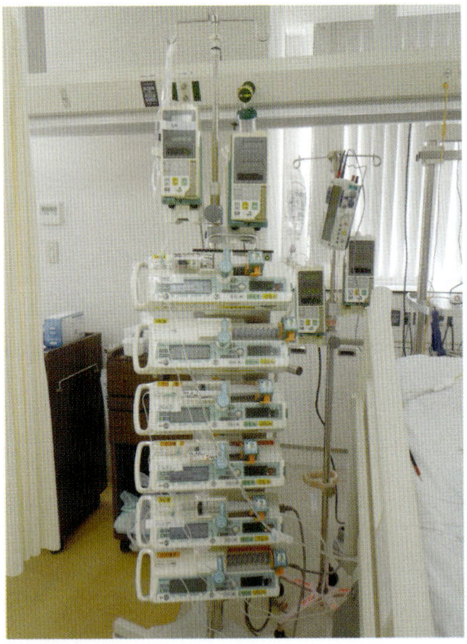

術後は多くの薬剤が投与されるため、薬剤、流量が見やすいように工夫している

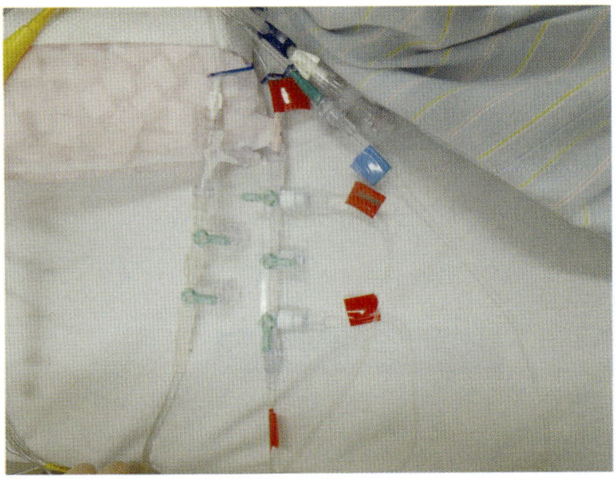

■血管収縮薬
■血管拡張薬
□メインルート

当院では、「メイン輸液投与ルート」「血管拡張薬投与ルート」「血管収縮薬投与ルート」を区別できるようにし、現在投与されている薬剤がすぐにわかるよう工夫を行っています。

8 術後の急変と心肺蘇生

心臓血管外科術後は、低心機能、不整脈の出現、大量出血、心タンポナーデなどにより、VT・VFなどの致死的不整脈の出現の可能性が高くなります。

▶術後は除細動器がすぐに使用できるようにすることが大切です。心室性不整脈時には除細動を行い、徐脈や PEA、asystole 時にはペーシングを行えるようにします。

❶低心拍出量症候群（low output syndrome：LOS）

▶心臓血管外科術後では、術中の心停止による虚血、再灌流障害などによる心機能の低下から、心拍出量が十分に得られず、末梢循環不全へ陥ることがあります。

▶前負荷の適正化、強心薬の投与などが行われますが、改善がみられない場合は補助循環の適応となるため、術後の循環動態には十分注意していく必要があります。

【Low Output Syndrome 診断基準】

1．血圧	収縮期血圧 80 ～ 90mmHg 以下
2．中心静脈圧	上昇（特に 15cmH_2O 以上）
3．左房圧	上昇（特に 15mmHg 以上）
4．尿量	0.5mL/kg/ 時以下が 2 時間以上
5．四肢	冷感、チアノーゼ
6．心係数	2.2L/ 分 /m² 以下
7．1 回心拍出係数	25mL/ 回 /m² 以下
8．全末梢血管抵抗	1800dynes/ 秒 /cm^5 以上
9．酸素消費量	100mL/ 分 /m² 以下
10．中枢－末梢温度較差	3 ℃以上

小林順二郎，伊藤文代総監修：新版 国循 ICU 看護マニュアル．メディカ出版，大阪，2014：144．より引用

❷心タンポナーデ

▶正常では心膜腔内に生理的に 15 ～ 50mL の心嚢液が存在しますが、それを超えて心嚢液が貯留することを心嚢液貯留といいます。

▶心嚢液貯留に伴い、心膜腔内圧が上昇し、心室拡張障害が生じたものを心タンポナー

デといいます。急激な心嚢液増加に伴う心膜腔内圧上昇では、心拍出量の低下から循環不全をきたし、ショック状態となります。

▶心タンポナーデの症状として **Beck の 3 徴**があり、**①低血圧、②頸静脈怒張、③心音の微弱化**の症状がみられます。Beck の 3 徴すべてがそろうことはまれですが、症状に注意し観察を行います。

▶その他、心タンポナーデの重要な所見に**奇脈**があります。奇脈は吸気時に収縮期血圧が呼気時に比べて 10mmHg 以上低下する現象をいいます。これは、吸気によって右室容積が相対的に大きくなり、心室中隔に押されるかたちで左室容量が低下し、その結果、心拍出量が低下することで起こります。

▶心臓血管外科術後、心嚢ドレーンの閉塞により、排液が妨げられることで起こることもあるため、ドレーンからの急激な排液量の減少には注意が必要です。

▶心タンポナーデは、胸部 X 線、心エコーを行い、必要があれば、再開胸により心タンポナーデの解除を行います。

文献

1）清水敬樹編：ICU 実践ハンドブック 病態ごとの治療・管理の進め方．羊土社，東京，2009.
2）濱本実也：晶質輸液，膠質輸液，輸血，どうやって使い分けするの？ 超急性期の輸液管理 Q & A．重症集中ケア特別編集号 2011；10（7）：22-25.
3）小林順二郎，伊藤文代監修：新版 国循 ICU 看護マニュアル．メディカ出版，大阪，2014.
4）医療情報科学研究所編：病気がみえる vol. 2 循環器 第3版．メディックメディア，東京，2010.
5）道又元裕監修：ICU 3年目ナースのノート．日総研出版，名古屋，2013.
6）日本呼吸療法医学会気管吸引ガイドライン改訂ワーキンググループ：気管吸引ガイドライン 2013（成人で人工気道を有する患者のための）
http://minds4.jcqhc.or.jp/minds/ES/CPGs2013_EndotrachealSuction.pdf（2018. 8. 20. アクセス）
7）日本集中治療医学会 ICU 機能評価委員会：人工呼吸器関連肺炎予防バンドル 2010 改訂版
https://www.jsicm.org/pdf/2010VAP.pdf（2018. 8. 20. アクセス）
8）日本集中治療医学会，日本呼吸療法医学会，日本クリティカルケア看護学会：人工呼吸離脱に関する 3 学会合同プロトコル
https://www.jsicm.org/pdf/kokyuki_ridatsu1503b.pdf（2018. 8. 20. アクセス）
9）田中竜馬:Dr. 竜馬の病態で考える人工呼吸管理 人工呼吸器設定の根拠を病態から理解し，ケーススタディで実践力をアップ！ 羊土社，東京，2014.
10）ロバート・M. ボージャー：心臓手術の周術期管理．メディカル・サイエンス・インターナショナル，東京，2008.
11）ポール L. マリノ：ICU ブック．メディカル・サイエンス・インターナショナル，東京，2015.
12）石橋賢一：循環器疾患．医学書院，東京，2014.
13）道又元裕監修：ICU ビジュアルナーシング 見てできる臨床ケア図鑑．学研メディカル秀潤社，東京，2014.
14）道又元裕著者代表：系統別看護学講座 別巻4 クリティカルケア看護学．医学書院，東京，2008.
15）林淑朗，讃井將満編：疼痛・興奮・譫妄．INTENSIVIST 2014；6（1）：1-124.
16）田端実，讃井將満編：心臓血管外科 前編．INTENSIVIST 2015；7（4）.
17）田端実，讃井將満編：心臓血管外科 後編．INTENSIVIST 2016；8（1）.
18）露木菜緒：初めての人が達人になれる 使いこなし人工呼吸器．南江堂，東京，2012.

PART 2
心臓血管外科看護の流れとポイント

外来～入院～術前

手術室

術後［ICU］

術後［病棟］～退院

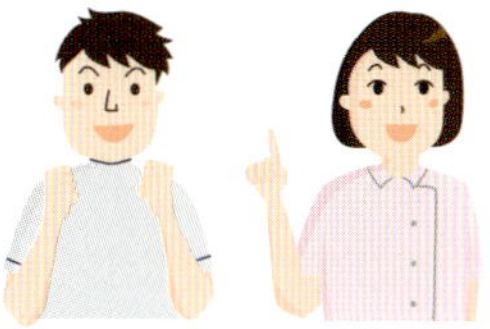

心臓血管外科の患者は、手術直後はICUへ入室し、
状態が安定すると1～3日程度で一般病棟へ転棟します。
一般病棟へ転棟後は、急性期を脱してはいますが、状態が悪化する可能性は十分にあり、
日々観察し、退院に向けて支援することが必要です。

1 術後合併症の予防と対応

心臓血管外科術後は、さまざまな合併症が起こる可能性があります。全身を評価できるよう常に観察することが大切です。

▶術後急性期は、手術中の体外循環や全身麻酔による手術侵襲により、全身への影響が大きく、全身状態は不安定のため、ICUでは心電図モニターやさまざまな付属物により管理されます。

▶一般病棟では、手術直後に挿入されていたスワンガンツカテーテルやAラインなどは抜去されるため、指標となるものが少ないなか、患者の状態を注意深く観察することが必要です。

▶一般病棟へ転棟後は、術後心身ともに安定した状態で心臓リハビリテーションが順調に進み、患者が日常生活上の注意点を理解し、不安なく退院できることを目標にしています。

1 心膜炎、心筋虚血

起こりやすい手術　弁置換、弁形成、冠動脈バイパス術

▶手術後には、血栓形成による冠動脈グラフトの閉塞、ストレスや不安などにより引き起こされる冠動脈の攣縮、心膜切開に伴う心膜炎を引き起こす恐れがあり、その場合、心電図にて**ST上昇**がみられることがあります。

▶心膜炎によるST上昇の場合は、循環動態は安定していることが多く、採血での心筋逸脱酵素の上昇はありますが軽度であり、自然に数日で元に戻ります。

▶手術後冠動脈の攣縮やグラフト閉塞によって心筋虚血・梗塞が生じると、血圧低下、致死性不整脈の出現など、循環動態が不安定となります。そのような場合には、12誘導心電図の変化や心エコー検査による心臓壁運動低下部位により、虚血の部位・原因を診断します。

▶心電図の変化だけでなく、自覚症状として**胸部症状の有無を確認する**ことも重要です。このような場合の胸部痛は「しめつけられる」「重圧感」などを伴う放散痛となって現れることが多く、創部痛との判別が必要です。

▶また、グラフト閉塞を予防するために、目標血圧の維持や脱水へ傾かないよう、水分出納管理をする必要があります。

2 低心拍出量症候群（LOS）

起こりやすい手術　すべての術式

▶手術侵襲や人工心肺による心収縮力低下、出血、利尿薬による多尿、血管透過性亢進や血漿希釈などによる血管内脱水により循環血液量が減少し、LOSをきたします（→ p.129 参照）。

▶LOSがみられた場合、心臓の前負荷を適正にし、後負荷を軽減させるために、適宜補液をする、または利尿薬、強心薬、血管拡張薬の投与を行います。そして水分出納、血圧変動に注意して観察する必要があります。

3 不整脈

起こりやすい手術　弁置換、弁形成

▶脱水や貧血、発熱や炎症、胸腔内の心囊液や胸水の貯留などにより、洞性頻脈や一過性の心房細動が出現することが多くあります。そのような場合、排泄や食事などによる心負荷をきっかけとすることもあります。

▶僧帽弁狭窄症、閉鎖不全症では、術前から心房細動を併発していることも多く、弁置換や弁形成の手術を行う場合には、**メイズ手術**が同時に行われる場合もあります。しかし、メイズ手術により手術直後は洞調律へ復帰しても、術後2～3日で心房細動を起こすことがあります。

▶電解質の異常により、心室性不整脈が出現することも考えられ、血液検査データを日々確認し把握しなければいけません。内服薬の中でβ遮断薬を服用している場合は、副作用として高度の徐脈になることもあり、使用量に注意が必要です。

▶手術後はさまざまな要因により不整脈を起こす可能性があり、心電図モニターでの観察、そして胸部痛や動悸など自覚症状の観察が重要になります。

4 心タンポナーデ

起こりやすい手術　弁置換、弁形成、冠動脈バイパス術

▶手術後、心臓縫合部からの出血や抗凝固剤投与による出血により、心囊液が貯留してしまった場合、心臓の拡張障害が起こり、心タンポナーデを引き起こします。その結果、急速に循環動態が悪化し、血圧低下や脈拍の増加、呼吸困難というような症状が現れ、ショック状態へとつながります。

▶心囊ドレーン挿入中は、ドレーンが詰まることにより心囊液貯留を引き起こすこと

も考えられるため、適宜ドレーンのミルキングを行い、閉塞を予防する必要があります。

▶このような症状が現れ、心タンポナーデが疑われた場合には心臓超音波検査を行い、心嚢液の貯留がみられた場合には**心嚢ドレナージ術**を行います。

5 感染

起こりやすい手術　**すべての術式（糖尿病や感染性心内膜炎の患者は特に注意が必要）**

▶人工弁や人工血管を置換した患者の場合、体内には人工物が入っています。そのため、感染には十分注意しなければなりません。

▶人工弁や人工血管の感染は、発熱や人工血管周囲の腫脹・熱感、採血データとしては炎症反応や白血球数の上昇として現れます。

▶創部の感染の場合には、創部の腫脹・発赤・熱感や、滲出液や膿がみられることが多くなります。

▶これらの感染を示唆する異常を早期に発見し、対応するため、日々バイタルサインや創部状態の観察、胸部X線検査やCT検査の結果の確認、採血データの把握をし、術後の経過をアセスメントすることが必要です。

▶人工弁の感染は、血栓塞栓症を引き起こし、人工弁周囲の腫瘍により刺激伝導障害へつながる場合もあります。人工血管の感染は、膿胸を引き起こし、大血管の脆弱化へつながり大出血を起こす恐れもあります。

▶胸腔内や心嚢内のドレーン、尿道カテーテルなどの長期留置による感染症を予防するため、それらの付属物は不要であれば早期に抜去することが望ましいといえます。

▶**糖尿病を合併している場合には、より感染の危険性が高くなります。**そして、糖尿病の有無にかかわらず、高血糖は感染の危険を高めるため、術後の血糖コントロールが重要です。

6 呼吸器合併症

起こりやすい手術　**人工血管置換、冠動脈バイパス術、弁置換、弁形成**
喫煙者も注意が必要

▶全身麻酔や気管挿入の影響により、術後肺炎や無気肺などの呼吸器合併症を引き起こす恐れがあります。これは手術直後だけでなく、ICUから一般病棟へ転棟後も同様です。これらの呼吸器合併症の早期発見のためにも、定期的に胸部X線検査を行い、結果を確認し比較することが必要です。

▶胸部X線検査により胸郭比や胸水貯留、無気肺、肺炎の状態などを確認することができます。そして、それら呼吸器合併症から引き起こされる酸素飽和度の低下や肺音の減弱、呼吸苦や倦怠感などの自覚症状を観察しましょう。

7 腎不全・肝機能障害

起こりやすい手術 腹部人工血管、ステントグラフト内挿術

▶手術前より糖尿病、高血圧などを既往にもつ患者では、手術後腎機能障害を合併することが考えられます。心機能の低下などにより心拍出量が低下した場合には、水分過剰により容易に心不全、そして、腎機能障害による**高カリウム血症**を引き起こすため注意が必要です。

▶バイタルサインの変化や尿量の減少、体重の増加、血液検査により、腎機能や肝機能、電解質バランスの観察が必要です。

8 脳合併症

起こりやすい手術 TEVAR、上行〜弓部置換術

▶心房細動による血栓形成などが原因となり、手術後、脳梗塞を発症する危険性があります。

▶脳梗塞を発症した場合、必要に応じ、脳保護薬、抗浮腫薬、抗けいれん薬、脳代謝改善薬の投与、抗凝固療法（脳出血が否定された場合）を行います。

▶血栓形成を防ぐため、必要な場合には手術後抗凝固薬の点滴を数日間行います。手術後心房細動などの不整脈が現れた場合には、脳梗塞発症のリスクが高まるため、より注意が必要です。

▶全身状態として脱水へ傾くことで血栓形成のリスクは高まるといえ、**脳梗塞発症を予防するためにも水分出納管理が重要であり、必要である場合には補液を行います。**

9 術後イレウス

起こりやすい手術 下行の人工血管置換術

▶イレウスとは、腹部の人工血管置換術や腹部のステントグラフトなどの術後に、胃や小腸、大腸が麻酔薬の影響や活動の低下により、腸管の運動が弱くなったりほとんどなくなったりした状態をいいます。

▶活動を促し、緩下剤の服用により腸の蠕動運動を活発にします。

10 深部静脈血栓症（DVT）

起こりやすい手術 下肢バイパス術

▶術後のベッド上安静により起こりやすい状態で、下肢からの血流の戻りが悪く、うっ滞することで血栓ができることを指します。

▶**弾性ストッキングの着用と下肢の運動**をすることで、血液が戻る作用（筋肉のポンプ）を促進することにより予防します。

▶術後に血栓ができていることもあるため、歩行開始時は注意が必要です。

11 予防 体重管理

▶手術後、病棟では患者が転棟した日から退院まで、毎日体重測定を行っています。

▶手術後、侵襲期では一時的に体重は増加しますが、正常な経過である場合には利尿期を経て徐々に体重は減少していきます。

▶手術前、手術後の体重を比較しながら体重の変化を追い、尿量や食事摂取量をみながら利尿薬の調整を行います。

▶手術後、体重が増加傾向である場合には、心負荷を軽減するため飲水制限を行うこともあります。

12 予防 抗凝固療法

▶弁置換術後の患者は、弁の種類にもよりますが、多くの場合、機械弁であれば永続的に、生体弁であれば術後３か月をめやすに抗凝固療法が必要で、**ワーファリン**を服用します。

▶心房細動を合併している場合は、人工弁の種類に関係なくワーファリンなど抗凝固薬の服用が必要です。

▶ワーファリンを服用している場合、PT-INR の値により効果を確認し、内服量を調整します。ワーファリンの効果の出やすさは患者によって異なるため、日々の採血によりその効果を確認することが必要です。

▶効果が強くなってしまった場合には、出血傾向などのリスクがあり、拮抗薬を投与することもあります。**ワーファリンはビタミンＫにより作用が減弱するため、ビタミンＫを多く含む食品（納豆やクロレラなど）を摂取しないよう患者へ指導します。**

13 予防 創部管理

▶手術後の創部は、カラヤヘッシブなど静菌作用のある保護材を使用し、数日間は閉鎖状態を保ちます。

▶創部の観察は毎日行い、感染徴候や出血、縫合不全などの有無を観察しなければなりません。

▶創部に異常がなく経過し、医師の指示によりカラヤヘッシブなどの保護材を除去後、シャワー浴可能となります。その後はシャワー浴にて創部を洗浄し、創部の清潔を保ち、創部からの感染を予防する必要があります。

▶保護剤が除去された後も、創部汚染による感染や縫合不全による創部離開を引き起こす可能性があり、日々創部を観察することが重要です。

▶創部痛に対しては、医師の指示のもと鎮痛剤を調整し疼痛コントロールを図ります。創部痛は、手術後のリハビリテーションの進行、そして手術後のADL拡大へ大きくかかわるため、患者の訴えを傾聴し適切な疼痛コントロールを行う必要があります。

2 退院オリエンテーション

自宅での生活に向けて、患者が生活する際に困らないように、注意した生活ができるようにかかわります。

1 退院支援の目的

- ▶退院支援の目的は、その病気の再発予防と残存機能の維持、患者の自立のサポートです。
- ▶看護師は、患者の生活の質（quality of life：QOL）を重視した退院支援を行うことが大切であり、患者とともに退院後の生活を考え、患者が安心して退院できるように援助する必要があります。
- ▶退院後の生活指導においては、血圧の管理、食事、運動、排泄、入浴、内服管理などを、患者の個別性を考え、退院後の日常生活と照らし合わせながら、できるだけ具体的な説明やアドバイスを行うことが重要です。

2 退院支援のタイミング

- ▶退院支援のタイミングは、術後の経過にもよりますが、早期に介入することが望ましいといえます。早めに介入することで、退院後の問題点を早期に抽出することができ、退院支援の準備を整えることが可能になります。
- ▶まず、入院の時点で退院支援が必要かどうかスクリーニングを行います。退院支援が必要な患者については術後の経過をみて、ソーシャルワーカーへ介入を依頼するなど、早期に退院調整を図ります。
- ▶当院では、術後ICUから一般病棟へ転棟した日より3日後に退院支援日を設定しています（患者の状態に応じて調整します）。自己において健康管理ができる患者については、本人へ生活指導を行いますが、家族の支援が必要な患者の場合は、家族を含めて指導を行うようにしましょう。

3 退院支援の実際

血圧管理

▶術後の出血や心負荷軽減のため、血圧を厳重にコントロールする必要があります。疾患や手術内容によって血圧指示は異なり、それぞれの患者に合わせた説明が必要です。

▶**高血圧は全身の動脈硬化を引き起こし、さまざまな疾病の引き金にもなります。**これらのことから、退院後も継続して血圧をモニタリングするように指導する必要があります。

▶**毎日決まった時間に測定し、**結果は血圧手帳などのノートに記録し、経時的にみられるよう指導しましょう。

POINT

血圧計の購入を勧めましょう。さまざまなタイプの血圧計があります。

不整脈

▶術後不整脈は、人工心肺使用による心筋の浮腫、大動脈遮断・心停止の影響、心筋虚血、低カリウム血症、循環血液量の減少、呼吸負荷、ストレスなどが要因で起こることがあります。

▶排泄や電解質の補正・リハビリテーションなどの刺激で不整脈が誘発されることもあるので、注意が必要です。

▶退院後も不整脈が出現する可能性はあります。脈拍の測定方法の指導や、症状出現時の対策について説明しましょう。

POINT

わかりやすいよう具体的に脈の測定方法の指導を行います。

体重管理

▶術後は毎日体重測定を行い、体重の増減を確認します。

▶退院後も毎日起床時、排尿後に体重測定を行うよう指導しましょう。**1週間に1kg以上体重が増加していないか、下肢浮腫の有無について観察すること**が大切です。

POINT

胸水貯留や腎機能障害から体重増加が引き起こされていることも考えられます。入院中から体重測定を習慣づけていきます。

水分制限

▶術後の循環動態は非常に不安定なため、循環血液量を増加させることで余計な心負荷がかかり、胸水貯留や心機能の低下をまねくことになりかねません。

▶心臓血管外科の手術を受ける患者は、術後に一時的な水分制限が必要となることがあります。心臓の状態が安定してきたら、徐々に水分制限を緩和していきます。

POINT

ペットボトルやコップなどを例に挙げ、飲水量がわかりやすいように説明しましょう。

食事

▶塩分を摂りすぎると、高血圧や浮腫、腎臓疾患、不整脈など、身体にさまざまな影響が出てきます。

▶**入院中の食事は塩分を6g以下に制限します。**もちろん退院後も塩分制限食を継続する必要があります。希望があれば、入院中に栄養士より本人および家族へ栄養指導を行ってもらうように調整しましょう。

POINT

できるだけ塩やしょうゆではなく、香辛料やわさび、しょうがなどを利用するよう指導します。

便秘

▶便秘による努責は心負担を増加させるとともに、創部への負担をかけてしまうため、排便コントロールが大切です。

▶食事の工夫（繊維の多いものを摂取する）、緩下薬の服用、坐薬や浣腸の使用など、患者に適した方法を選択しましょう。

POINT

入院前の排便状況や生活習慣から、患者それぞれにあった排便コントロールの方法を考えましょう。

感染予防

▶心臓血管系の手術は人工材料（人工血管や人工弁）が使われていることが多いため、感染予防が大切です。そのため、患者へ感染の危険性についての理解と予防の必要性を指導しましょう。

▶具体的には、感染経路となる**口腔、陰部、創などの清潔、歯科治療時の注意、風邪を予防すること**です。

▶齲歯がある場合は早めに治療が必要ですが、抗凝固薬や抗血小板薬を内服している患者の場合は、医師に相談をしたうえで歯科医を受診するように説明しましょう。

POINT

感染により再手術となる可能性もあります。感染予防の重要性をしっかりと伝えましょう。手洗いうがいは、すべての基本です。

創部

▶手術の際に胸骨を切開している場合、完全に癒合するまで３か月以上かかります。それまで、胸骨を保護する目的で胸帯を装着するため、正しい装着方法について指導を行います。

▶創部は、**毎日シャワーで洗浄する**ように指導し、感染予防に努めます。ゴシゴシと強く洗わず、愛護的にやさしく洗うように説明しましょう。

▶退院後の外来まではシャワーのみ可とし、入浴については医師より許可が出てから行うように説明しましょう。

POINT

入院中に必ず１回はシャワーに入り創部洗浄の方法を指導します。またシャワー後の創部状態を観察します。

温度差

▶**急激な温度差は、血圧の変動をきたします。**夏場では冷房の効きすぎで外気温との温度差が生じるため、冷房の設定温度を低くしすぎないように注意が必要です。冬場では浴室・脱衣所や冷え込んだ外気にさらされるときに急激な温度差が生じます。

▶浴室の温度に注意して、適度の湯に短時間入るように説明しましょう。浴室は暖房器具で暖めて温度差を少なくするように指導しましょう。

▶外に出る際は首元にマフラーなどを巻いて、冷気が身体に入り込まない工夫をすることも大切です。

POINT

防寒は風邪の予防、感染予防にもつながります。

仕事

▶仕事の開始は、退院後の初回外来受診にて異常がないことを確認してからとなります。はじめから手術前と同じ状況で働くのではなく、身体的回復状態や職場の状況により時間短縮したり、無理のない通勤方法を選択して少しずつ復帰します。

▶復職の時期については、医師と相談しながら決めるよう伝えましょう。

POINT

患者それぞれの仕事に合わせて、復帰の時期や業務量など相談しましょう。通勤時の満員電車など身体へ負担が考えられるものは避けるように伝えます。

家事

▶家族の協力を得て、負担がかからない程度に抑えましょう。

▶**重いものを持ったり、上半身を動かしたりする動作は血管や創に負担がかかる**ため、家族に手伝ってもらうように説明します。

POINT

1人暮らしなのか、同居している家族はいるのか、誰が家事をするのかなどを確認しましょう。

趣味・運動

▶ゴルフや野球など上半身を激しく動かすスポーツは、術後２～３か月は控えましょう。

▶ウォーキングなど適度な運動は体力回復やリフレッシュに効果的です。

POINT

適度な運動は入院中に落ちてしまった筋力の回復につながります。無理をしない程度に運動するよう指導しましょう。

禁煙

▶ニコチンは心拍数の増加、末梢血管の収縮、血圧上昇、動脈硬化の増加の作用があるため、絶対に禁煙が必要です。このことを患者が理解できるように指導します。

POINT

手術前は喫煙していたという患者は多く、入院中は禁煙できていても、退院すると喫煙してしまう患者がいます。禁煙は絶対に必要であること、喫煙によるリスクを説明し、禁煙を指導しましょう。家族への協力を仰ぐことも効果的です。

飲酒

▶アルコールは動脈硬化を増強させ、心疾患があると不整脈の出現、心筋収縮力の低下をまねきます。また、飲酒をすることで水分・塩分摂取量の増加をきたします。

▶飲酒には精神的なストレスの解放や睡眠を得られる効果もあるため、一概に否定するのではなく、飲み方を指導する必要があります（ビール中瓶１本、または日本酒１合くらいをめやすに）。

POINT

禁酒の必要はありませんが、適度な量でなければいけません。入院前の飲酒の習慣を確認しながら指導してもよいでしょう。

退院後の外来

▶創部の発赤や腫脹、疼痛など感染徴候がある場合、高熱が出た場合、不整脈が出現した場合など、異常が発生したら早めに受診するように説明しましょう。

ワーファリン

▶ワーファリンを内服している患者に対して以下のような説明を行います。

- ビタミンＫを含む食品（納豆、クロレラ、青汁など）の摂取を控える
- アルコールと一緒に飲まない
- 飲み忘れた場合、２回分を一緒に飲まない
- 出血時には、強く長めに圧迫止血する

▶ワーファリンは患者それぞれに合わせた量を内服することが重要です。効果が強く出た場合には出血のリスクを高め、効果が弱まった場合には血栓形成のリスクを高めることにつながります。患者が適切に内服できるよう十分に説明しましょう。

POINT

ワーファリンは重要な薬であることを説明し、理解を促します。内服薬を管理しているのが本人ではなく家族である場合には家族への説明が必要です。

障害者手帳の申請

▶人工弁の手術を受けた患者は、身体障害者手帳の申請ができます。

▶市区町村の窓口にて申請し、身体障害者認定を受ければ医療費の助成が受けられます。詳しく知りたい患者は、メディカルソーシャルワーカー（MSW）へ連絡し、情報提供してもらえるように調整しましょう。

COLUMN 心臓病教室

当院では、退院へ向けた指導の１つとして、循環器系疾患で入院している患者へ向けて「心臓病教室」を開催しています。心臓血管外科の手術を受けた患者だけではなく、循環器内科にて入院している心不全の患者や心筋梗塞後の患者も対象となります。

毎週水曜日に循環器病棟の談話室にて30分程度の講義を行い、患者とその家族へ向けて医師や看護師らの多職種から、心臓病との付き合い方について集団指導を行っています。医師や看護師だけでなく、検査技師や薬剤師、栄養士、リハビリテーションスタッフからの講義があり、それぞれの専門性を活かした指導を行っています。

【講義内容の例】

医師より	▶疾患について ▶病態生理について
看護師より	▶退院後の生活における注意点について ▶自己健康管理について
薬剤師より	▶心臓病に使用する薬剤について ▶内服薬の飲み方について
栄養士より	▶塩分制限について ▶家庭でできる工夫について
臨床検査技師より	▶血液検査や心エコー検査などの説明や必要性について
リハビリテーションスタッフより	▶心臓リハビリテーションについて

心臓病教室では、教室の最後に、講義を聴いていた患者や家族からの質問を受け付けています。さまざまな質問があるため、その際には柔軟な対応と根拠に基づいたわかりやすい回答をする必要があり、さまざまな分野にわたる正確な知識が必要です。多職種と連携し、協力しあいながら指導を行っています。

指導内容は退院後の生活に関することが中心となりますが、個々の生活習慣はすぐに変えられるものではありません。心臓病教室では、これまでの生活をすべて否定するのではなく、退院後に継続できるよう個別性を考え、自分らしく病気と付き合っていく方法を探してもらえるような指導を行っています。

入院前の生活習慣を見直し、変えられるところから少しずつ改善していくことができるようアドバイスをします。集団指導であるため、直接的な個別性のある指導は難しいですが、集団指導のよさを活かし、参加している患者や家族の間で疑問や悩みを共有することで、健康に対する意識を高め、個々の意欲の向上へつなげることができるよう心がけています。

3 退院後の患者支援

病棟からの看護サマリーを基本とし、入院中の患者情報を把握してから、退院後の初回外来受診に対応します。次回の外来受診まで順調な経過をたどるよう、外来でも継続した個別性のある看護が求められます。

1 活動量の確認

▶多くの患者が自宅に帰ると過剰に安静にする傾向にあります。だいたいの患者が、退院後１～２回目の受診で、日常的な動作を積極的に行うよう、医師に指導されているのが現状です。

▶病院と自宅では、物理的な環境の違いだけではなく、「呼べば（医療従事者が）来てくれる」人的環境から「医師や看護師がそばにいない」環境へと変化します。「もし傷が痛くなったら…」「もし苦しくなったら…」という不安が、患者を過剰な安静状態にさせてしまうのです。

▶動かないことにより、空腹感を感じず食事摂取量が低下し、うつ傾向になって来院する患者もめずらしくありません。術式により自宅での運動量に差異が発生することも明らかで、上肢の可動域減少からの関節拘縮も発生しがちです。

【術後に動かないと…】

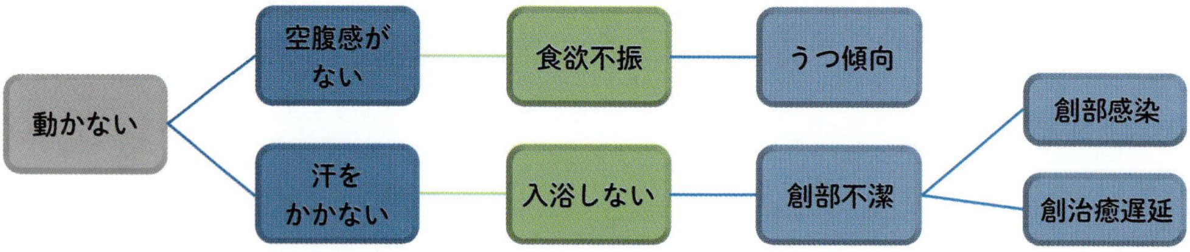

2 創部の確認

▶特に退院後の初回外来において注意深く観察するのが、創状態です。患者が自身の創部を直視できずにセルフケア不足で不潔になる場合や、運動量の低下により発汗の自覚がないため入浴を控えて創部汚染が拡大するケースも少なくありません。

▶入院中に、どの程度の力で創部の周囲を洗ったりこすったりしてよいのかという退院後の生活指導が必要となる場合もあります。

PART 3

疾患別の手術と看護

▶虚血性心疾患
▶大動脈疾患
▶弁膜症疾患
▶末梢血管疾患

心臓血管外科で特に多い疾患の手術を取り上げました。
①疾患の特徴、②手術適応と術式、③手術室看護、④術後合併症について、
写真やイラストを交えながら解説します。

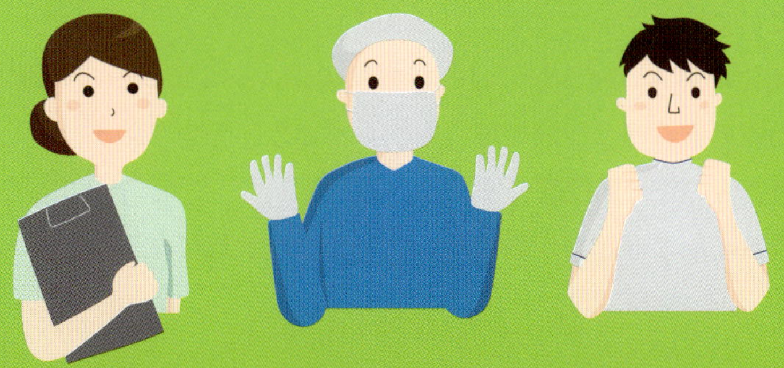

虚血性心疾患

1 疾患の特徴

▶身体の臓器は血液により酸素や栄養の供給を受けています。心臓は収縮・拡張を繰り返し、全身にこの血液を送り出すポンプの役割をしていますが、心臓自体も収縮・拡張するために、心臓の筋肉（心筋）に血液を必要とします。この血液を送り込んでいるのが、心臓のまわりを通っている**冠動脈**という血管です。

【冠動脈の構造】

- 冠動脈は、大動脈の基部にあるバルサルバ洞という場所から２本、**右冠動脈**（right coronary artery：**RCA**）と**左冠動脈**（left coronary artery：**LCA**）が出ている
- LCAは、**左冠動脈主幹部**（left main trunk：**LMT**）からさらに前壁を通る**左前下行枝**（left anterior descending：**LAD**）、側壁・後壁を通る**左回旋枝**（left circumflex artery：**LCX**）の２本に分岐する

つまり → **冠動脈はRCA、LAD、LCXの３本**

- 冠動脈それぞれが栄養する心臓の部位は、以下の一部

▸RCA：右心室前壁、側壁、下壁
▸LAD：左心室前壁、中隔前壁
▸LCX：左心室側壁、後壁

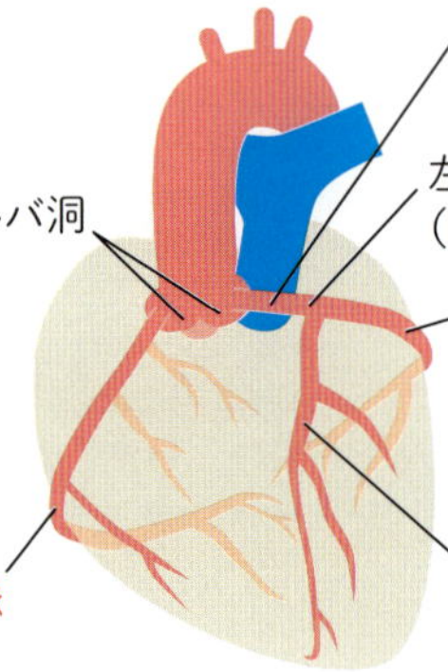

▶虚血とは「血液供給が不足している状態」を意味します。つまり心臓に十分血液が行きわたっていない状態が「虚血性心疾患」です。冠動脈が動脈硬化などの原因で狭くなったり、閉塞したりして、心筋に十分血液が行かなくなることで起こる疾患です。

▶冠動脈が動脈硬化などで狭くなり、血流が悪くなって心筋に必要な血液が不足した状態が**狭心症**です。

▶さらに動脈硬化が進み、何らかの原因で血管内のコレステロールの塊（プラーク）が破れて冠動脈の血管内に血液の塊（血栓）ができ、完全に詰まって心筋に血液が行かなくなったものが**心筋梗塞**です。

▶心筋虚血により心筋の収縮力が弱まることで心不全状態になることもあります（**虚**

血性心不全）。

▶心室細動など、致命的な不整脈を引き起こすこともあります。

【虚血性心疾患の危険因子】

- ▸加齢（男性 45 歳以上、女性 55 歳以上）
- ▸冠動脈疾患の家族歴
- ▸喫煙
- ▸高血圧
- ▸肥満（BMI 25 以上かつ腹囲が男性 85cm、女性 90cm 以上）
- ▸耐糖能異常（境界型および糖尿病型）
- ▸脂質異常症
- ▸精神的・肉体的ストレス

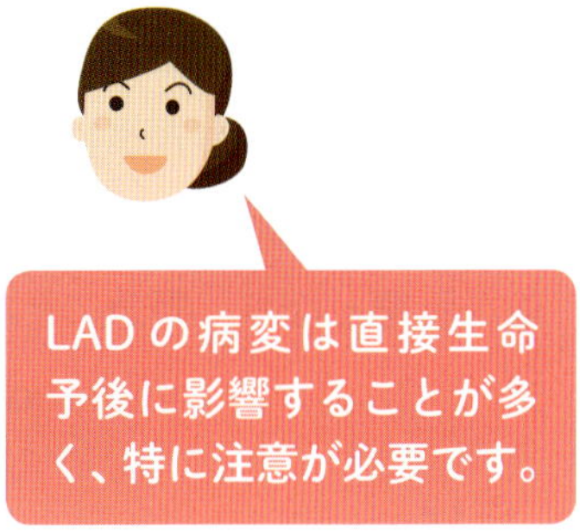
LADの病変は直接生命予後に影響することが多く、特に注意が必要です。

❶ 狭心症

▶運動時など、普段より酸素を必要とする状況では、心臓は血流量を増やして対応しようとします。ところが血液の通り道が狭くなる（狭窄）と、血液の供給が間に合わなくなり、心臓が酸欠状態になって、**胸痛**（**狭心痛**）が起こります。

●症状

▶胸痛は一時的で、数十秒から長くても 10 分くらいです。安静、あるいは硝酸薬（ニトログリセリン）の舌下錠によって数分以内に軽快する経過が特徴的です。

▶高齢者では、前胸部痛により息切れや疲れやすさを訴えることが多くなり、部位も必ずしも胸骨部の痛みではないことがあります。

▶胸痛などを伴わない**無症候性心筋虚血**も、3 割程度の人に認められるといわれています。特に糖尿病を合併している場合、この傾向があります。

▶一般的には、運動など、心臓に負担がかかったときに症状が出現するため、どのくらいの動作で発作が起きるかをある程度予測できます。**労作性狭心症**、**安定狭心症**ともいわれます。

▶一方、**安静時狭心症**が新たに発症したり、発作の回数が増えてきたり、発作を抑える薬が効かなくなったり、軽い動作で発作が起こるようになった状態は、**不安定狭心症**といわれ、心筋梗塞になりやすい状態といえます。

▶特殊な狭心症として、深夜や明け方の就寝中など、安静にしていても起こる狭心症もあり、これは血管のけいれんにより冠動脈の血流が減ったときに起こります。異型狭心症といわれます。

❷心筋梗塞

▶狭くなった冠動脈の内側にたまったプラークに、何かの拍子で亀裂が入ると、その部分を血栓が覆っていきます。この血栓が血管を完全に塞いでしまうと、その先の心臓の筋肉には酸素が届かず細胞が死んでしまいます。これを心筋梗塞といいます。

▶壊死の部分が大きくなると心臓の収縮・拡張ができなくなるため、命にかかわる危険な状態となり、緊急の治療が必要です。前述の不安定狭心症と心筋梗塞を総称して**急性冠症候群**（acute coronary syndrome：**ACS**）とも呼ばれます。

●症状

▶冷汗、嘔気、顔面蒼白を伴う非常に激しく重い胸痛が 20 分以上続きます。ニトログリセリンを舌下あるいは噴霧しても痛みが治まらないことが多いです。

▶不整脈を伴うときは、けいれんや意識消失を起こすこともあります。

2 手術適応と術式

▶虚血性心疾患の治療には、薬物治療、心臓カテーテル治療、**冠動脈バイパス術**（coronary artery bypass grafting：**CABG**）があります。

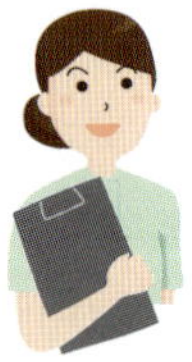

❶冠動脈バイパス術（CABG）の適応

▶冠動脈造影上 75％以上の狭窄、その灌流域の心筋虚血があれば CABG の適応となります。

▶治療方法に関しては原則となる適応基準があります。

【CABG の適応】

- ▸１枝病変で LAD の近位部病変
- ▸２枝病変で LAD の近位部病変を含むもの
- ▸経皮的冠動脈形成術（percutaneous transluminal coronary angioplasty：PTCA）の困難な病変形態
- ▸３枝病変
- ▸左主幹部病変
- ▸PTCA の再狭窄を繰り返すもの

❷ CABG の血管（グラフト）

▶冠動脈の太さは 2 mm 程度、細いものでは 1 mm の血管もあり、CAGB のための人工血管は存在しません。そのため身体の一部から血管を採取し手術に用いることになります。

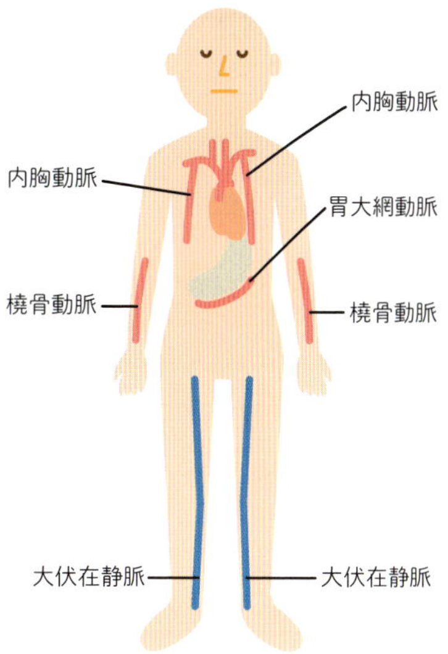

【CABG に使われる主な血管】

内胸動脈 （internal thoracic artery：ITA）	▸鎖骨下動脈の枝であり、有茎動脈グラフトとして使用される ▸胸骨の裏側を縦走する血管で左右 1 本ずつある ▸冠動脈や他の末梢血管と比べると動脈硬化が非常に少なく、開存性にすぐれている。これは壁が薄くエラスチンに富み平滑筋細胞が少ないという特徴によると考えられている ▸一側だけ切り離して使うことができる（in situ graft）のも利点の 1 つといえる ▸バイパス術後の開存率は他のどのグラフトよりもすぐれており、10 年で約 90％といわれている
橈骨動脈 （radial artery：RA）	▸遊離グラフトとして使用される ▸ITA と大伏在静脈の中間的位置にある。1 本の上腕動脈が前腕で枝分かれして橈骨動脈と尺骨動脈になる。手首で触れる脈はこの橈骨動脈の拍動である ▸内腔が大きく、壁厚もしっかりあるため、大動脈に吻合しやすい ▸透析患者のシャントとしても使われる ▸バイパス術後の開存率は、10 年で 50 ～ 90％といわれている
胃大網動脈 （right gastroepiploic artery：RGEA）	▸有茎動脈グラフトで使用される ▸ITA より伸縮性があり、血管攣縮をきたしやすい ▸胃を還流する血管であり、術後、消化器症状に注意する必要がある ▸胃を栄養している血管の 1 つである ▸ITA と同じく in situ graft である ▸バイパス術後の 5 年開存率は RA と同等といわれている
大伏在静脈 （saphenous vein graft：SVG）	▸下腿から大腿の内側を走行する表在静脈であり、遊離グラフトとして使用される ▸静脈グラフトであり、血流は確保できるが、長期的に動脈圧がかかることで、つぶれやすく、長期開存性にはすぐれていない。バイパス術後の 10 年開存率は 50 ～ 60％

③ CABG の方法

▶狭窄病変の末梢側にバイパス血管を吻合することで、狭窄を越えて心筋への血流を増加させることがCABGの目的です。手術前に行っている冠動脈造影を基に吻合する血管を同定し、バイパス血管を吻合します。

【バイパス吻合部位例】

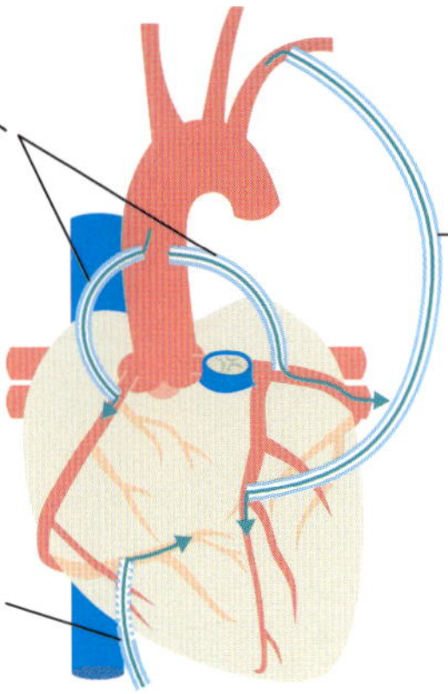

▶冠動脈は心臓の表面を走行していますが、心筋内を走行したり、脂肪に埋まっていることもあるため、目的の血管の同定が困難なこともしばしばあります。

▶CABGの方法としては、人工心肺を使用し、心臓を止めて手術を行う **on pump arrest CABG（心停止）**、人工心肺を使用するが心臓を止めない **on pump beating CABG（心拍動下）**、人工心肺を使用しない **off pump CABG** があります。以前はon pump CABGが主流でしたが、2000年以降は機器の発達に伴いoff pump CABGが急速に普及し、国内ではCABGの約60%がoff pumpで行われているのが現状です。

▶西欧諸国ではoff pump CABGは15 ~ 20%程度にとどまっています。

▶On pumpは、人工心肺による補助を行うため、血行動態が安定した状態での手術が可能です。なお、欠点としては送血管の挿入、また心停止とする場合は大動脈の遮断に伴う塞栓症、特に脳梗塞のリスクが挙げられます。人工心肺を使用する際は、大動脈、特に上行大動脈の動脈硬化の評価は必須となります。

3 手術室看護

① 開胸による CABG

▶On pump CABGでは体外循環なしで、心臓を脱転圧迫、固定した状態で冠動脈吻合を行うため、手術操作中の循環動態が不安定になることもあり、高度な技術を要します。

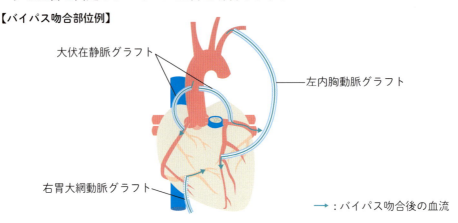

【手術器械・資材の例】

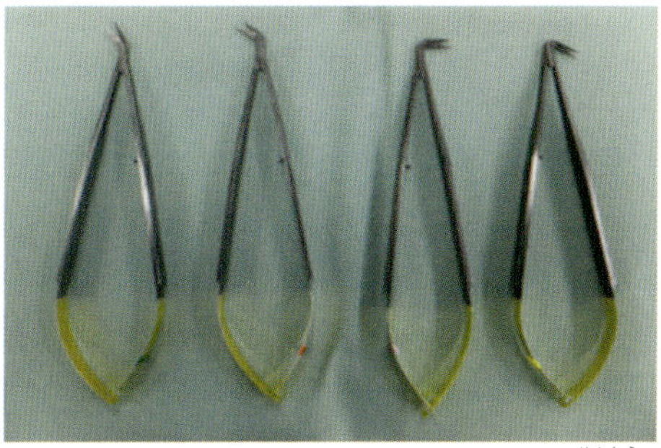

冠動脈切開時に使用するマイクロポッツ剪刀《せんとう》

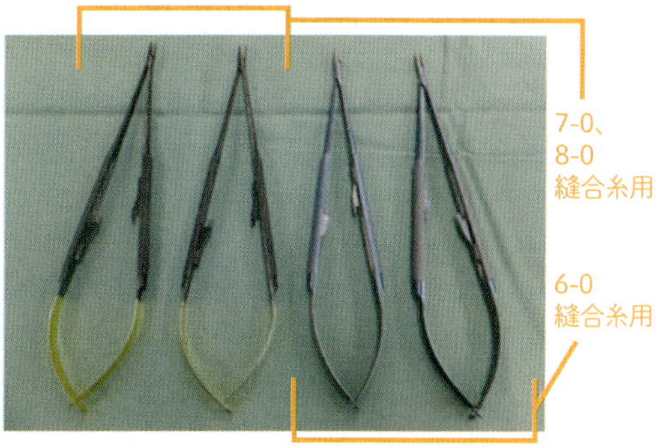

冠動脈吻合時に使用するマイクロ持針器

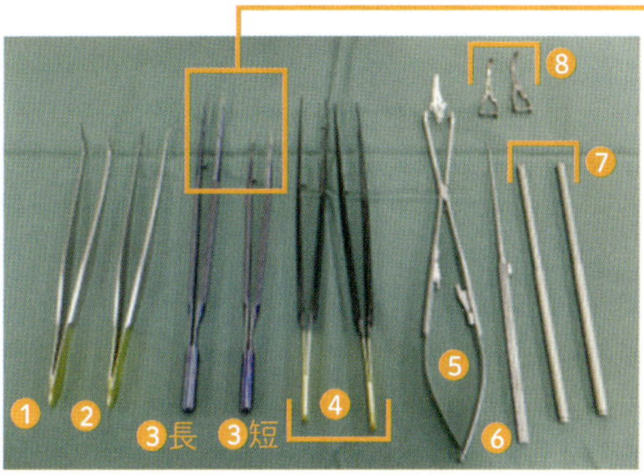

冠動脈吻合時に使用するセッシ、ブルドック、メスホルダー
❶血管セッシ（曲）
❷血管セッシ（直）
❸マイクロセッシ（先玉）
❹マイクロセッシ（玉なし）
❺アプライヤー
❻マイクロフック
❼チュンの柄
❽マイクロブルドック

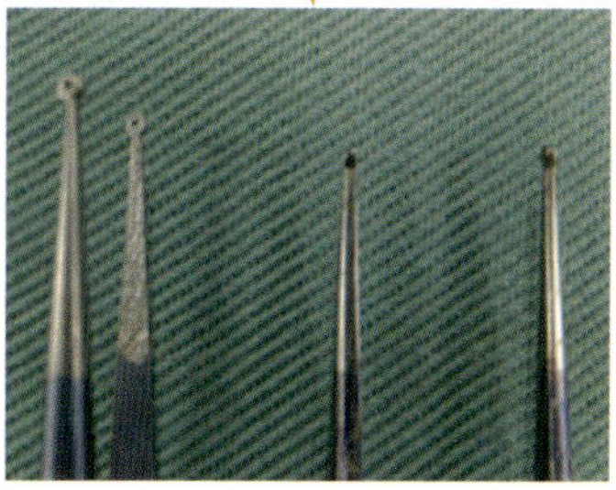

マイクロセッシの先端は玉型になっているものもある

●手術の流れと看護のポイント

❶ 入室

↓

❷ 麻酔導入、挿管、A ライン、CV、SG 挿入

↓

❸ 開胸

- 体温低下を防ぐため、はじめからエアパッド加温装置（商品例：ベアーハガー™）を使用します。
- 室温も 24℃以上に設定しています。

↓

❹ グラフト採取

- ITA に対しては攣縮予防のため、温めた塩酸パパベリン生食をかけます。
- RA 採取は利き手と逆から採取し、必ずアレンテストを行います。

↓

⑤ ヘパリン IV　ACT：300 以上、心膜切開

- ヘパリンナトリウムを静脈より注射し、血液凝固阻止することで、心臓や血管を遮断、切開しても血栓ができないようにします。
- 血液が固まらなくなったかどうかを判断するために、活性化全血凝固時間（activated whole blood clotting time：ACT）を測定します。正常値は 90 ～ 130 秒です。

⬇

⑥ 心臓の脱転

- 心臓を脱転させるために、心嚢の最深部に糸をかけて引き上げます（**リマスーチャー**）。

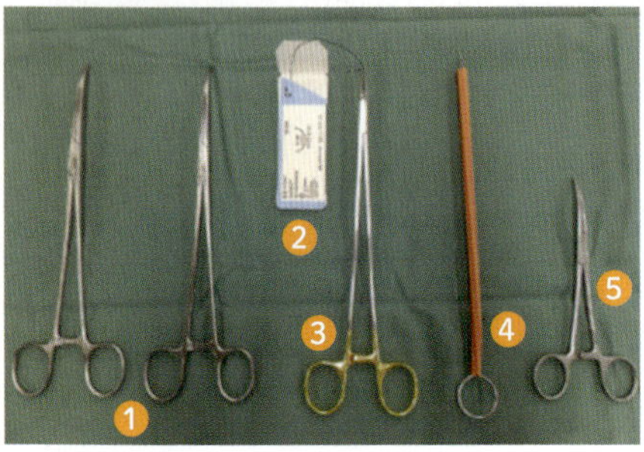

［必要物品］
❶ケリー（2 本）　❷ 0 ソフシルク
❸ 13 号ネラトン　❹タニケット通し
❺ペアン

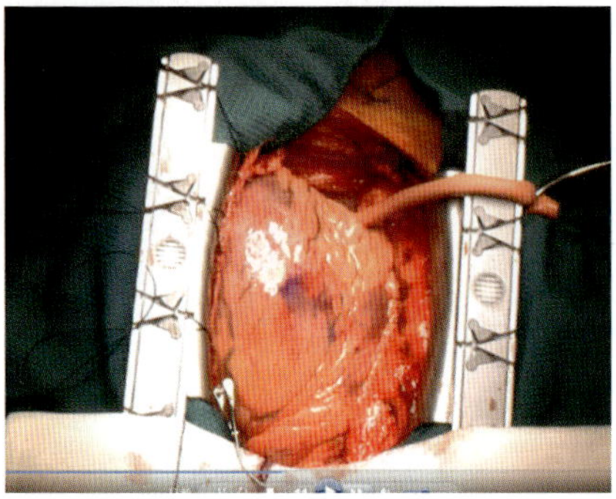

リマスーチャーがかかっているところ

⚠ **心臓脱転時の血圧変動に注意します。**

- 脱転により血行動態が不安定化しやすい LMT の高度狭窄や、LAD への危険な側副血行病変では、LAD の吻合を優先します。

⬇

⑦ グラフト吻合

- 大動脈カニューレの先から CO_2 を出し、血液を吹き飛ばし、吻合部の視野を確保します。
- 吻合時のベッドローテーション：LAD 吻合→まっすぐ／ LCX 吻合→頭低位で右下／ PD 吻合→頭低位

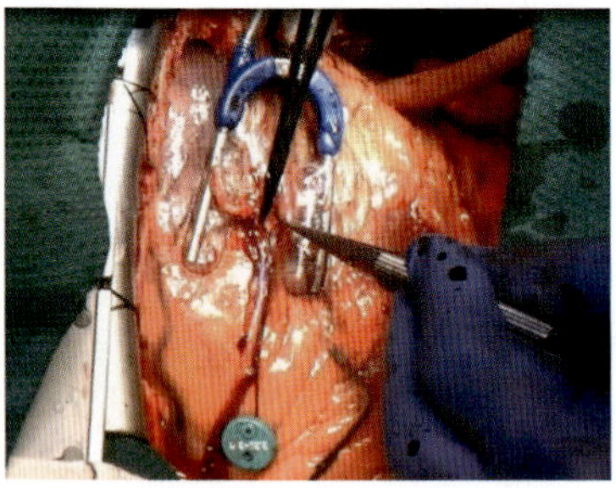

冠動脈吻合の様子

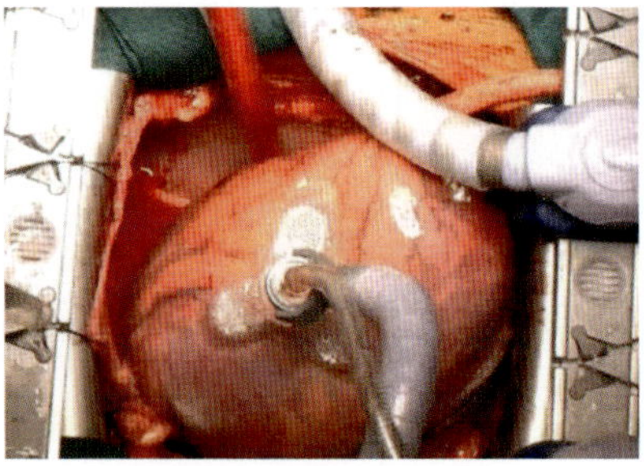

スターフィッシュ使用の様子

⬇

⑧ 血流測定

- 超音波プローブでグラフトの血流を確認します。
- ITA などの有茎グラフトは吻合後ただちに血流測定を行い、拡張期優位の血流を確認し開存性を確認します。

⬇

⑨ **止血、プロタミンIV、ドレーン挿入、閉胸**

- スターナロック使用は、胸骨正中切開後の感染リスクの軽減に役立つため、適応の有無を医師に確認し、準備します。（両側内胸動脈の場合は、使用できる）
- プロタミンを使用し、ヘパリン作用を中和させます。ACTが正常値内に戻ったことを確かめます。

↓

⑩ **退室**

❷低侵襲冠動脈バイパス術（MIDCAB）

- MIDCAB（minimally invasive direct coronary artery bypass）は、体外循環を用いずに冠動脈バイパスを行う術式です。
- 胸骨正中切開はせず、左の乳房下に小さい切開のみで行います。
- 胸骨を切開しないため痛みが少なく、回復が早いですが、原則LADの吻合しか行えません。

●術前準備

- 背骨ラインよりやや左側に枕を挿入し、右半側臥位で体位確保します。

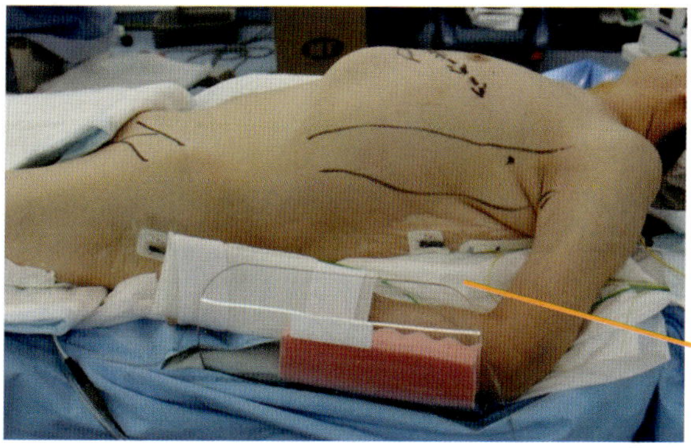

MIDCAB体位確保の様子

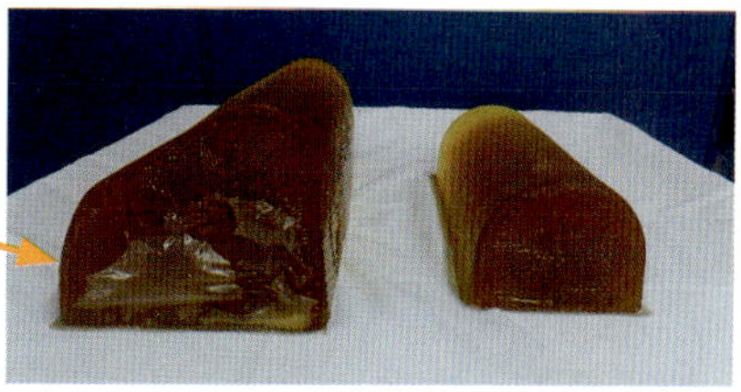

MIDCAB時使用の枕の例（ジェル枕）

- 左腕は操作に影響が少なく、かつ神経障害を起こさないよう角度に注意します。
- 患者の背部に使い捨て除細動パッド（DCパッド）を貼付しておきます。
- 左開胸で行うため、分離肺換気を行います。
- 気管支ファイバースコープの準備もしておきます。

【MIDCAB で使用する器械の例】

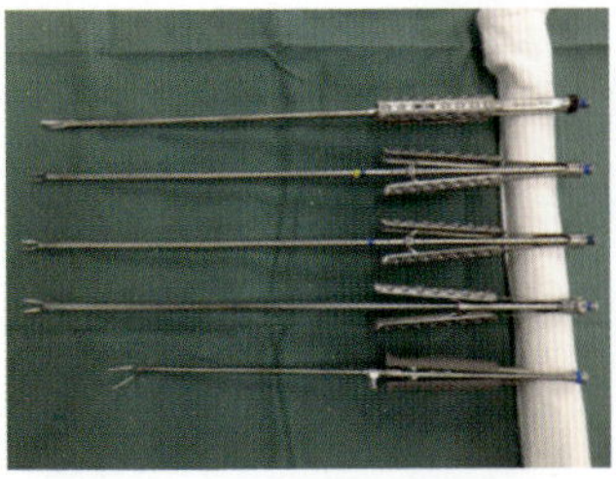

鉗子

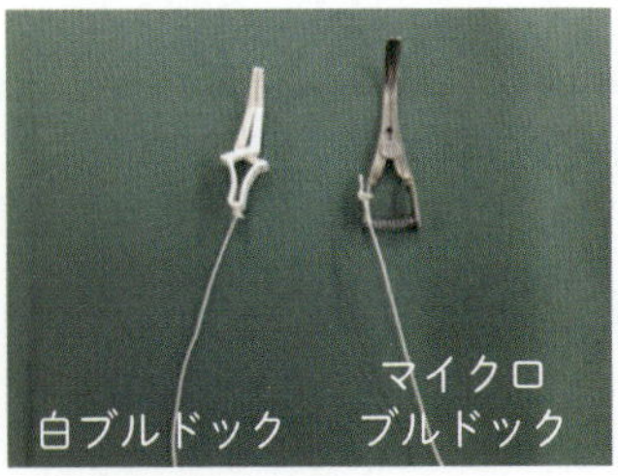

ブルドックなどの細かいものは、胸腔内に落ちた際に拾いやすいよう絹糸を結びつける
＊ブルドックとは、一時的に血流を止めておくための鉗子

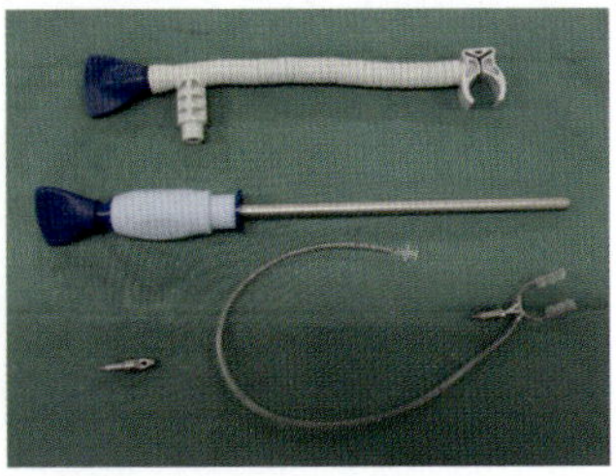

オクトパスヌーボー
＊ MIDCAB は創が小さいので開胸用のスタビライザーが入らないため、特殊なスタビライザーを使用する

【術後創の比較】

CABG

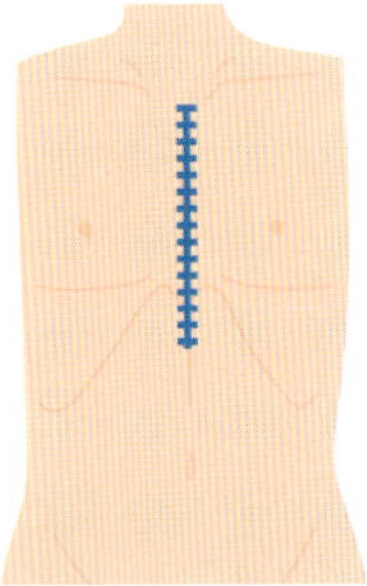

MIDCAB

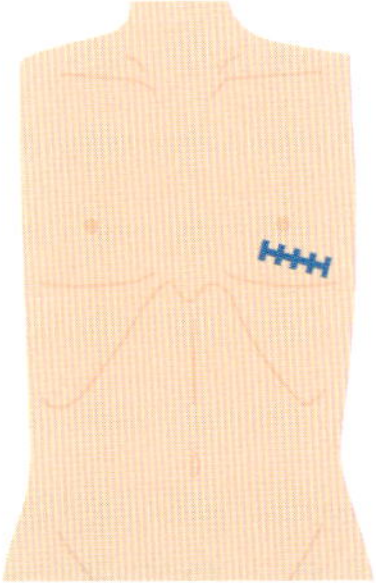

胸骨を切らなくてよいことが最大のメリット

●手術の流れと看護のポイント

❶ グラフト採取

▸左内胸動脈（left internal thoracic artery：LITA）剥離の際は、開胸器を吊り上げて術野の展開を行います。
▸術者はカメラの映像を見ながら内視鏡的に剥離を進めます。
▸術野が見えにくいため、カメラの画像を確認しながら器械出しをする技術が必要です。

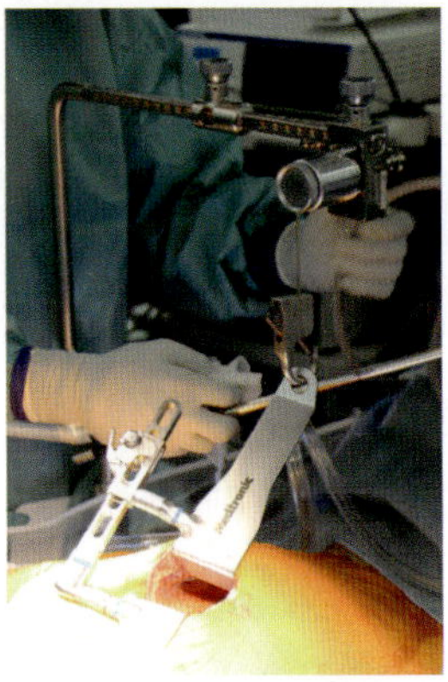

ソラトラックを使用し肋骨を持ち上げる様子

⬇

❷ ヘパリンIV　ACT：300 以上

⬇

③ グラフト吻合

▸オクトパスヌーボーをベッドサイドアームに固定して、吻合します。

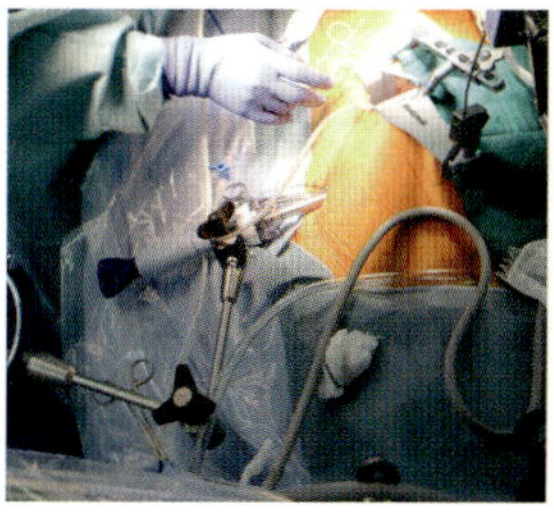
オクトパスヌーボーを使用して吻合するところ

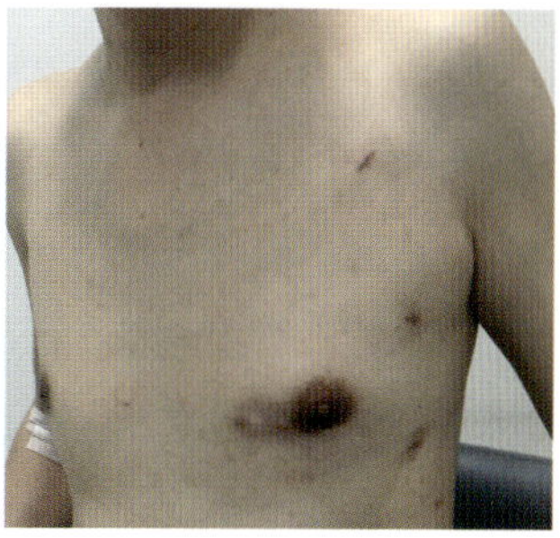
最終的な手術創。肋間を切開しているため、手術創は胸骨正中切開に比べて小さく、見た目もきれい

↓

④ 血流測定

MEMO | 手術支援ロボット

近年では、手術支援ロボット（ダヴィンチ）による冠動脈バイパス術も行われています。

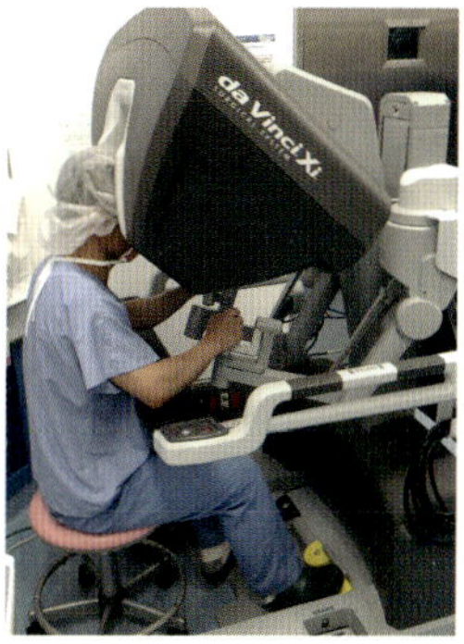

術者は術野から離れた位置からロボットを操縦する

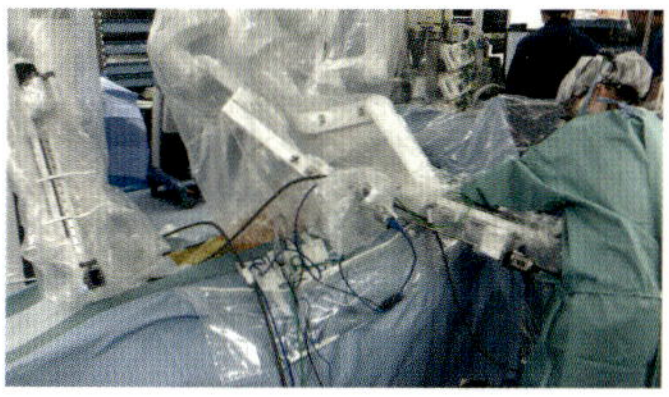
術野側では助手の医師が術者とコミュニケーションをとりながら鉗子を交換する

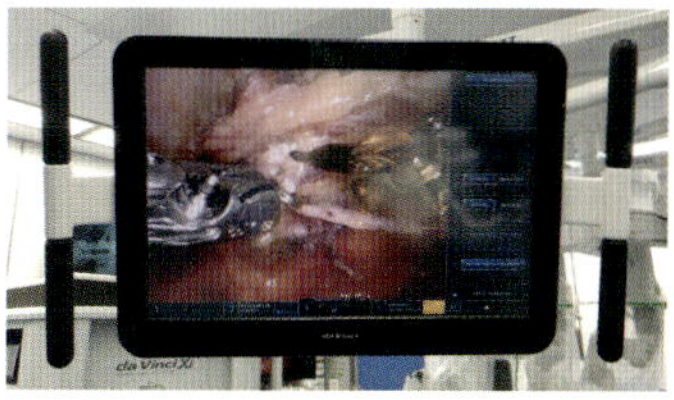
ロボット操作中の映像は、スタッフ全員が見られるように大きなモニターに映し出される

4 術後合併症（CABG 後）

▸虚血性心疾患に対する CABG 後は、グラフト（移植片）の血流維持、急性グラフト閉塞に対して注意が必要です。

▸グラフトに使用した血管によって対応が異なるため、使用した血管（→ p.151 参照）も理解しておきましょう。

❶周術期心筋梗塞（perioperative myocardial infarction：PMI）

▶グラフトの閉塞、スパズム（攣縮）によるグラフト不全によるものが多いです。

▶心電図モニター上、ST 変化に注意し、変化が認められた場合は 12 誘導心電図をとり、医師への報告を行います。

▶必要に応じて採血を行い、心筋逸脱酵素の上昇の有無を確認します。

▶術後は冠血管拡張薬、カルシウム拮抗薬の投与を行い、グラフト内血栓予防のため、術後６時間でアスピリンの投与、ヘパリンの投与を行います。

▶グラフト内の血流維持のため、血圧の維持が必要となりますが、異常な血圧上昇は出血の原因となるため、至適血圧を医師に確認します。

▶循環血液量の急激な減少によってもグラフト内の血流が維持できなくなるため、循環動態にも注意する必要があります。

▶過度な酸素投与は冠動脈の攣縮をきたしやすいため、血液ガス分析、SpO_2 値を確認し、医師の指示のもと、酸素の減量を図ります。

❷縦隔炎

▶両側 ITA 使用時は、胸骨への血流が低下することから、他の心臓血管外科の術後より縦隔炎を生じやすくなります。

▶炎症データの上昇の有無、創部の観察に注意します。

❸不整脈

▶手術操作、心筋の低酸素、電解質異常から術後不整脈をきたしやすくなります。

▶リハビリテーション開始時などに AF（心房細動）をきたす患者は少なくなく、循環動態が不安定となる症例もあります。電解質や低酸素などの確認を行い、異常があれば補正を行います。

▶不整脈に対しては、薬物療法を行い、薬物療法が無効な場合や循環動態が不安定であれば、同期カルディオバージョンの対象となります。術後、AF が持続する場合は、心房内血栓予防のため、ヘパリンの投与が行われます。

❹脳梗塞

▶カニュレーション、大動脈遮断などにより、術後脳梗塞を発症するリスクがあり、覚醒状況とともに、神経学的な所見も観察する必要があります。

大動脈疾患

1 疾患の特徴

❶ 大動脈瘤

▶大動脈は心臓の左心室から起こり、体の中心を走る最も太い動脈で、全身への血液循環の大元となります。

【大動脈の名称】

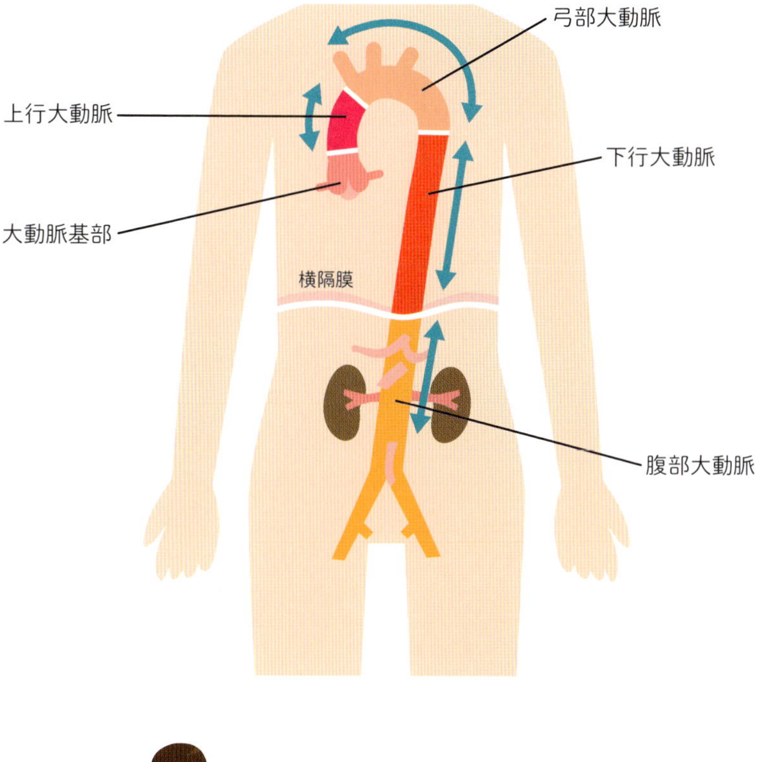

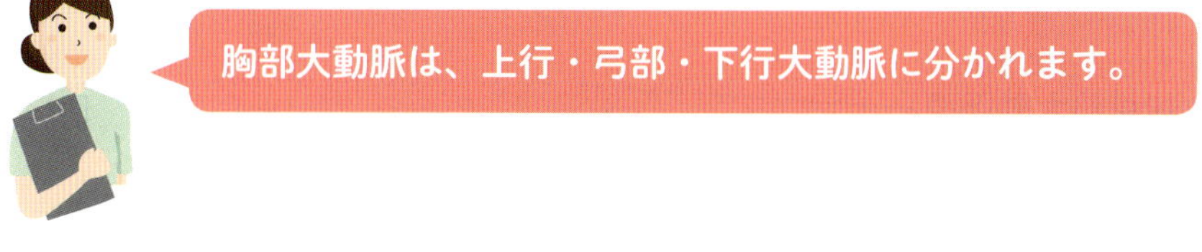

▶大動脈瘤とは「**大動脈の一部の壁が全周性、または局所性に拡大または突出した状態**」と定義されています。

▶**大動脈の正常径は胸部で 30mm、腹部で 20mm** とされており、直径が正常径の 1.5

倍を超えて拡大したとき、または一部が瘤状に突出して拡張した場合に瘤と呼びます。

▶動脈瘤ができるのは、血管壁の脆弱化により拡張をきたすためですが、その原因としては**動脈硬化**が最も多いといわれています。

▶頻度は低いですが、それ以外の原因として炎症性、感染性、生まれつき血管組織が脆弱な先天性結合組織異常などがあります。

▶動脈瘤は、形態、発生部位、原因、形状により分類されます。

【形態による分類】

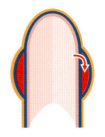

真性大動脈瘤	仮性大動脈瘤	解離性大動脈瘤
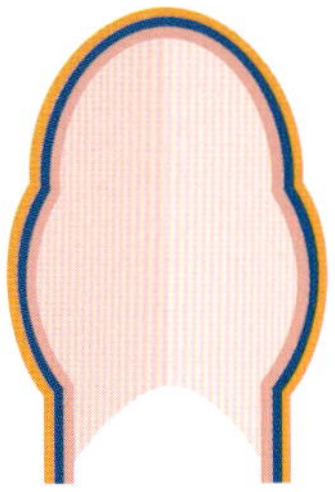	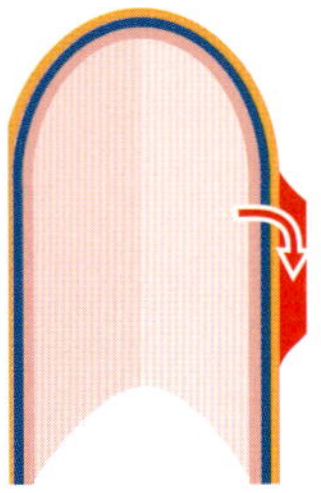	
瘤壁が動脈成分である内膜・中膜・外膜の３層構造からなるもの	瘤壁に本来の動脈成分はなく、あっても外膜のみ。血管外に漏れ出た血液が血流を残したまま腔を形成したもの。破裂のリスクが高いため注意が必要である	大動脈解離が径の拡大を伴い動脈瘤形成を認めたもの。多くは大動脈解離によって生じた偽腔が拡大することで動脈瘤を形成する

【発生部位による分類】

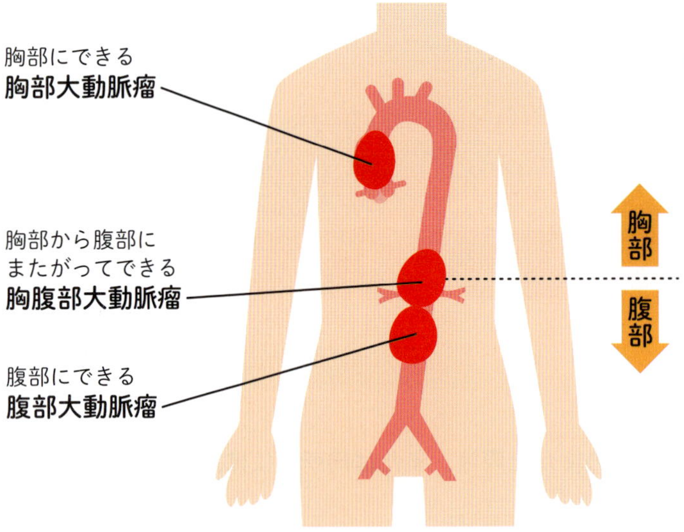

【腹部大動脈瘤】

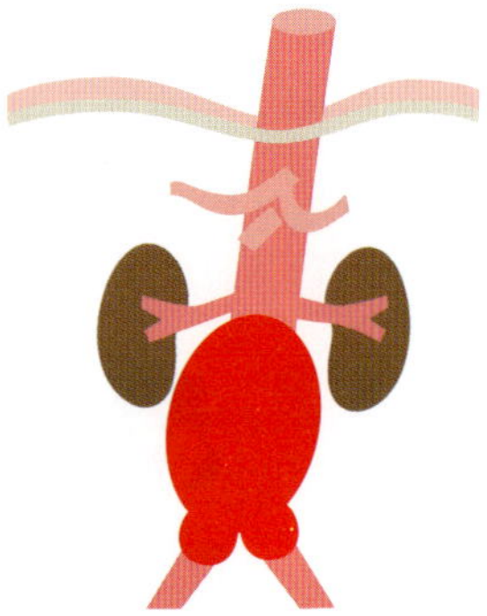

腎動脈と瘤の位置により腎動脈上、傍腎動脈、腎動脈下に分けられるが、多くは腎動脈下に生じる

【胸腹部大動脈瘤の分類（Crawford 分類）】

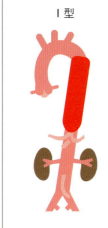

Ⅰ型	Ⅱ型	Ⅲ型	Ⅳ型
	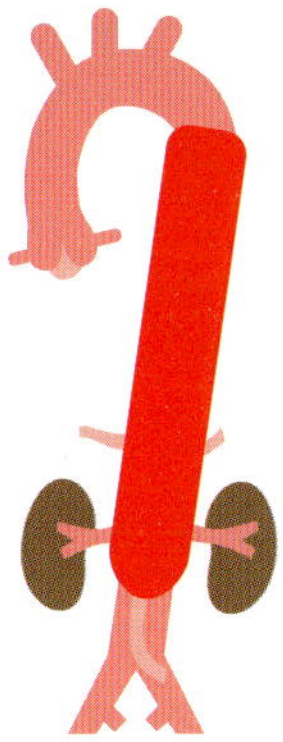	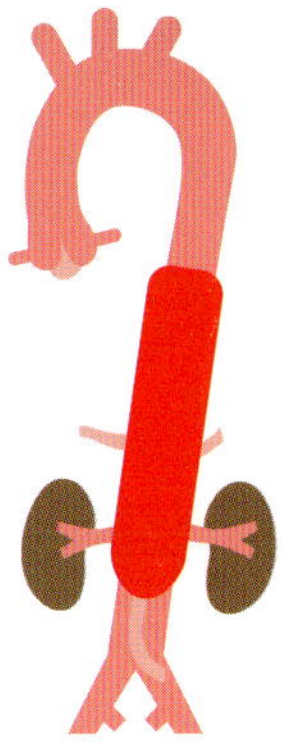	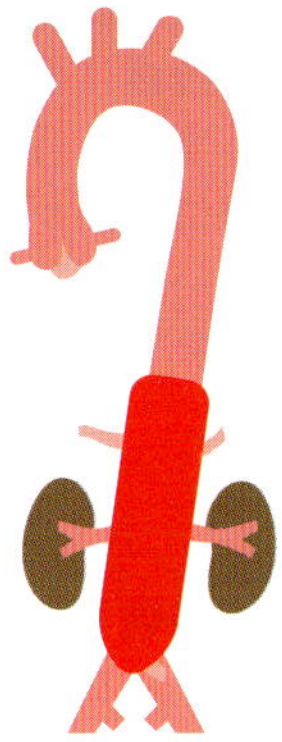
鎖骨下動脈近傍から始まり、腎動脈上まで至るもの	鎖骨下動脈近傍から始まり、腎動脈下まで至るもの	第 6 胸椎から腎動脈下まで	第 12 胸椎以下の全腹部大動脈

【形状による分類】

紡錘状大動脈瘤	嚢状大動脈瘤
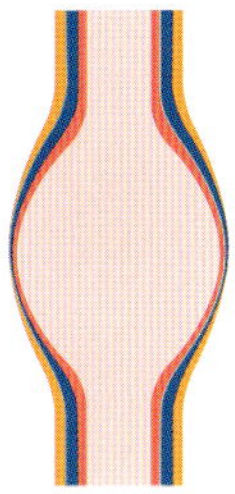	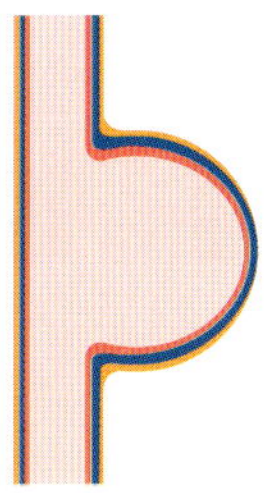
大動脈壁が全周性に拡張したもの	大動脈の壁の一部だけが突き出るように拡張したもの

頻度としては紡錘状大動脈瘤が高いですが、嚢状大動脈瘤は瘤自体が小さくても破裂しやすいといわれています。

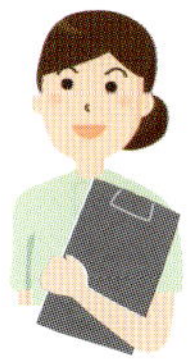

❷ 大動脈解離

▶大動脈解離とは「大動脈壁が中膜のレベルで２層に剥離し、動脈走行に沿ってある長さをもち２腔になった状態」と定義されます。

▶大動脈解離は本来の動脈内腔（**真腔**＝ true lumen）と、新たに生じた内腔（**偽腔**＝ false lumen）からなり、両者は剥離した膜（内膜と中膜の一部からなる隔壁＝flap）により隔てられます。

【解離の範囲からみた分類】

Stanford《スタンフォード》分類 入口部（内膜亀裂）の位置にかかわらず、上行大動脈に解離が及んでいるかにより分類	A型		B型	
	上行大動脈に解離あり		上行大動脈に解離なし	
DeBakey《ド・ベーキー》分類 解離の範囲と入口部の位置により分類	I型	II型	III a型	III b型
	上行大動脈に入口部（tear）があり弓部大動脈より末梢に解離が及ぶもの	上行大動脈に解離が限局するもの	下行大動脈にtearがあり、腹部大動脈に解離が及ばないもの	下行大動脈にtearがあり、腹部大動脈に解離が及ぶもの

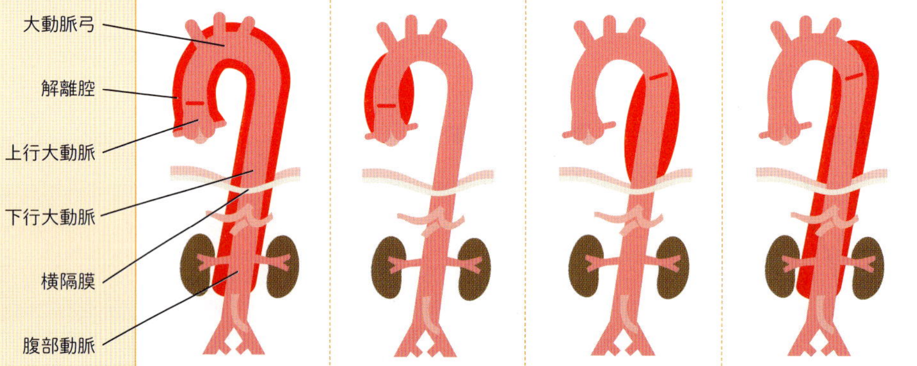

【偽腔の血流状態による分類】

偽腔開存型	▸偽腔に血流があるもの ▸部分的に血栓が存在する場合や、大部分の偽腔が血栓化していても偽腔内血流（ULP）から長軸方向に広がる偽腔内血流を認める場合はこの中に入れる
ULP型	▸偽腔の大部分に血流を認めないが、tear近傍に限局したULPを認めるもの ▸偽腔への血流は認めないが、局所的に偽腔のほうへ内腔を突出させている ▸ULPの形態の変化、拡大などがあれば、偽腔開存型へ移行することがあるため、CTによる定期的な確認が必要になる
偽腔閉塞型	▸三日月形の偽腔を有し、tear（ULPを含む）およびULPを認めないもの

【病期による分類】

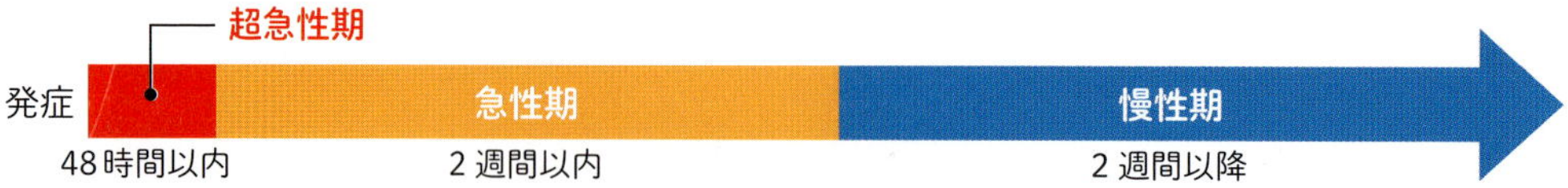
超急性期
発症
急性期
慢性期
48時間以内
2週間以内
2週間以降

※救急医療の現場では、発症48時間以内を「超急性期」と称する場合もある。

病態

▶大動脈壁の解離とそこへの血液流入を本態とする大動脈解離は、発症直後から経時的な変化を起こすために、動的な病態を呈します。また、広範囲の血管に病変が伸展するため、種々の病態を示します。

破裂、心タンポナーデ

▶破裂は、大動脈解離による死因のなかで最も多いといわれています。

▶心膜が覆っている上行大動脈の破裂解離が波及した場合には、心タンポナーデは解離した上行大動脈の心嚢内破裂、もしくは切迫破裂に伴う血性滲出液貯留によって生じます。

▶大動脈の破裂部位あるいは向きによって出血部位は異なりますが、最も頻度が高い部位は左胸腔、次いで縦隔、後腹膜腔とされています。

大動脈弁閉鎖不全症

▶解離が大動脈弁輪部に及ぶ場合、大動脈壁から弁が剥がれ、逆流をきたすことが原因です。

▶Stanford A型の大動脈解離の60～70％で起こりますが、程度はそれぞれです。重度な場合、急性心不全となることもあります。

▶約半数の症例で、弁に何らかの手術操作を加える必要が生じるといわれています。

末梢循環障害

▶解離に伴う偽腔拡大による真腔の圧迫、解離内膜のフラップにより、大動脈分枝に狭窄や閉塞が発生した場合には、その分枝からの血液供給を受けている臓器の循環障害が生じる可能性があります。

【大動脈解離による末梢循環障害】

狭心症、心筋梗塞	▶冠動脈への解離の波及により生じる。右冠動脈が左冠動脈よりも冒されやすいといわれている ▶頻度は大動脈解離全体の3～7％
脳虚血	▶腕頭動脈、左総頸動脈への解離の波及で生じ、頻度は3～7％といわれている ▶意識障害で発症した場合、循環不全の可能性もあり、血圧、身体所見などで総合的に判断する必要がある
脊髄虚血	▶脊髄下部への主な血流は、大動脈からの直接分枝である肋間動脈や腰動脈の分枝によって保持されている ▶そのうち特に胸椎下部から腰椎上部において前脊髄動脈に結合する分枝は比較的太く、Adamkiewicz動脈と呼ばれている。この動脈への解離の波及により生じることがあり、頻度は4％といわれている ▶症状の程度はさまざまで一過性で消失する場合もある

腹部虚血（腸管虚血、腎虚血）	▸腸管虚血は腹腔動脈や上腸間膜動脈への解離の波及で生じ、頻度は2～7%といわれている ▸腎虚血は腎動脈への解離の波及で生じ、頻度は約7%といわれている ▸腹部動脈の血流の直接的評価は難しく、変動もしやすいため、病態を把握しづらい ▸術前に腹痛などの症状を認めた症例は注意が必要である
四肢虚血	▸上肢虚血は、腕頭動脈、左鎖骨下動脈への解離の波及で生じる ▸上肢の脈拍消失、虚血の頻度は2～15%、血圧の左右差も含めると約50%といわれている ▸下肢虚血は腸骨動脈以下への解離の波及により生じる。下肢の脈拍の消失や虚血は7～18%の症例に合併するといわれている ▸高度の血流障害あるいは虚血時間が長かった症例では、血流再開後に代謝産物や壊死産物が全身にわたり、高カリウム血症による心停止、腎不全、呼吸不全、播種性血管内凝固症候群（disseminated intravascular coagulation：DIC）を引き起こす代謝性筋腎症候群（myonephropathic metabolic syndrome：MNMS）を生じる可能性がある

2 手術適応と術式

①大動脈瘤

▸動脈瘤を切除し、切除部位を人工血管に置換します。

▸胸部大動脈瘤手術は、人工心肺を使用して行います。

▸心臓を止めるかどうかは動脈瘤の位置、範囲によりますが、一般的には大動脈基部～弓部大動脈の手術では、心臓を止めての手術となります。

▸血管の遮断が難しい場合には、心臓を止めることに加えて、下半身の循環を止めて手術を行います。この場合、冷却を行い低体温での手術、また脳保護法を併用しての手術になります。

●大動脈基部置換術

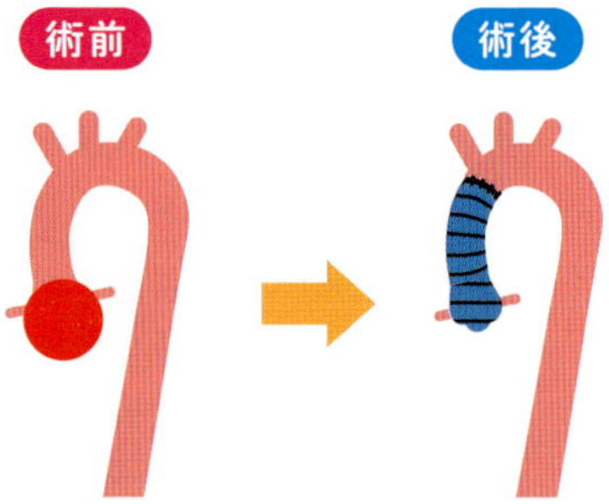

▸大動脈弁、冠動脈があるため、人工血管だけではなく人工弁付き人工血管を用いたり、冠動脈の再建が必要になります。

▸最近では大動脈弁を温存するかたちで大動脈基部置換を行う自己弁温存大動脈基部置換術（aortic valve sparing surgery：AVS）も行われるようになりました。Yacoubのremodeling法、Davidのreimplantation法に大別されます。

上行大動脈置換術

▶動脈瘤が弓部大動脈の手前で終わっている場合は、人工心肺、心停止のみで手術を行いますが、弓部大動脈に及ぶ動脈瘤の場合は、遮断が難しいため低体温循環停止での手術となります。

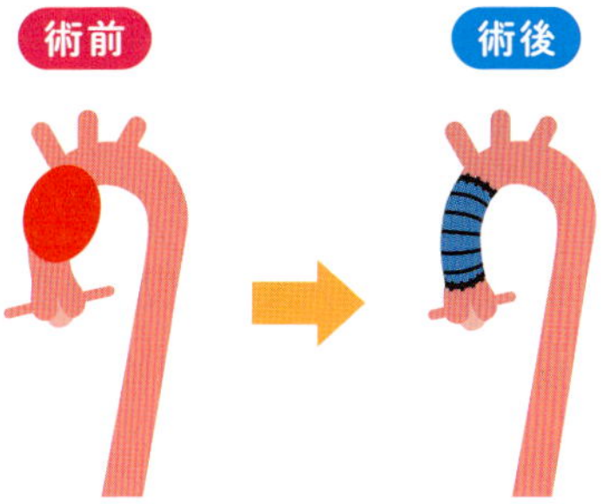

弓部大動脈置換術

▶頸部の血管（腕頭動脈、左総頸動脈、左鎖骨下動脈）の再建を含めた人工血管置換です。

▶再建範囲は動脈瘤の範囲次第で、hemiarch《ヘミアーチ》置換（頸部血管の再建は行わず弓部大動脈の小弯側を再建）、頸部血管の一部を再建する弓部部分置換術、弓部血管すべての再建を行う弓部全置換術に分けられます。

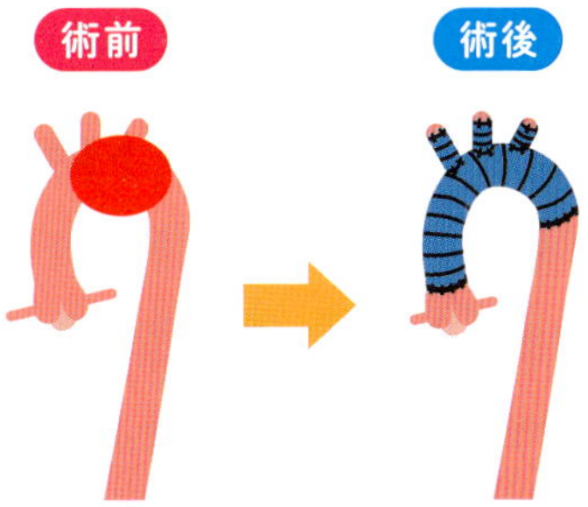

▶低体温循環停止法、脳保護法を使っての手術が基本になります。脳保護法の方法としてはバルーン付きカニューレをそれぞれ頸部血管に挿入し、脳に灌流する選択的順行性脳灌流法（selective cerebral perfusion：SCP）、上大静脈経由で中心静脈圧（central venous pressure：CVP）を上げて脳に灌流する逆行性脳灌流法（retrograde cerebral perfusion：RCP）があります。

下行大動脈置換術、胸腹部大動脈置換術

▶肋間開胸での手術です。胸腹部大動脈瘤の場合には肋間開胸から腹部に至る spiral incision で行います。

▶一般的に人工心肺を使用しますが、心臓を止めない部分体外循環での手術を行い、動脈瘤が弓部大動脈に及ぶ場合などは循環停止、完全体外循環下での手術を行います。

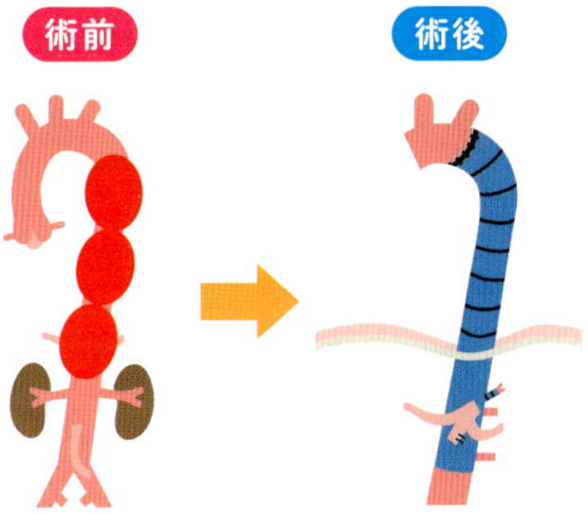

●腹部大動脈置換術

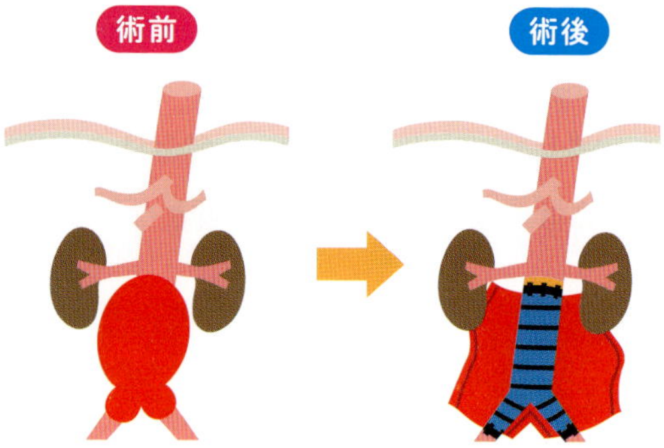

▶人工心肺を使わない単純遮断での手術を行います。

▶腎動脈下で大動脈を遮断し、末梢側は動脈瘤、狭窄など腸骨動脈の性状により人工血管に置換する範囲は変わります。

▶ほとんどの動脈瘤は腎動脈分岐部以下に生じますが、腎動脈の近くまで動脈瘤がある場合は、腎動脈上での遮断が必要になったり、腎動脈の再建が必要になることもあります。

●ステントグラフト内挿術

手術内容

▶ステントグラフト内挿術は、ワイヤーやカテーテルなどのデリバリーシステムによりステントグラフト本体を血管内に挿入し、血管の内腔から動脈瘤を治療する手術です。

▶金属のステントと人工血管（グラフト）が縫合されて一体となったステントグラフトを血管に密着させ、動脈瘤の破裂を予防します。

▶基本的に鼠径部を切開し、大腿動脈を露出しての手術となりますが、開胸や開腹、人工心肺の使用、低体温循環停止、大動脈遮断を必要としない手術です。そのため、これらの手技を必要としていた従来の手術に比べて、低侵襲といえます。

▶低侵襲であるという利点がある一方で、解剖学的形態による適応の限界があります。また、術後もステントグラフトのmigration（ずれ）が起こらないか、新たな**エンドリーク**（動脈瘤内への血流の残存→p.190参照）がないか、詳細なCTフォローが必要となります。

【ステントグラフト内挿術の流れ】

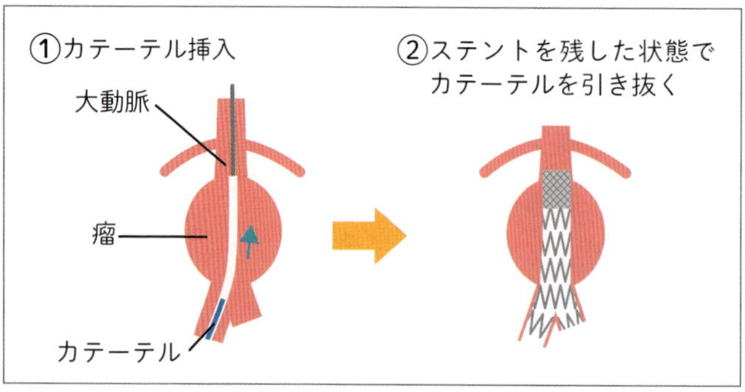

手術適応

▶治療適応となる動脈瘤は人工血管置換術と同様です。

▶それらのうち、動脈瘤の前後に適切なLanding zone《ランディング ゾーン》が確保できる症例が、ステントグラフト内挿術の適応となります。

▶Landing zoneとは、動脈瘤の中枢と末梢にある正常な血管の部分です。そこにステントグラフトが拡張する力で密着することで、動脈瘤への血流を遮るのがステントグラフトの治療の原理となります。

【Landing zone】

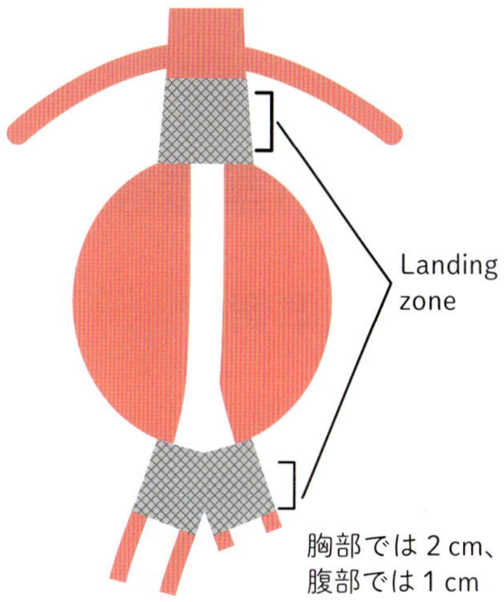

▶デバイスにより必要なLanding zoneは異なりますが、おおむね1～2cmです。この長さが足りないと十分に血流を遮ることができず、動脈瘤内への血流の残存であるエンドリークの発生の原因となってしまいます。

▶正常血管であっても、主要な枝が動脈瘤に近い位置から起始している場合、枝を閉塞してしまうためLanding zoneとすることができず、十分な長さを確保できないことがあります。この場合、ステントグラフト内挿術の適応となりません。

▶閉塞してしまう分枝に対して、あらかじめバイパス手術を行ったうえでステントグラフト内挿術を行う**デブランチ法**、閉塞してしまう分枝からステントを大動脈内に煙突（チムニー）状に飛び出す形で留置する**チムニー法**もあります。

▶穴の開いたステントグラフトを用いて、主要な分枝への血流を確保しつつ中枢までグラフトを留置するデバイス（fenestrated stent graft）といった新たなデバイスを使用することで、適応を拡大する方法も報告されています。

【腎動脈下腹部大動脈瘤（内外腸骨動脈瘤を含む）における解剖学的条件】

- 腸骨動脈、大腿動脈のサイズ、形態がデリバリーシステムの挿入に適していること
- 中枢側大動脈ネック長が10～15mm以上であること
- 腎動脈下大動脈ネックの屈曲角度が60度以下であること
- 大動脈ネック径が19～32mmであること
- 腸骨動脈径が8～25mmであること
- 末梢側固定長が15mm以上あること

【胸部大動脈瘤における解剖学的条件】

- 腸骨動脈、大腿動脈のサイズ、形態がデリバリーシステムに適していること
- 瘤化していない大動脈径が18～42mmであること
- 瘤化していない大動脈の中枢側および末梢血管のネック長が20mm以上あること

❷急性大動脈解離

▶治療の目的は入口部（tear）の切除です。そのため手術は tear を含んだ人工血管置換術です。

3 手術室看護

❶術前準備

【手術部位別の体位】

胸骨正中切開 （上行・基部・弓部大動脈手術）	**左開胸** （下行、胸腹部大動脈手術）	**腹部正中切開** （経腹膜アプローチ、後腹膜アプローチ）
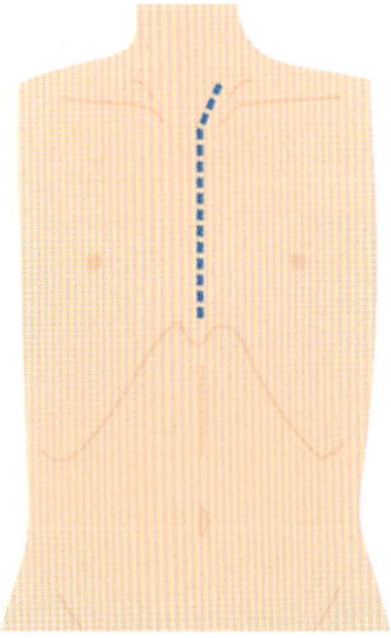	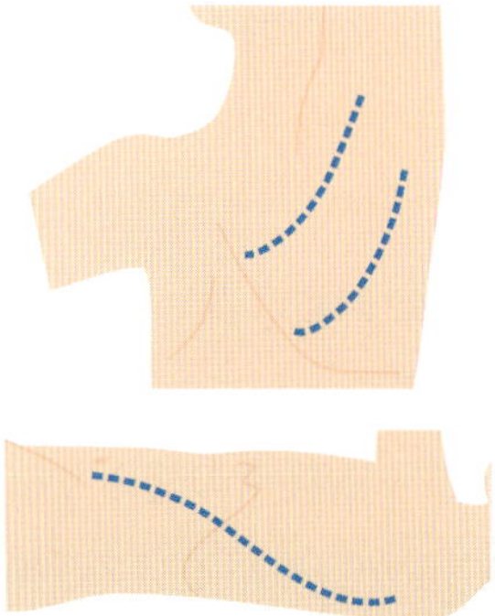	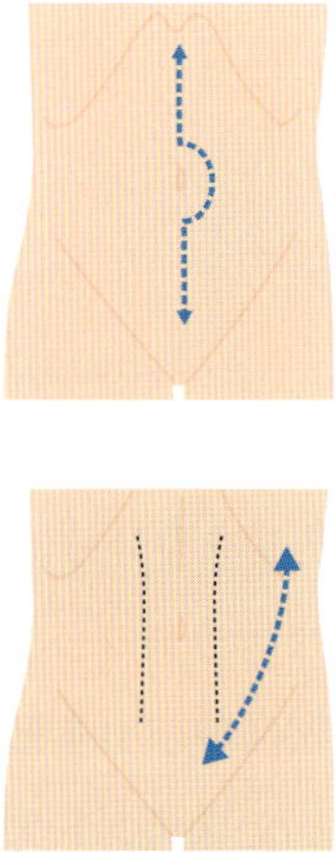
胸骨正中切開＋左鎖骨上延長	腹部は後腹膜アプローチ 横隔膜を切開して第 8 肋間開胸の胸部と連続する （腹部 30 度、胸部 45 ～ 60 度左側挙上）	

【使用する人工血管の例】

繊維の隙間をコラーゲンでシールされている
折れ曲がらないように、しわの加工がされている

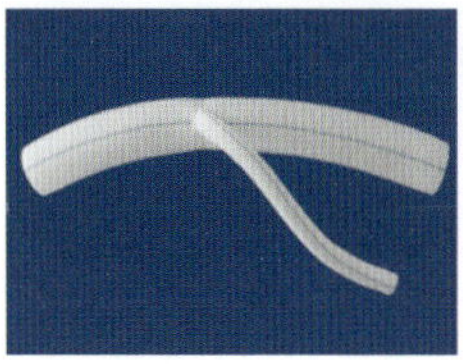

1 分枝グラフト

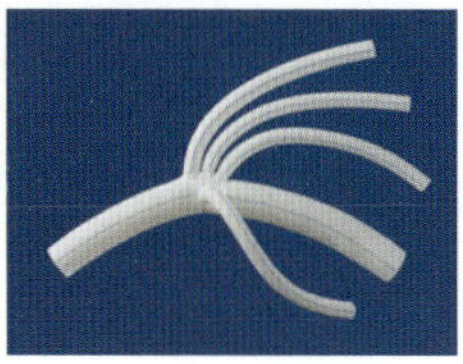

4 分枝グラフト

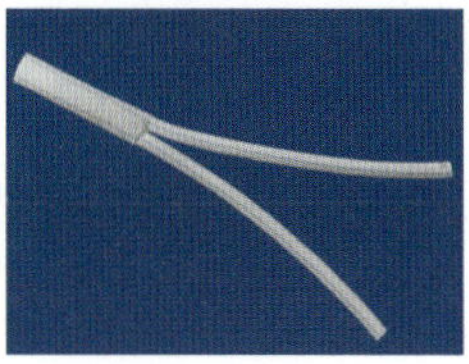

Y 字グラフト

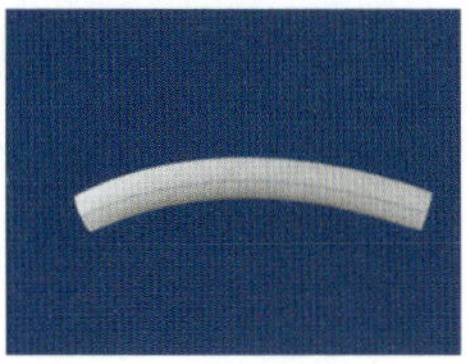

ストレートグラフト

（写真提供：日本ライフライン株式会社）

POINT

用途によって分枝の数、形状、サイズが違うため、近いサイズを準備しておきます。

❷手術の流れと看護のポイント（上行・基部・弓部大動脈手術共通）

❶ 入室

↓

❷ 麻酔導入、挿管、A ライン、CV、SG 挿入

↓

❸ 開胸、心膜切開

↓

❹ ヘパリンIV　ACT：480 以上

↓

❺ 人工心肺開始 、冷却

- 送血部位は、上行大動脈の性状や瘤の大きさ、位置により大腿や鎖骨下動脈などに変更される場合もあるので、対応できる準備をしておきます。
- 左心室ベントを肺静脈より挿入し、無血視野を確保します。

↓

❻ 大動脈遮断、心筋保護液投与、心停止

- 心筋保護液の投与方法は順行性冠灌流（アンテ）、逆行性冠灌流（レトロ）、選択的冠灌流（セレクティブ）があるので、どの方法で行うかを確認します。

↓

❼ 各術式別手技の実施（→ p.170 参照）、復温

↓

❽ 大動脈遮断解除、心拍再開

- 遮断解除前にエア抜きをします。
- 自己心拍の有無、ペーシングによる心拍を確認します。
- VT・VF の出現もあるため必要時 DC の準備を行います。

↓

❾ プロタミン IV、人工心肺終了

↓

❿ 止血、洗浄、閉胸、閉創

- 胸骨閉鎖するときは血圧の低下に注意します。

↓

⓫ 退室

❸術式別のポイント：大動脈基部置換術

【大動脈基部】

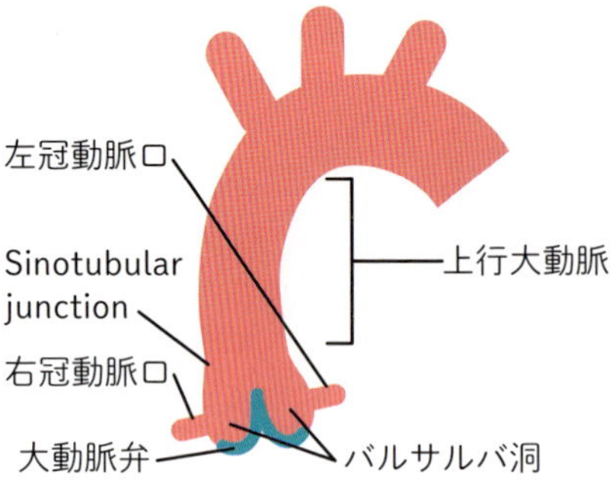

【バルサルバグラフトの例】

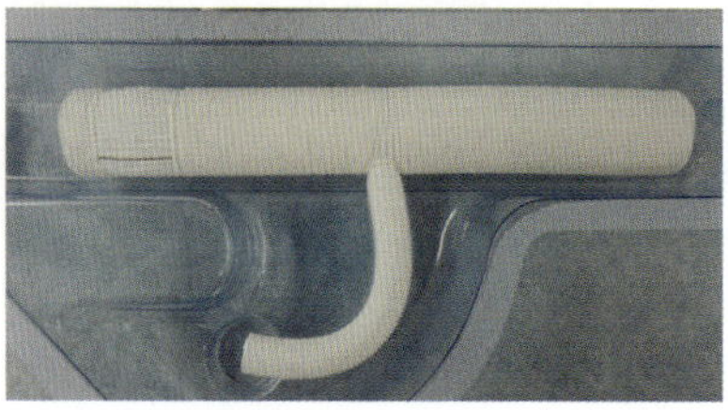

ネイティブに近いバルサルバ洞部を再現したグラフトもあり、コロナリー（冠動脈）の吻合が容易になるような構造になっている

MEMO　バルサルバ洞の膨らみ

バルサルバ洞は左右の冠動脈が開口しており、左心室から送り出された血流は、上行大動脈へ流れますが、大動脈弁が閉じると大動脈壁に沿って血液がバルサルバ洞に流れ込み、冠動脈へと流れます。冠動脈により多くの血流を送るために必要な膨らみなのです。

【大動脈基部置換術の種類】

Bentall《ベントール》法
弁付きグラフトやグラフトに生体弁を縫い付けたものを使用し、大動脈基部を置換し、グラフトに冠動脈を吻合する方法

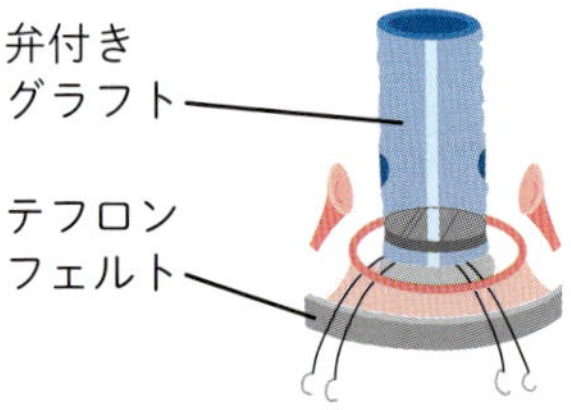

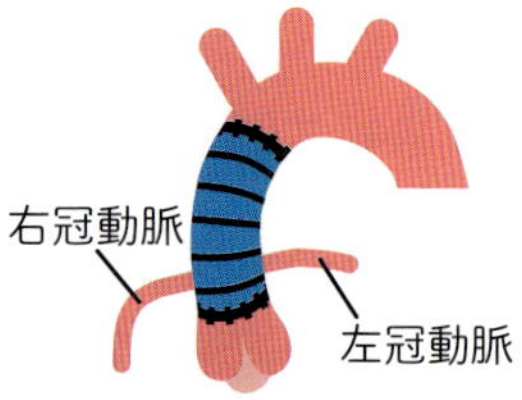

David《デービッド》手術
大動脈の交連部の自己組織をグラフトに内装して大動脈弁輪を固定する。自己弁温存の基部置換

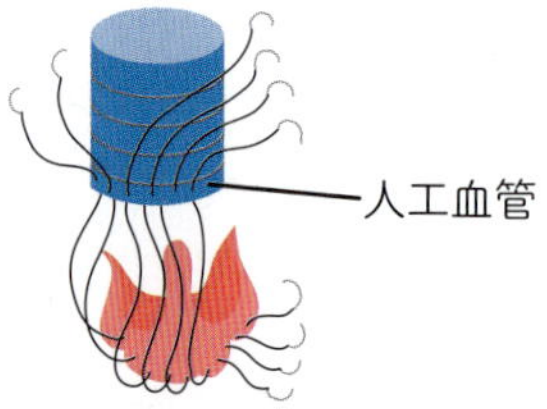

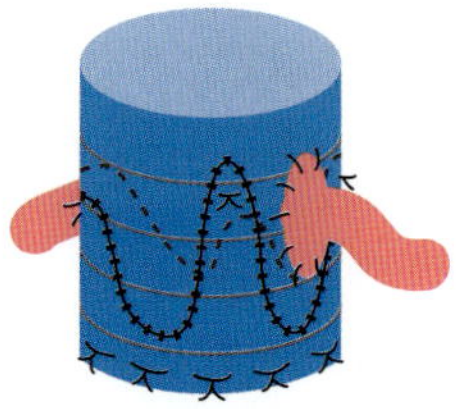

Yacoub《ヤクー》手術
大動脈の交連部の自己組織を残し、グラフトと吻合する自己弁温存の基部置換

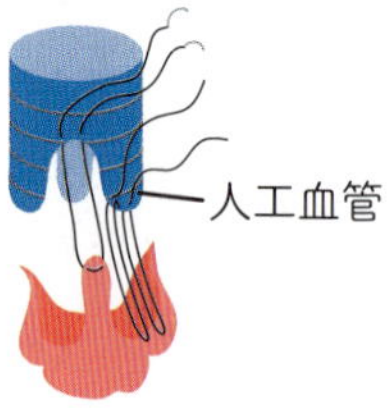

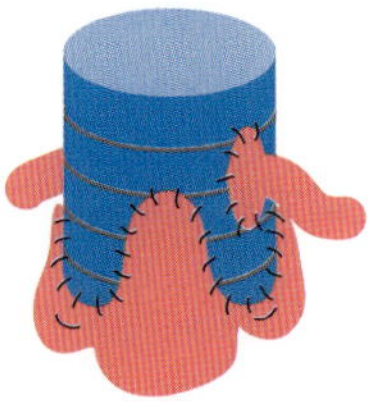

●メイン操作の流れ（大動脈基部置換術）

① 人工心肺開始、冷却

↓

② 上行大動脈遮断、心筋保護液投与、心停止

↓

③ 大動脈基部切開、左右冠動脈トリミング、大動脈弁切除

- 冠動脈開口部を含む大動脈壁をボタン状に切りとります。
- David 手術、Yacoub 手術の場合は、弁切除せず、自己弁とグラフトを吻合する操作を行います。

↓

④ 弁付き人工血管縫着（中枢吻合）

↓

⑤ 冠動脈再建

- 冠動脈の吻合は、最短距離となる場所の人工血管に穴をあけて吻合します。
- 心臓の構造上、左の冠動脈が奥に位置するため、先に左冠動脈を吻合します。

⚠ **冠動脈は心臓に血液を流している血管のため、冠動脈自体がねじれて吻合されると狭窄を起こし、心筋虚血になります。**

【David 手術】
- 冠動脈と穴をあけた人工血管を吻合する際には、ドーナツ型にくり抜いたフェルトを冠動脈とグラフトの間に挟んだ状態で吻合します。
- 直接吻合が困難な場合には、小口径人工血管を用いる場合もあります。

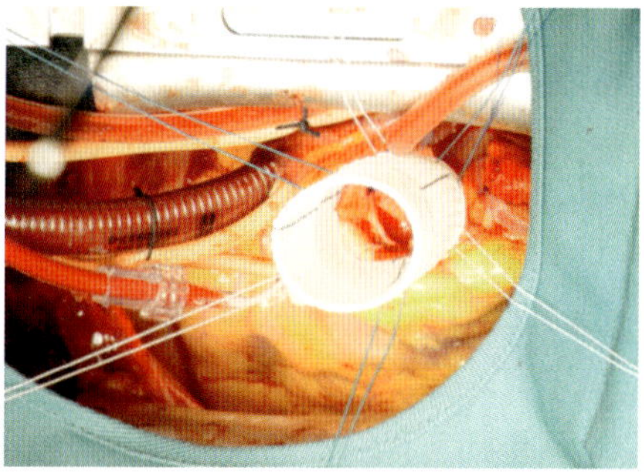
基部に人工血管を下ろした様子

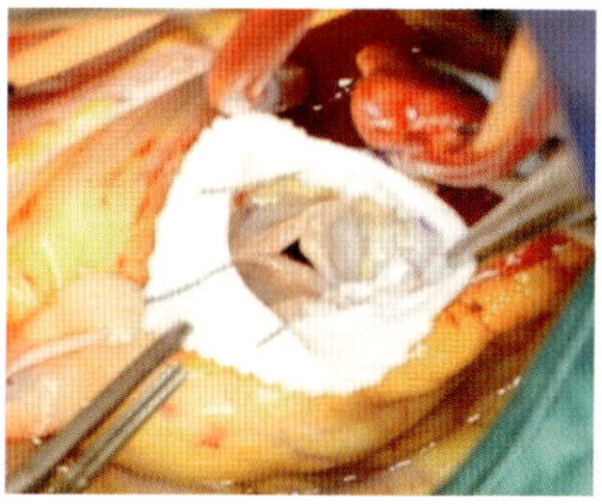
人工血管内に自己弁がある様子

↓

⑥ 上行大動脈側吻合（末梢側吻合）、復温

↓

⑦ 大動脈遮断解除、心拍再開

- 冠動脈吻合の操作を行っているため、心拍再開後の ST 変化に注意します。

④術式別のポイント：上行大動脈置換術

▶急性大動脈解離による心タンポナーデを起こしている場合、胸骨、心膜をすばやく切開し、心膜腔の圧を解除することが重要です。心タンポナーデの情報がある場合には、すぐに胸骨正中切開ができる準備をしておきましょう。

▶大動脈が解離している場合など、送血が上行大動脈より挿入不可能なこともあるため、送血カニューレの挿入位置の確認や、物品の準備をしておく必要があります。

▶上行大動脈に解離がある場合は、単純大動脈遮断だけで済むケースと、超低体温循環停止や脳灌流が必要なケースがあります。医師や臨床工学技士とコンタクトをとり、物品の不足がないように注意しましょう（循環停止が必要になる場合の流れは、p.174参照）。

【使用する人工血管の例】

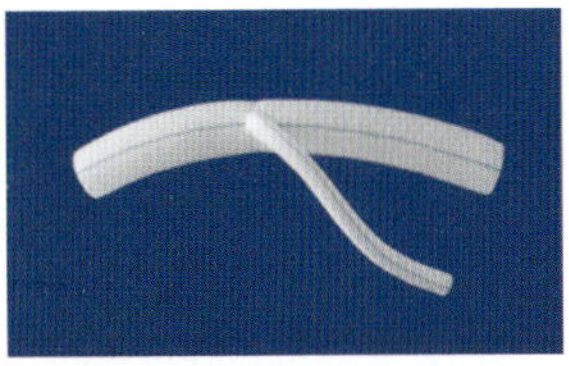

1分枝グラフト

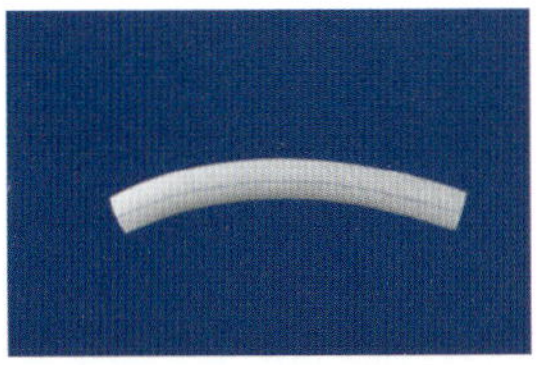

ストレートグラフト

（写真提供：日本ライフライン株式会社）

【遮断鉗子、送血切開線のイメージ】

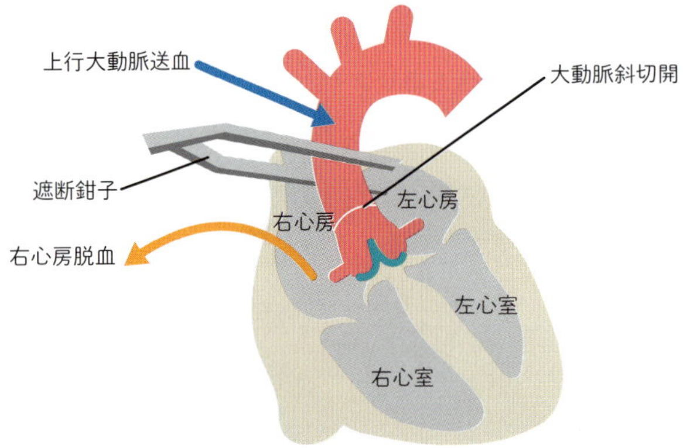

●メイン操作の流れ

❶ 人工心肺開始、冷却

↓

❷ 上行大動脈遮断（末梢側）、心筋保護液投与、心停止

↓

❸ 大動脈切開、病変部切離

↓

❹ 末梢側吻合、復温

▶中枢側および末梢端は脆弱なため、フェルトを大動脈の外側に当てて補強します。

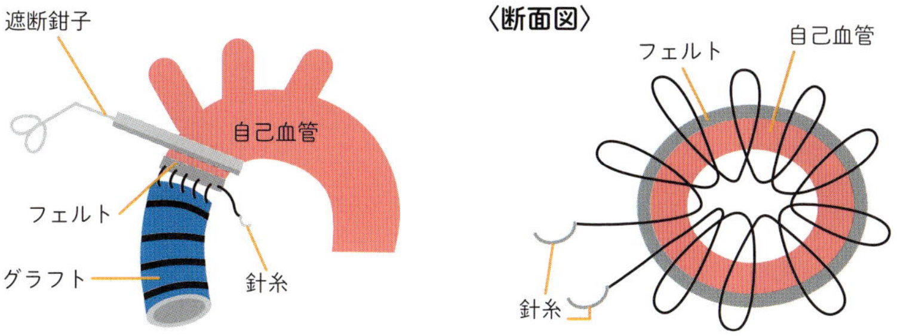

フェルトを使用した縫合の様子

❺ 側枝送血開始

▶送血カニューレを人工血管側枝より接続し、送血します。
▶人工血管中枢側を遮断し、順行性の体外循環を確立します。
▶解離腔を埋めるようにバイオグルーを用いて動脈壁を補強してから、人工血管と吻合します。

❻ 中枢吻合

▶低体温による血液凝固能の低下により、止血が困難になることがあります。特に脆弱な大動脈に人工血管を吻合することになるため、止血材の準備をします。

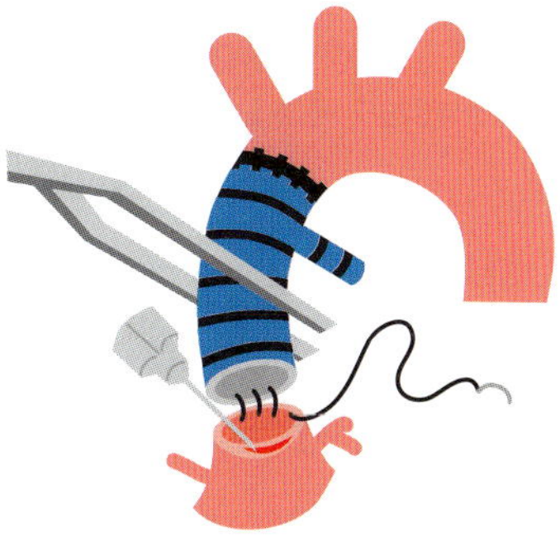

中枢側に止血材を入れる様子

❼ 大動脈遮断解除、心拍再開

❽ 人工心肺終了

【完成図のイメージ】

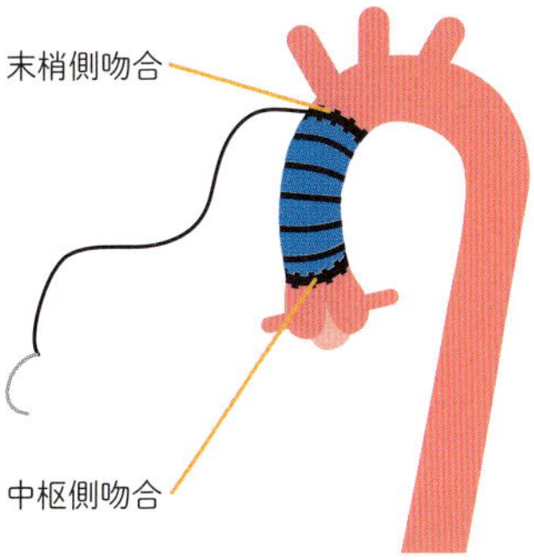

⑤術式別のポイント：弓部大動脈置換術

【使用するグラフトの例】

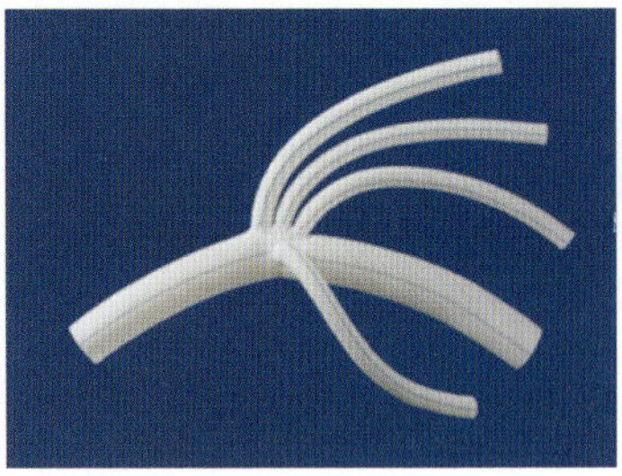

4分枝グラフト

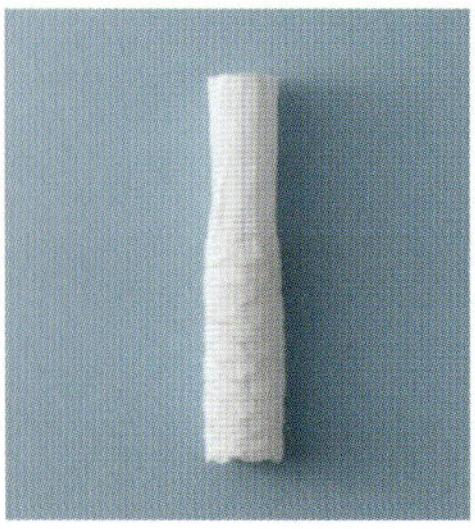

オープンステントグラフト

（写真提供：日本ライフライン株式会社）

●メイン操作の流れ

① 開胸

↓

② 頸部分枝をテーピング

▸解離や、瘤の位置、石灰化の有無により、上行大動脈に送血ができない場合もあるため、腋窩動脈からの送血の可能性を考慮し、準備を行います。

↓

③ 人工心肺開始、左心室へベント挿入

↓

④ 冷却、心筋保護液投与、心停止

▸脳・脊椎、心臓、肝臓、腎臓などの酸素消費を少なくし、臓器保護のため、体温を下げます。

↓

⑤ 循環停止

▸人工心肺から送られていた血流をすべて停止します。全身へ流れていた血流が止まり、循環停止となります。

↓

⑥ 大動脈切開、送血チューブ抜去、病変部切離

↓

⑦ 脳灌流開始

▸循環停止の間は、脳につながる弓部分枝にチューブを入れて、脳への血流を確保します。
▸脳灌流は、順行性脳灌流、逆行性脳灌流、一側性順行性脳灌流、アーチファクトなどさまざまな方法があります。各施設で取り入れている方法で行います。

【選択的順行性脳灌流法のイメージ】

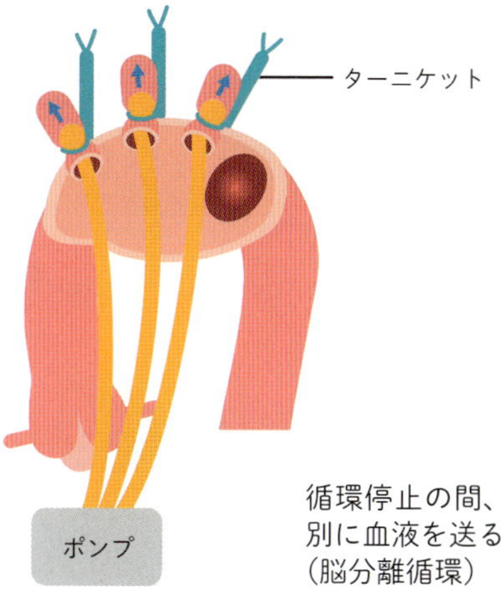

循環停止の間、脳には
別に血液を送る
（脳分離循環）

⑧ 末梢側吻合

【エレファントトランク】

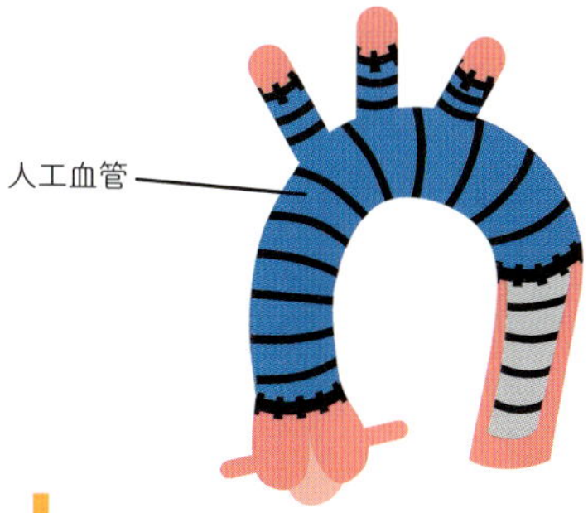

【オープンステント】

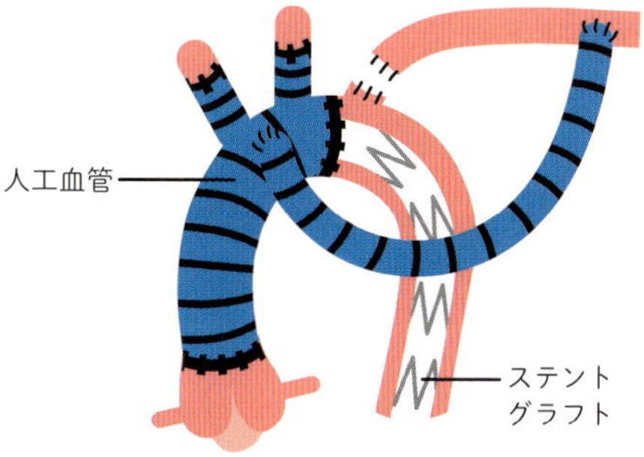

⑨ 大腿動脈より送血（循環再開）、エア抜き、グラフト遮断

▸大腿動脈より送血することで、下行大動脈内の空気およびデブリス（微細な塞栓子）を除去します。

⑩ 人工血管側枝より送血開始、大腿動脈の送血チューブ抜去

【側枝送血のイメージ】

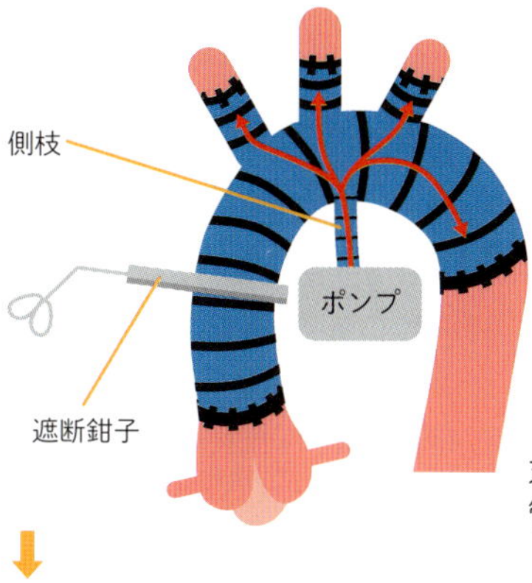

末梢側を吻合したら、人工血管の側枝から体外循環を行う

⑪ 頭頸部分枝再建、徐々に復温

▸側枝送血開始前に、人工血管の分枝すべてをペアンなどで閉塞しておきます。

⬇

⑫ 再建順に脳灌流を抜去し、脳灌流終了

⬇

⑬ 中枢側吻合

▸下行大動脈に瘤が及ぶ場合には、さまざまな吻合方法があります。

⬇

⑭ 大動脈遮断解除

⬇

⑮ 人工心肺終了

⬇

⑯ 側枝グラフト結紮

⬇

⑰ 閉胸

【完成図のイメージ】

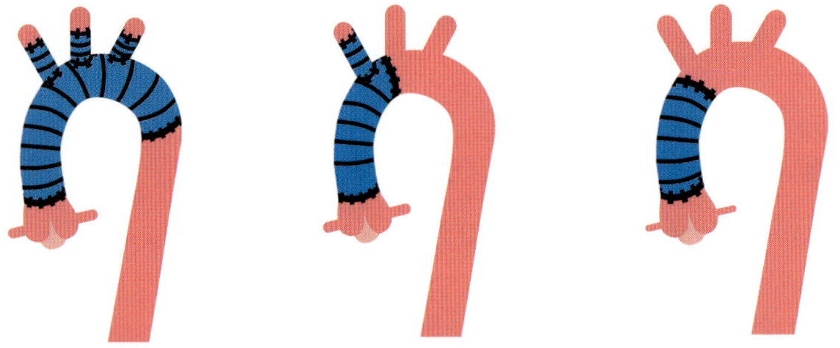

MEMO | 手術の手順には意味がある

脳は酸素供給がストップした状態ではダメージを受けやすいので、低体温に加えて一定の血流を確保しながら手術を行います。また、末梢側の吻合を先に行うことで、側枝の送血を開始すると同時に脊椎、腎臓、肝臓などへの血液供給がスムーズに行えます。

⑥術式別のポイント：下行・胸腹部大動脈置換術

術前準備

▶右側臥位で行い、左肺を虚脱できるよう分離肺換気で行います。

▶多くの場合、送脱血チューブを大腿より挿入するので、胸部は 90 度、下半身は 45 度くらいに傾けます。

【胸腹部大動脈置換術の体位確保の様子】

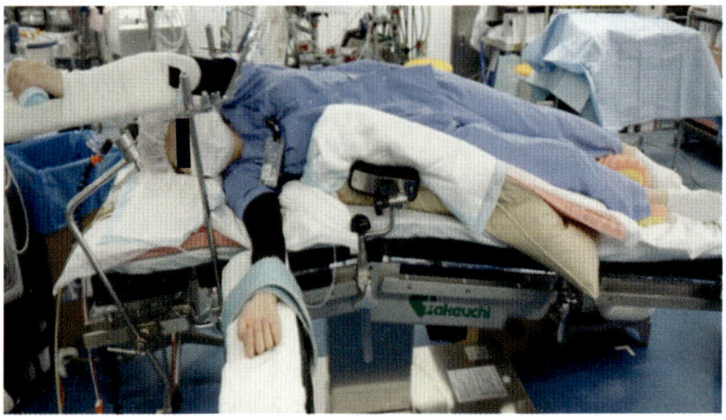

上半身はマジックベッドを使用することで右側臥位を確保する
左上肢は肋間と腋窩を開くように頭側へ挙上し、固定する
下肢は右大腿動脈を穿刺しやすいように、腰をねじった形で固定する
ベッドを腰部で曲げて、胸部と腰部が直線になるようにする

▶胸腹部の場合は、第４～６肋間開胸で、胸部と連続するかたちで腹部まで皮切します。

▶脊髄の保護に努めます。

POINT

脊髄を保護するために、Adamkiewicz 動脈の再建、脳脊髄ドレナージ、軽度低体温、灌流を行い、血流を維持します。血圧は下げすぎないようにします。
また、運動性脊髄誘発電位（MEP）のモニタリングをすることで、手術中に、下肢の麻痺が起こっていないかを確認しながら安全に手術を進めることができます。

メイン操作の流れ（胸腹部、部分体外循環の場合）

① 左開胸

↓

② 大腿動脈、大腿静脈露出、テーピング

↓

③ 横隔膜切開、血管周囲剥離

↓

④ 人工心肺開始、冷却

↓

⑤ 下行大動脈を病変部の上下で遮断

▸中枢側の遮断や剥離が困難な場合、広範囲病変例などでは、**超低体温**と**循環停止法**を用いる場合もあります。

⬇

⑥ 下行大動脈切開

⬇

⑦ 腹部、腰部、腎への灌流開始

▸再建が必要な分枝への灌流ができるよう、適切なサイズのカニューレを準備します。
▸サイズを間違えないよう、医師、臨床工学技士とコンタクトをとりながら行います。

⬇

⑧ 中枢吻合

⬇

⑨ 腹部分枝再建、徐々に復温

▸吻合の順は各施設によって異なりますが、当院では①中枢吻合、② Adamkiewicz 動脈、③右腎、④末梢、⑤上腸間膜動脈、⑥腹腔動脈、⑦左腎の順に再建しています。
▸再建順に腹部の灌流を抜去していきます。

⬇

⑩ 側枝からの送血開始

⬇

⑪ 末梢吻合

⬇

⑫ 横隔膜閉鎖

⬇

⑬ 閉胸、閉腹

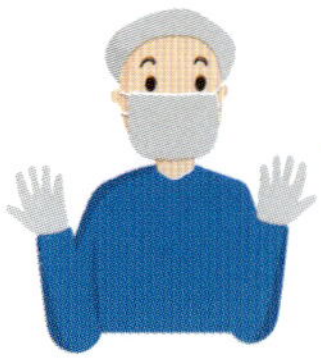

胸腹部の部分体外循環では、心臓は自己心拍を保ったまま行われるため、心筋保護の投与を必要としません。
しかし、病変部が広範囲であり循環停止法を用いる場合には、心臓を止める必要があるため、医師、臨床工学技士、麻酔科とコンタクトをとり、必要物品の準備をしていきます。

【完成図のイメージ】

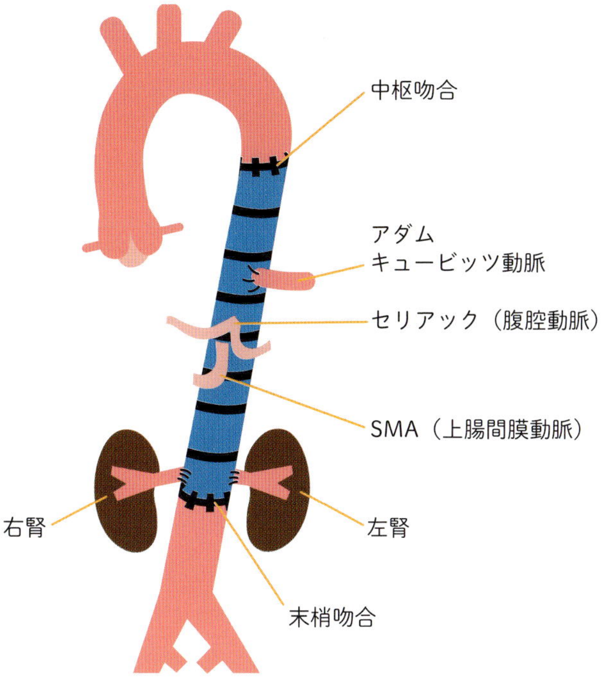

MEMO ｜ Adamkiewicz 動脈に注意

Ｔ８～Ｌ２の主に左から分枝する大前根動脈を Adamkiewicz《アダムキュービッツ》動脈と呼びます。この血管を損傷すると対麻痺が起こりやすいので、下行や胸腹部の手術では、Adamkiewicz 動脈の再建が必要となります。

⑦術式別のポイント：腹部大動脈置換術

▶腹部大動脈瘤に対して、開腹をして、動脈瘤部分を切除し、人工血管に置き換えて血流を再建する方法です。

●術前準備

【使用するグラフトの例】

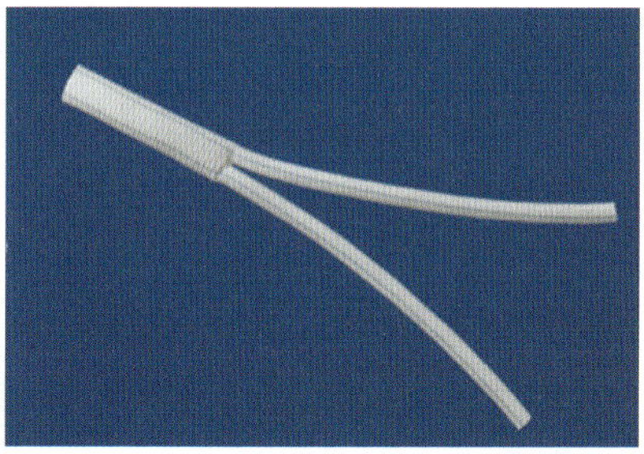

Ｙ字グラフト
（写真提供：日本ライフライン株式会社）

【アプローチ方法】

正中切開

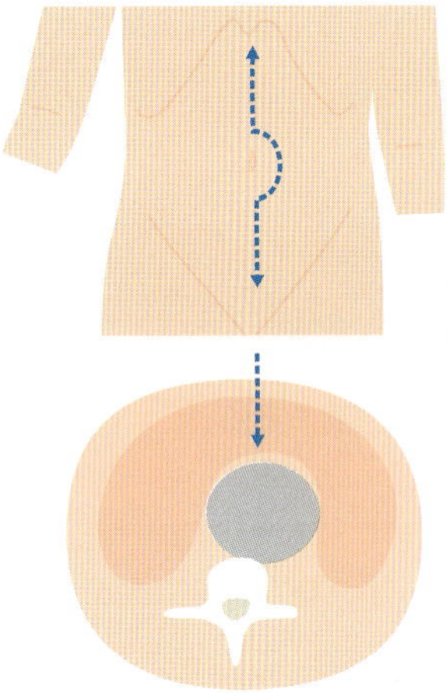

腹部を正中切開し、腹膜切開後、腸管をよけて後腹膜に入る方法

利点
展開しやすい

欠点
機能回復が遅い、イレウスなどの合併症がある

後腹膜アプローチ

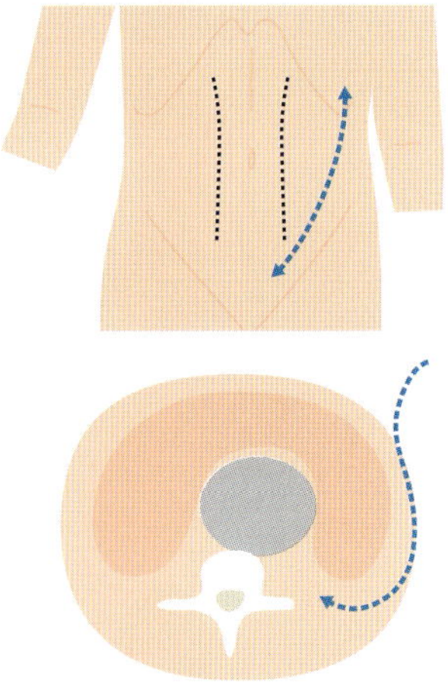

側腹部斜切開により後腹膜に入る方法

利点
開腹しない

欠点
時間がかかる、疼痛が強い

●メイン操作の流れ

❶ 開腹

↓

❷ 動脈瘤および中枢、末梢動脈の露出、テーピング

▸大動脈周囲にはリンパ管が発達しているため、腎動脈分岐レベルでのリンパ管損傷は術後乳び胸をきたすのでていねいに結紮します。

↓

❸ ヘパリン IV　ACT：300 以上

↓

❹ 腹部大動脈遮断

↓

❺ 腹部大動脈切開

▸瘤内血栓を除去し、腰動脈の止血を行います。

↓

❻ 中枢吻合

▸エアパッド加温装置を止めます。
▸フェルトなどを使用し、動脈壁を補強します。

↓

❼ 末梢吻合

▸病変の位置により、総腸骨または、外腸骨と内腸骨への吻合を行います。必要に応じて下腸間膜動脈の再建を行います。

⑧ 腹部大動脈遮断解除

- 遮断解除により急激な血圧低下をきたすことがあるため、麻酔科と連携する必要があります。
- エアパッド加温装置を再開します。

⑨ プロタミンIV

⑩ 閉腹

- 組織の脆弱性から腹壁瘢痕ヘルニアの発生頻度が高いため、閉腹や縫合糸の選択が必要となります。
- 腎動脈再建を伴う場合は、腎動脈上での遮断が必要となります。遮断中阻血になる時間が発生するため、腎への灌流や、冷却を行います。

⚠ **30分程度の遮断であれば腎機能への影響は少ないですが、それより長い時間の遮断になると腎機能増悪のリスクとなります。**

【完成図のイメージ】

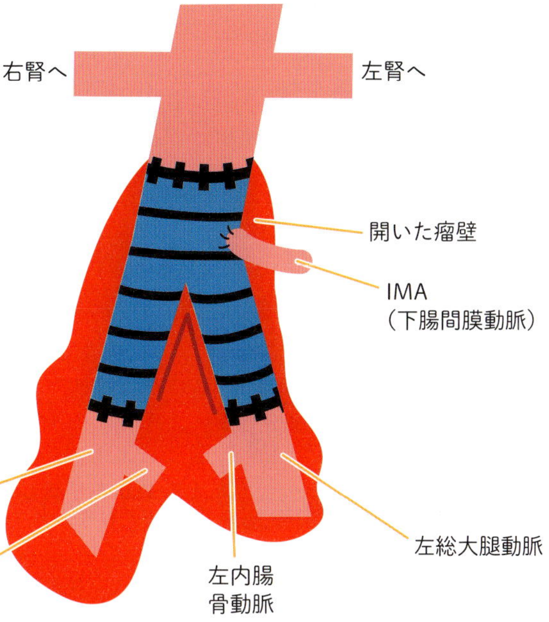

⑧術式別のポイント：ステントグラフト内挿術

- 胸部・腹部大動脈疾患に対し、病変部の瘤を内側からステントグラフトで塞ぐ方法です。
- 従来の手術と比べて鼠径部の皮切や肘部の穿刺で行えるため、体外循環や開胸・開腹の必要がなく、低侵襲でステントグラフト内挿ができます。

●術前準備

【使用する器械台（体位・シース、ライン類まとめ）の例】

EVAR

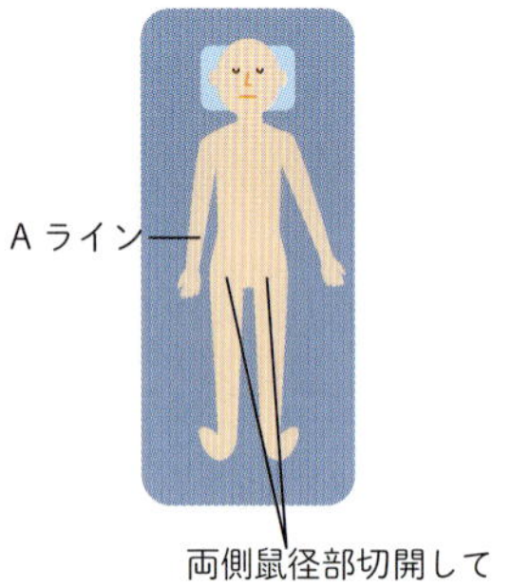

両側鼠径部切開して6Frシース挿入（デバイス挿入ライン）

- EVARは乳頭下から膝と左肘が消毒範囲
- Pull-Throughができるように左肘も消毒する

TEVAR（下行大動脈）

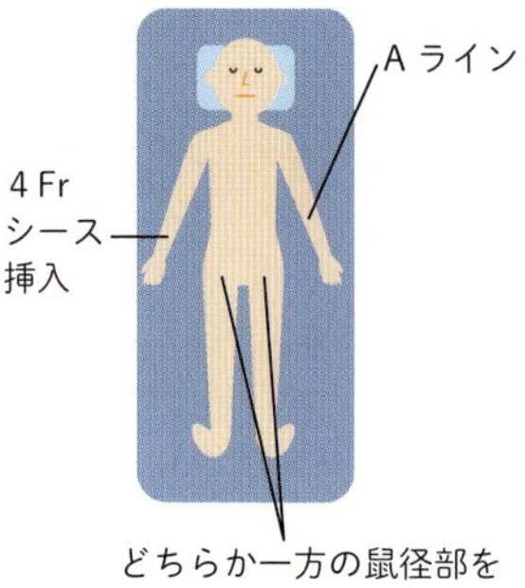

どちらか一方の鼠径部を皮切して6Frシース挿入（デバイス挿入ライン）

- 緊急時を想定して、頸部の血管の露出ができるよう、顔を右に向け、左頸も消毒する
- 鼠径部は左右一方を皮膚切開する

TEVAR（弓部大動脈）

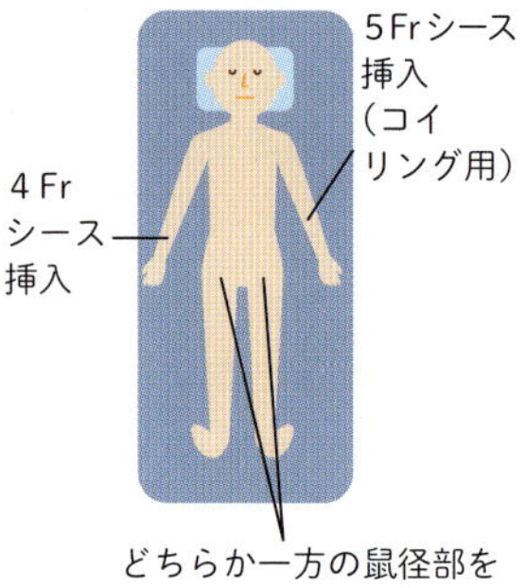

どちらか一方の鼠径部を皮切して6Frシース挿入（デバイス挿入ライン）

- TEVAR（下行大動脈）に準ずるが、Aラインが左右逆になる

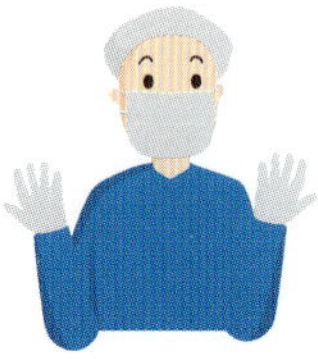

各施設でアプローチ方法が違うため、施設でのやり方を確認する必要があります。

【上肢の固定方法の例】

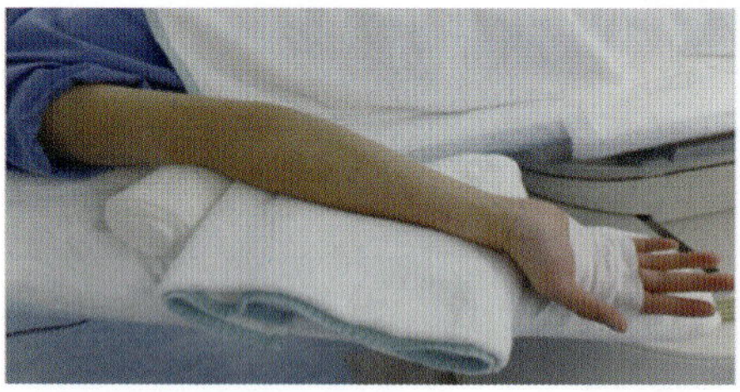

上腕動脈を穿刺しやすいように、肘の下に枕を入れて固定する

【ステントグラフトの例】

腹部で使用	胸部で使用
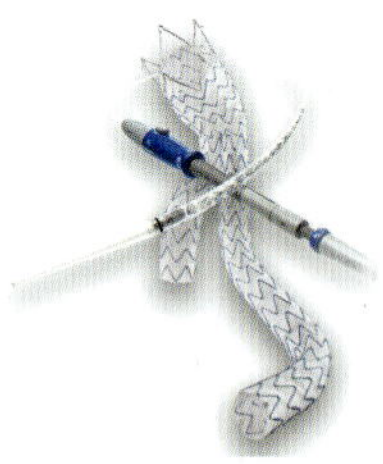	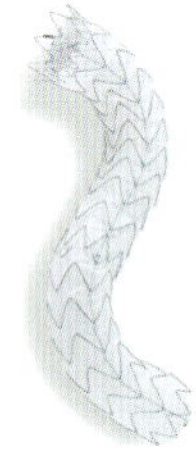
ENDURANT II	VALIANT

（写真提供：日本メドトロニック株式会社）

POINT

塞栓に使用するデバイスは、アンプラッツァやコイルなどさまざまな種類があるので、医師の好みを把握しましょう。

●手術の流れと看護のポイント（EVAR の場合）

① 入室

↓

② 麻酔導入、挿管、A ライン、CV 挿入

↓

③ 両側鼠径部皮膚切開

▸挿入するカテーテルや、ステントグラフトによりシースが異なるので、医師に確認します。

↓

④ 両側大腿動脈剥離、テーピング、シースの挿入、ヘパリン IV　ACT：200 以上

↓

⑤ 必要時内腸骨動脈、下腸間膜動脈の塞栓

↓

⑥ ステントグラフト留置

▸ステントグラフトの種類はさまざまであるため、メーカーごとの水通し方法など、手順に沿って行います。
▸サイズやメーカーの確認は開封前に医師と厳密に行います。

↓

⑦ 対側グラフト留置

↓

⑧ 必要時バルーンにて圧着

▸バルーンでグラフトと血管を圧着させることで、ステントグラフトのずれを予防したり、ステントグラフトのしわを伸ばしたりします。

↓

⑨ エンドリークの有無確認

↓

⑩ 下肢の血管造影

▸シース挿入部の狭窄や、解離などの合併症が起こっていないかを造影して確認します。

↓

⑪ シース抜去

↓

⑫ 閉創

↓

⑬ **抜管**

⬇

⑭ **退室**

【EVAR 完成図のイメージ】

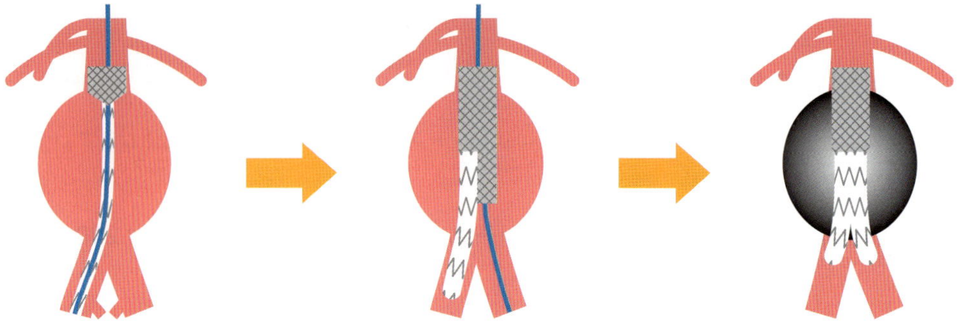

①ステントグラフトを腎動脈下腹部大動脈から右総腸骨動脈にかけて挿入する

②短脚（左脚）に左大腿から穿刺してカテーテルを挿入する

③短脚側に追加ステントを挿入。動脈瘤の内側にステントグラフトを内挿し、瘤への血流を止める

●手術の流れと看護のポイント（TEVAR の場合）

❶ **入室**

⬇

❷ **麻酔導入、挿管、A ライン、CV 挿入**

▸TEVAR は、ラピッドペーシング下でステントグラフトを留置することがあります。ラピッドペーシング後に不整脈が出現する可能性があるので、全例 DC パッド（使い捨て除細動パッド）を貼付しています。

⬇

❸ **片側鼠径皮膚切開、手首・橈骨動脈に 4 Fr シース挿入、ヘパリン IV　ACT：300 以上**

▸血管の走行や既往などにより、シース挿入部位や A ライン挿入位置が変わるので、医師に確認を行います。

⬇

❹ **ステントグラフト留置**

▸ステントグラフトの種類はさまざまであるため、メーカーごとの水通し方法など、手順に沿って行います。

▸サイズやメーカーの確認は開封前に医師と厳密に行います。

▸瘤の位置や範囲、血管走行によっては、デブランチ（閉塞してしまう分枝に対してあらかじめバイパス術を行ったうえでステントグラフト内挿術を行う方法）が必要になることもあります。また、左鎖骨下動脈へのコイリング（左鎖骨下根部にコイルを挿入し、塞栓する方法）を行うこともあります。医師と情報を共有し、事前に準備を行っています。

⬇

⑤ 必要時バルーンにて圧着

▸バルーンでグラフトと血管を圧着させることで、ステントグラフトのずれを予防したり、ステントグラフトのしわを伸ばしたりします。

⬇

⑥ エンドリークの有無確認

⬇

⑦ 下肢の血管造影

▸シース挿入部の狭窄や、解離などの合併症が起こっていないかを、造影して確認します。

⬇

⑧ シース抜去

⬇

⑨ 閉創

⬇

⑩ 抜管

⬇

⑪ 退室

【TEVAR 完成図のイメージ】

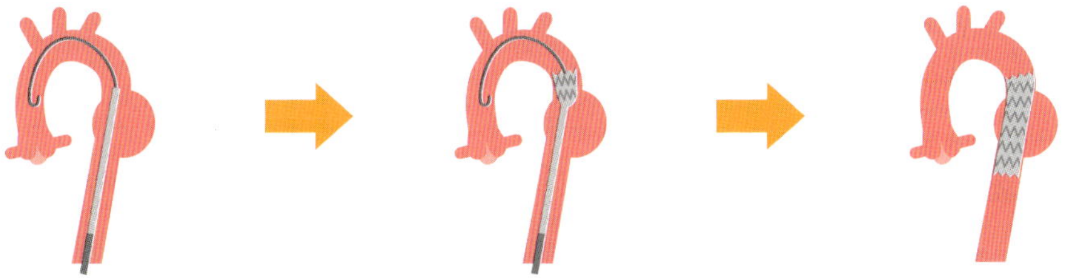

①ステントグラフトを瘤より上部の正常血管に位置を合わせ挿入する

②分枝に重ならないよう位置を調整してステントグラフトを開く

③動脈瘤の内側にステントグラフトを挿入し、瘤への血流を止める

【術直後の創】

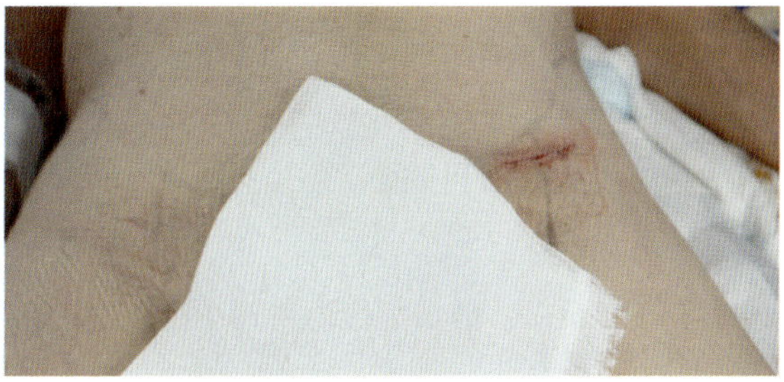

開胸・開腹の創に比べてかなり小さく、術後の創もきれいに治るため、目立たない

4 術後合併症

❶大動脈基部置換術

●周術期心筋梗塞（PMI）

▶冠動脈口の術操作が必要となるため、術後、PMI を起こす可能性があります。

▶術後の心電図・心筋逸脱酵素の上昇の有無に注意し観察を行います。

●出血

▶大動脈基底部には高い圧がかかりやすく、血圧の上昇は出血の原因となることから、適正の血圧を医師に確認する必要があります。

❷胸部大動脈置換術

●出血

▶長時間の体外循環、低体温、吻合部の多さから、術後、出血のリスクが高くなるため、ドレーンからの排液の性状・量への注意が重要になります。

●脳梗塞

▶大動脈の分枝の操作を必要とすることが多く、脳への低還流、血管内の粥腫による脳梗塞のリスクが高くなります。

▶術後は、循環動態とともに、神経学的な所見に注意する必要があります。

●低体温

▶術中、脳の代謝を抑え、脳の酸素消費量を減少させる目的で、20 ～ 25℃の低体温とします。

▶術後、低体温はさまざまな合併症を起こすことから、慎重な復温管理を行います。

●嗄声・嚥下障害

▶弓部大動脈置換術後には、反回神経麻痺に伴う嗄声・嚥下機能障害が起こる可能性があります。

▶抜管後、発声に異常がないか確認を行うことが重要です。問題がなければ、飲水、飲食へと進みますが、当院では言語療法士による嚥下機能の評価を行い、飲食開始となります。

●脊髄梗塞

▶**Adamkiewicz《アダムキューピッツ》動脈**は前脊髄動脈の血液を供給する動脈の中で最も重要な動脈で、人により違いはありますが、おおよそ Th 9 ~ Th12 の間で起始しています。術中の操作により脊髄が虚血に陥ると、脊髄浮腫により神経が圧迫され、術後対麻痺が起こる可能性があり、患者の回復が大きく左右されます。

▶術前に CT や MRI 検査を行い、Adamkiewicz 動脈が同定され、手術による影響が考えられる場合は、術前より脊髄ドレーンが挿入されます。

▶術中の脊髄の栄養血管を遮断することで脊髄虚血が起こります。その後の再灌流により、脊髄の浮腫をきたします。そのため、脊髄髄液圧上昇を防ぐ目的で脊髄ドレナージを行います。脊髄灌流圧を維持することで、脊髄梗塞を予防できます。

▶脳脊髄液は無色透明で、総量は 120 ~ 140mL で 1 日 500mL が生産され、1 日に 3 ~ 4 回入れ替わっていることになります。

▶術後、予防的にナロキソン、ステロイドの投与が行われます。

▶麻酔からの覚醒後、下肢の動きを観察することが重要になります。対麻痺には、術直後に発生する急性のものと、数時間から数日後に起こる遅発性のものがあります。

【脊髄ドレーンの挿入】

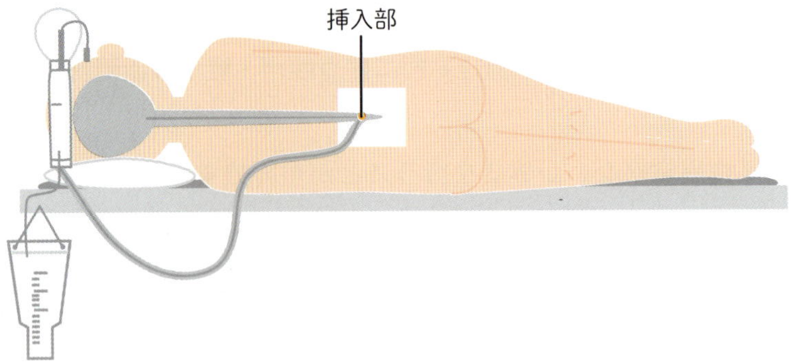

脊髄ドレーンは、第３～４腰椎から脊髄クモ膜下腔に留置される

1 仰臥位で、医師に指示された高さに設定し、ゼロ点を外耳孔に合わせる

2 体位変換などで患者を動かすときには必ずクランプを行う

3 体位調整を行い、クランプを解除した際は必ず液面移動があることを確認する

4 排液の量・性状を観察する。脳脊髄液は無色であるが、出血などがあると血性の排液となるため、注意が必要

5 ドレナージの量が過剰となると、低髄圧となり、頭痛、動眼神経麻痺（眼瞼下垂、眼球運動障害、瞳孔障害）が認められ、場合によっては脳出血の原因となるため、排液量の確認が必要である

6 頭蓋内圧亢進症状に注意し観察を行う。頭蓋内圧亢進症状がある場合、脳ヘルニアを起こす可能性がある。頭痛、嘔気、嘔吐、うっ血乳頭（視神経乳頭が圧迫され、充血、浮腫が起こる）、クッシング症候群（血圧上昇、徐脈、脈圧増大）、意識障害、瞳孔不同、麻痺の出現などに注意し観察を行う

7 カテーテルは清潔に扱い、感染に注意する。感染を起こすと、髄膜炎を引き起こす。排液の混濁、頭痛、頸部硬直が認められた場合は、髄膜炎の可能性が高いため、医師に報告する

❸腹部大動脈置換術

●下肢・腸管虚血

▶血管内に粥腫が存在する場合、術操作により下肢に塞栓症が起こることがあります。下肢の血流の状態、冷汗やチアノーゼの有無を観察する必要があります。

▶腹部大動脈は、腹腔動脈、上下腸間膜動脈、内腸骨動脈へ血液が灌流されており、術操作により消化管動脈が虚血に陥ると、腸管壊死の可能性があります。腹部の状態の観察を行う必要があります。

▶臓器の虚血が起こると、血液ガス分析データ上、乳酸アシドーシスへ傾きます。症

状の観察とともに、血液データを経時的に確認します。

●腎機能障害

▶術操作が腎動脈へ及ぶと、腎虚血から腎機能障害が起こる可能性があります。術後の尿量、血液検査データによる腎機能の評価を行います。

❹ステントグラフト内挿術

▶ステントグラフトは開胸・開腹手術より低侵襲です。

▶開胸･開腹手術は気管挿入下でICUに帰室しますが、ステントグラフト手術は術後、抜管し、ICUへ帰室します。術後の回復も早く、術翌日にはICUを退室し、入院期間も短いという特徴があります。

▶ステントグラフト内挿術後は、ステント内の血流維持、ステントグラフトのずれを防ぐための血圧管理が必要です。

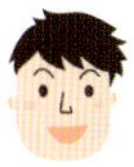

当院ではTEVARでは収縮期血圧（SBP）120～140mmHg、EVARではSBP 80～120mmHgになるように調整を行っています。

●腎機能障害

▶造影剤を使用する手術のため、術後腎機能障害をきたす可能性が高くなります。

●アプローチ部位の出血、血腫

▶大腿動脈からシースを挿入して手術を行うため、挿入部の出血、血腫、下肢への血流に注意が必要です。

●対麻痺

▶ステントグラフト留置部によっては対麻痺のリスクがあるため、術後すぐに下肢の動きを確認します。

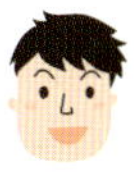

当院ではTEVAR施行後は、高めの血圧管理とナロキソンの予防投与を行います。

●脳合併症

▶弓部へステントを留置する際、空気混入や血栓により、脳梗塞を起こす恐れがあります。

●エンドリーク

▶ステントグラフト特有の術後合併症にエンドリークがあります。

▶エンドリークとは、動脈瘤内に動脈血の流入が残存する（または手術した後に新たに出現する）ことをいいます。

【エンドリークの分類】

Type I　ステント端部からのリーク

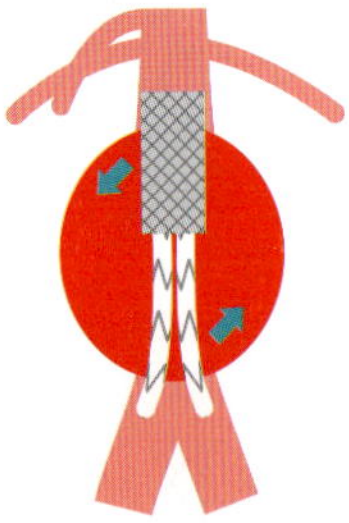

▸動脈瘤の中枢または末梢のステントグラフトと Landing zone となった血管壁の隙間から動脈瘤内に流入するもの

▸Landing zone の長さが不十分、Landing zone となった血管の屈曲や内膜の石灰化などが原因となる

▸圧力が高い血流のため、動脈瘤を拡大させる危険性が高いので、追加治療が必要

Type II　側枝からの逆流

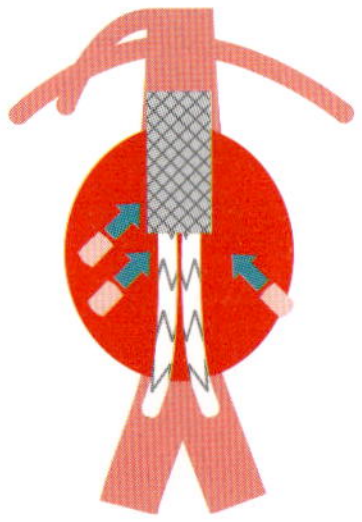

▸瘤内の血圧が下がることで、側副血行路を介した血流が、瘤から起始する動脈の枝から逆行性に瘤内へ流入してくる現象

▸術中または術直後にみられる type II エンドリークは、瘤内の圧力が下がった証拠であり、自然消退するものも多い

▸長期間残存するものは動脈瘤内の圧を上昇させ、瘤は拡大のリスクがあるため、追加治療の可能性がある

Type III　創や接合部からのリーク

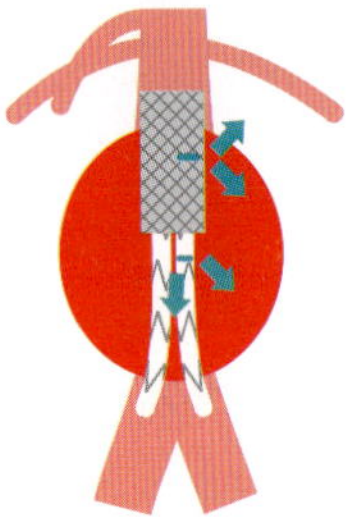

▸ステントグラフトを複数使用する手術の場合、ステントグラフトとステントグラフトのつなぎ目（重なり）から瘤内に流出する血液が残る

▸Type I 同様に圧力の高い血流であるため、追加治療が必要

Type IV　素材から染み出す血液による

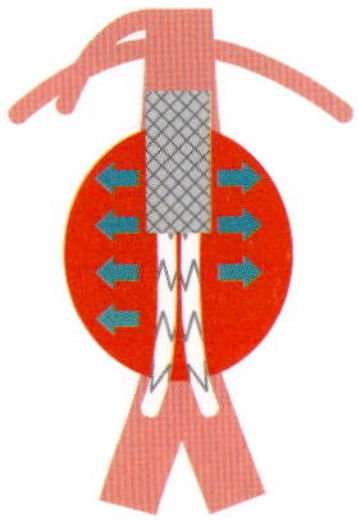

▸人工血管（グラフト）が布のように繊維を織って作成された製品を使用する手術で、繊維の隙間からしみ出してくる血液が残存するもの

▸一般的に、自然消退するため、動脈瘤の悪化は起こらないとされている

弁膜症疾患

1 疾患の特徴

- 全身の循環は、**肺→左心室→全身の動脈→全身の静脈→右心室→肺**となっています。
- 心臓は左心系が全身に、右心系が肺に血液を送り出すポンプの役目を果たしています。
- 上記の循環のなかで血液が一方向にだけ流れるために心臓には4つの弁（**大動脈弁、僧帽弁、肺動脈弁、三尖弁**）が存在します。その弁を上記の循環に加えると、**肺→僧帽弁→左心系の心臓→大動脈弁→全身の動脈→全身の静脈→三尖弁→右心系の心臓→肺動脈弁→肺**となります。

【循環のイメージ】

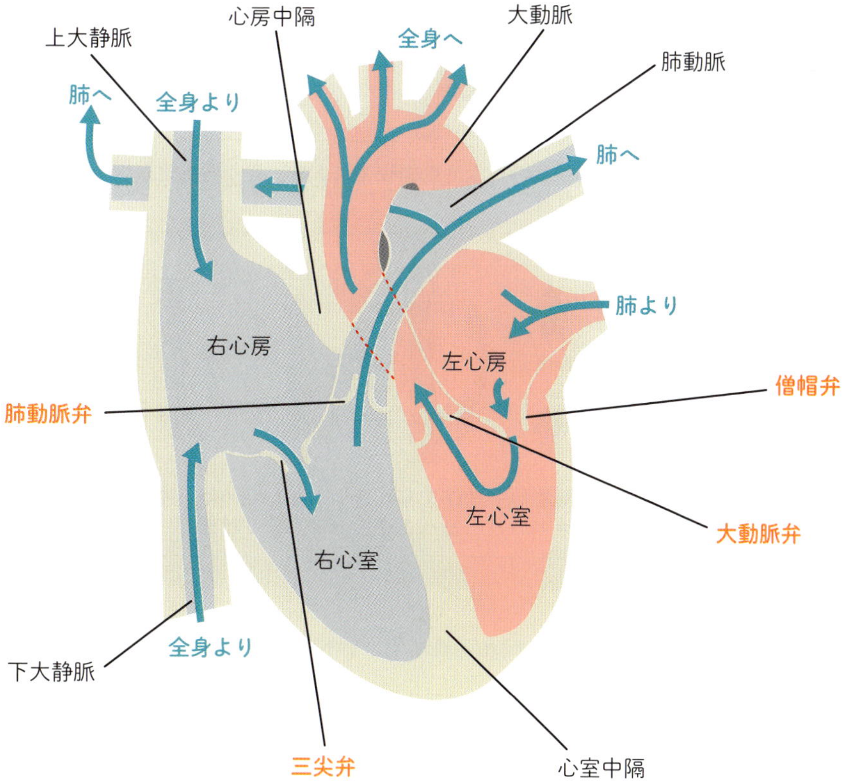

①狭窄症と閉鎖不全症

▶ 4つの弁それぞれに**狭窄症**と**閉鎖不全症**が起こる可能性があり、時には両者が同時に発症します。

▶特に、左心系の心臓に関与する大動脈弁と僧帽弁に狭窄症が発症しやすく、三尖弁は僧帽弁疾患の影響を受けて二次的に閉鎖不全症を発症します。

【狭窄症と閉鎖不全症】

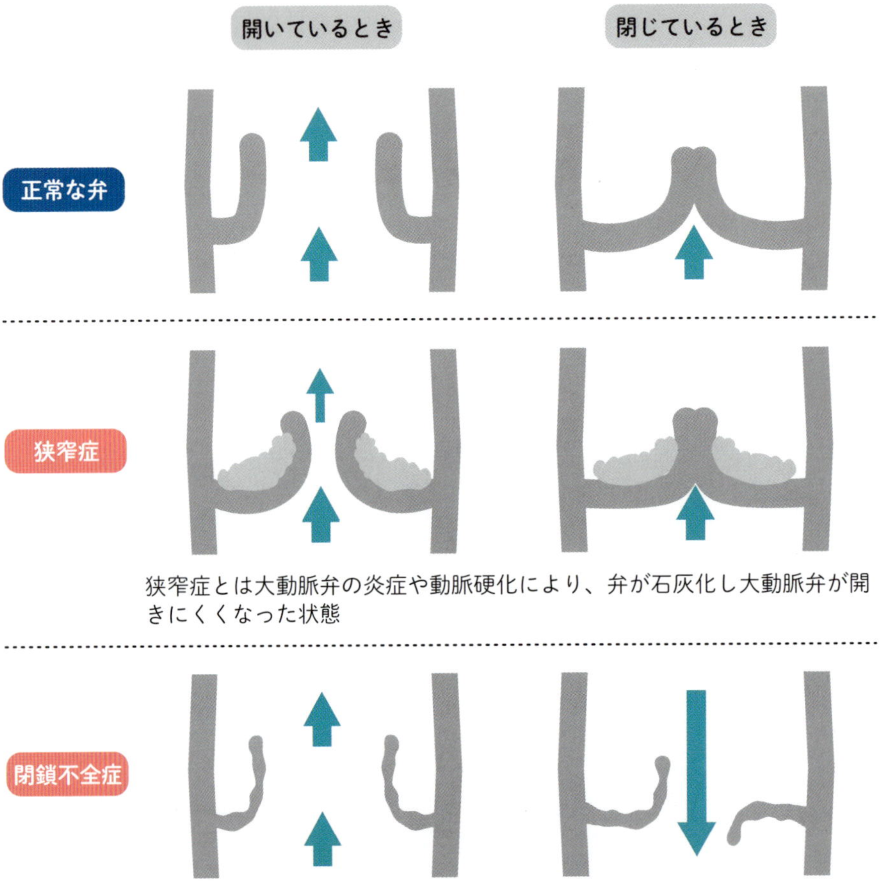

狭窄症とは大動脈弁の炎症や動脈硬化により、弁が石灰化し大動脈弁が開きにくくなった状態

閉鎖不全症とは大動脈弁の閉まりが悪くなったために、左心室から大動脈に血流が送り出され、左心室へと逆流してしまう状態

僧帽弁狭窄症（mitral stenosis：MS）

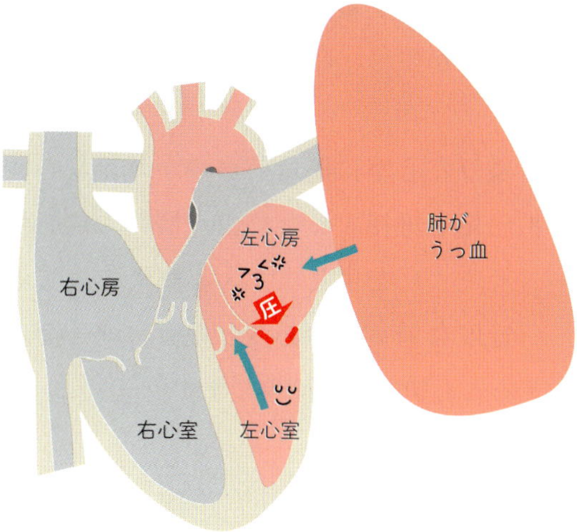

▶僧帽弁の狭窄により、左心房から左心室への血液の流入が障害され、左心房圧の上昇、肺静脈圧の上昇、肺高血圧症を生じます。

僧帽弁閉鎖不全症（mitral regurgitation：MR）

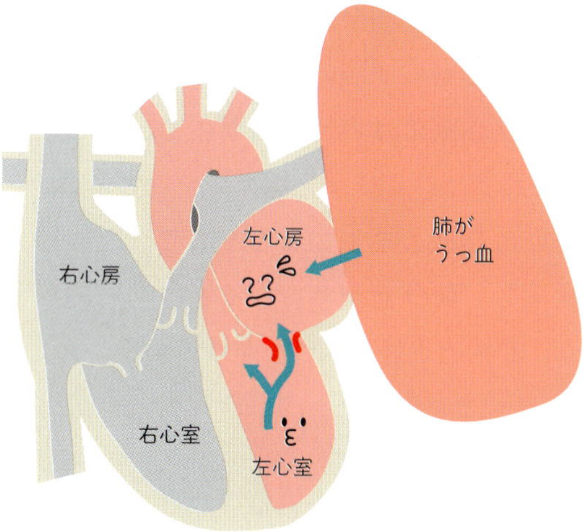

▶僧帽弁の閉鎖不全があると、左心室から左心房への血液の逆流が起こります。逆流により左心房への容量負荷が生じますが、これが左心室への**前負荷**となります。容量負荷に関して左心房の拡大や左心室の**遠心性肥大（心拡大）**が生じます。

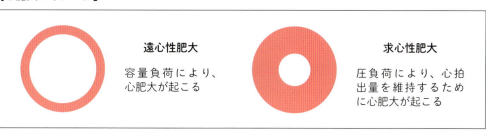

【心肥大のイメージ】

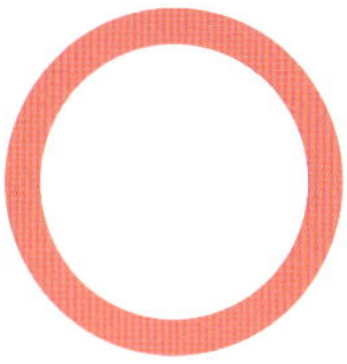

遠心性肥大

容量負荷により、
心肥大が起こる

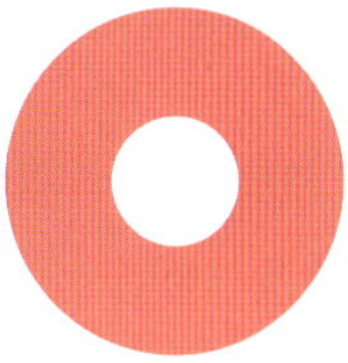

求心性肥大

圧負荷により、心拍
出量を維持するため
に心肥大が起こる

●大動脈弁狭窄症（aortic stenosis：AS）

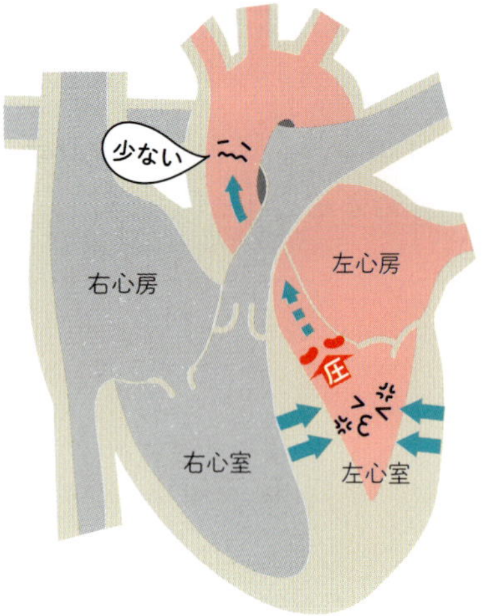

▶大動脈弁が狭窄すると、左心室からの血液の駆出に抵抗が生じ、収縮期の左心室圧が上昇します。

▶狭窄により左心室に圧負荷がかかり、左心室は心拍出量を維持するために代償性に**求心性肥大**（**心肥大**）を生じます。心肥大を生じるため、適度な前負荷が必要となり、前負荷が減少すると心拍出量は減少します。

●大動脈弁閉鎖不全症（aortic regurgitation：AR）

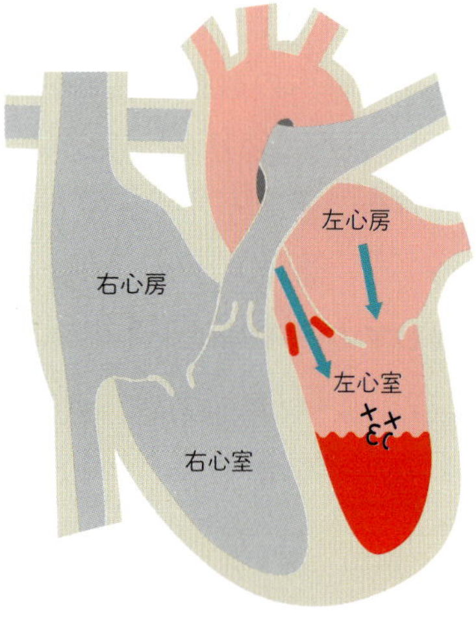

▶大動脈弁の閉鎖不全があると、拡張期に大動脈から左心室へ血液の逆流が起こります。そのため左心室には容量負荷が生じ、左心室は代償性に**遠心性肥大**（**心拡大**）を生じます。

▶末期には心拡大を生じるとともに、心収縮力は低下し、前負荷が多くなると、拍出困難となり、心拍出量低下へつながります。

❷原因

▶原因には先天性と後天性（動脈硬化、組織変性、感染、リウマチ熱、左心室拡大など）があります。

▶弁膜症とその原因として頻度の高い組み合わせは、ASの動脈硬化、MSによるリウマチ熱、MRによる組織変性が挙げられます。

③症状

▶弁によって主症状が異なります。基本的な考え方としては、狭窄症でも閉鎖不全症でも弁膜症となった場合は、弁の手前側（上流）がうっ血（渋滞）する症状が出ます。大動脈弁であれば左心室と肺、僧帽弁であれば肺と右心室、三尖弁であれば全身の静脈がうっ血することなります。

▶肺うっ血の状態は呼吸困難（息切れ）となり、それぞれの程度により分類されています。

【NYHA の心機能分類】

自覚症状による重症度の分類	
Ⅰ度	普通の仕事では、疲労、動悸、息切れはなく、狭心症のような疼痛はない
Ⅱ度	安静時には特別な心臓の症状はないが、普通の仕事（軽労働）をすると疲労、動悸、息切れ、狭心症が起こる
Ⅲ度	安静時には著明な心臓の症状はないが、軽労働よりも少し軽い作業で疲労、動悸、息切れ、狭心症が起こる
Ⅳ度	安静にしていても息切れや動悸、手足などのむくみがあり、体を動かすのはほとんど不可能で、就床を余儀なくされる

NYHA（New York Heart Association：ニューヨーク心臓協会）

▶心拍出量が低下して循環が障害されることによる易疲労感、腎血流低下による腎機能低下などが生じます。これらの症状が顕著な場合、**心不全**と呼ばれます。

▶弁膜症により心臓自体も正常に比べて過剰な負荷（圧負荷、容量負荷）がかかるため、初期は心拡大、心肥大を呈し代償することが可能ですが、経時的に心収縮力は低下し、心不全がさらに増悪することになります。

【弁膜症の主な種類と症状】

大動脈弁狭窄症（AS）	呼吸困難、胸痛、失神、突然死など
大動脈弁閉鎖不全症（AR）	呼吸困難、動悸など
僧帽弁狭窄症（MS）	呼吸困難、易疲労感、動悸など
僧帽弁閉鎖不全症（MR）	呼吸困難、易疲労感など
三尖弁閉鎖不全症	下腿浮腫、腹水、肝うっ血、易疲労感など

【弁膜症の重症度評価：心エコー】

	軽度	中等度	重度
MS（僧帽弁狭窄症）			
弁口面積	＞ 1.5cm^2	1.0 ～ 1.5cm^2	＜ 1.0cm^2
平均圧較差	＜ 5 mmHg	5 ～ 10mmHg	＞ 10mmHg
肺動脈収縮期圧	＜ 30mmHg	30 ～ 50mmHg	＞ 50mmHg
MR（僧帽弁閉鎖不全症）[1)-3)]			
定性評価法			
カラードプラジェット面積	＜左心房面積の20%	左心房面積の20～40%	＞左心房面積の40%
Vena contracta 幅	＜ 0.3cm	0.3 ～ 0.69cm	≧ 7.0cm
肺静脈血流シグナル	収縮期波優位	収縮期波減高	収縮期逆行性
定量評価法			
僧帽弁逆流量	＜ 30mL	30 ～ 59mL	≧ 60mL
僧帽弁逆流率	＜ 30%	30 ～ 49%	≧ 50%
有効逆流弁口面積	＜ 0.20cm^2	0.20 ～ 0.39cm^2	≧ 0.40cm^2
AS（大動脈弁狭窄症）			
大動脈弁通過最高血流速度	＜ 3.0m/ 秒	3.0 ～ 4.0m/ 秒	≧ 4.0m/ 秒
収縮期平均圧較差	＜ 25mmHg	25 ～ 40mmHg	≧ 40mmHg
弁口面積	＞ 1.5cm^2	1.0 ～ 1.5cm^2	≦ 1.0cm^2
弁口面積係数	—	—	≦ 0.6cm^2/mm^2
AR（大動脈弁閉鎖不全症）[1),4)]			
定性評価法			
Vena contracta 幅	＜ 0.3cm	0.3 ～ 0.6cm	＞ 0.6cm
左室流出路逆流幅比	＜ 25%	25 ～ 64%	＞ 65%
連続波ドプラ PHT* 法	＞ 500m/ 秒	200 ～ 500m/ 秒	＜ 200m/ 秒
下行大動脈の拡張性逆行性波	拡張早期	拡張早期	全拡張期
定量評価法			
大動脈弁逆流量	＜ 30mL	30 ～ 59mL	≧ 60mL
大動脈弁逆流率	＜ 30%	30 ～ 49%	≧ 50%
有効逆流弁口面積	＜ 0.10cm^2	0.10 ～ 0.29cm^2	≧ 0.30cm^2

＊ PHT：pressure half-time
日本循環器学会：循環器病の診断と治療に関するガイドライン（2009 年度合同研究班報告）：循環器超音波検査の適応と判読ガイドライン（2010 年改訂版）. より転載
http://www.j-circ.or.jp/guideline/pdf/JCS2010yoshida.h.pdf（2018 年 8 月閲覧）

2 手術適応と術式

▶初期の弁膜症の治療は利尿薬を中心とした内科的治療となりますが、内科的治療では機械的問題のある弁自体に対する治療は不可能です。

①手術適応

▶手術のリスクと内科的治療の限界を考慮し、適切な時期に手術治療の介入が必要となります。

▶タイミングに関しては各弁膜症に関するガイドライン[5]が作成されており、それを参考にして決定されることが一般的です。

▶基本的には明らかな症状がある重症弁膜症や、経過観察の過程で左心室収縮力の低下や左室拡大が認められる重症弁膜症が手術適応となります。

▶近年、手術成績の向上に伴い、以前よりも早期の段階で手術を選択するケースが多くなっています。

②術式

▶通常の外科手術は人工心肺を使用し、心停止下に行われます。

●弁修復（弁形成）、人工弁置換

▶弁の機械的障害が軽度であれば弁修復（弁形成）を、重度であれば人工弁置換となります。

▶狭窄症では弁修復は困難な場合が多く、閉鎖不全症、特にMRでは多くの場合、修復が可能です。

【弁修復（弁形成）の例】

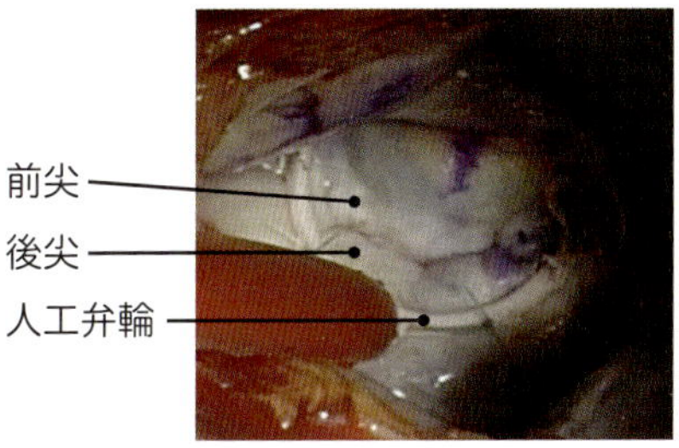

修復した僧帽弁が正しく閉鎖している状態

【人工弁置換の例】

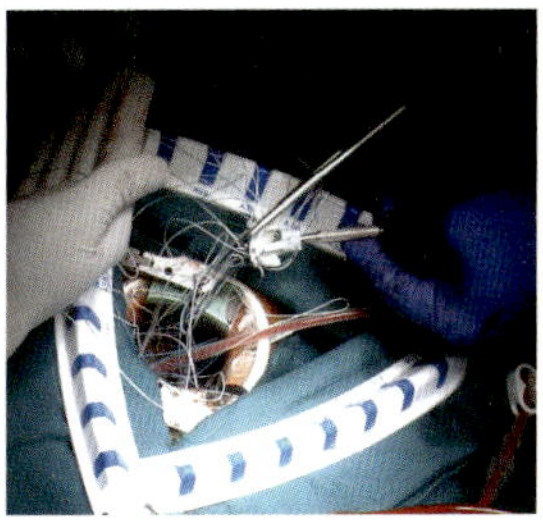

生体弁に糸かけしている様子

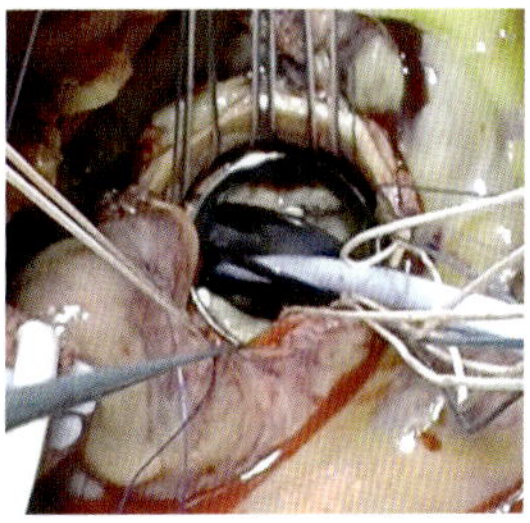

生体弁を縫着している様子

●胸骨正中切開法

▶スタンダードな方法です。胸骨切開により、心臓に最も良好な状態でアプローチできます。

▶人工心肺のカニュレーションは同一術野から可能で、冠動脈バイパス術（CABG）など、他の心臓大動脈手術との合併手術も可能です。

●右小開胸低侵襲法（minimally invasive cardiac surgery：MICS）

▶僧帽弁手術では第４肋間、大動脈弁手術では第３肋間を５～７cmの皮膚切開から開胸し、心臓にアプローチします。

▶人工心肺のカニュレーションは大腿動静脈を使用することが多いです。胸骨を切開しないぶん、出血の軽減や術後の早期回復が可能となります。

▶CABGとの合併手術はできませんが、二弁（大動脈弁＋僧帽弁）手術、メイズ手術などは可能となります。

▶心停止時間が胸骨正中切開に比べ延長することが多いですが、手術時間はそれほど変わりません。

【胸骨正中切開法の例】

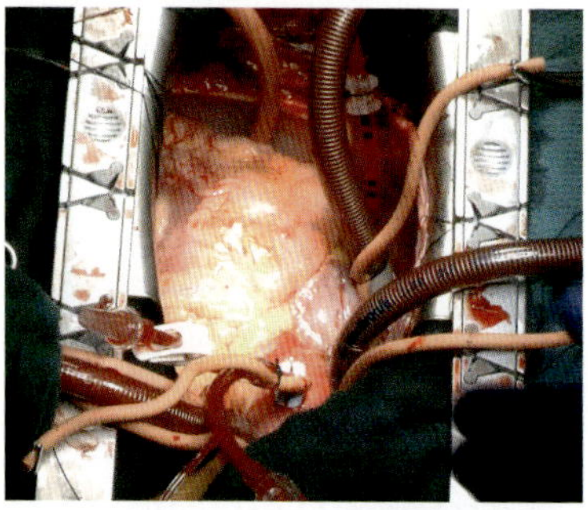

上行大動脈送血、上下大静脈脱血で人工心肺を確立する

【MICSの例】

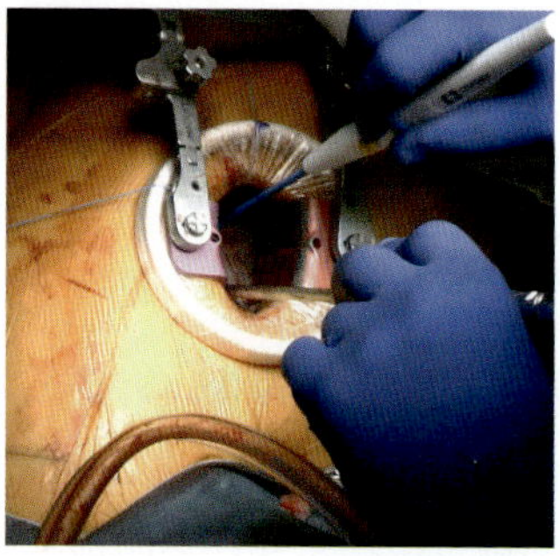

右胸部に開けた小切開孔から手術を行っている

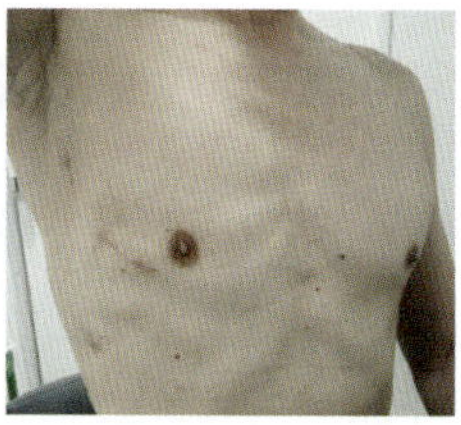

創部の状態

●経カテーテル大動脈弁留置術（transcatheter aortic valve implantation：TAVI）

▶TAVIはASに対する治療法の１つです。

▶心臓を開かず、心臓を止めることもなく行えるため、開胸術より低侵襲となります。よって入院期間も短くなる利点があります。

▶長期の成績がまだ不明であり、外科的治療が適応とならない場合はTAVIの適応となります。

▶高齢（80歳以上）、低心機能や種々の併存疾患を理由に、外科的大動脈置換術（SVAR）

がハイリスクな場合に行われます。

- TAVI には経大腿アプローチ（TF）と経心尖アプローチ（TA）の２つがあります。
- TF は大腿動脈よりデバイスを使用し、折りたたまれた生体弁を心臓まで運び、大動脈弁の位置まで到達したところで、バルーンを膨らませ、人工弁を留置します。
- TA は肋間を小さく切開し、心尖部を通って人工弁を置換します。

【TAVI のアプローチ法】

経大腿アプローチ（TF）

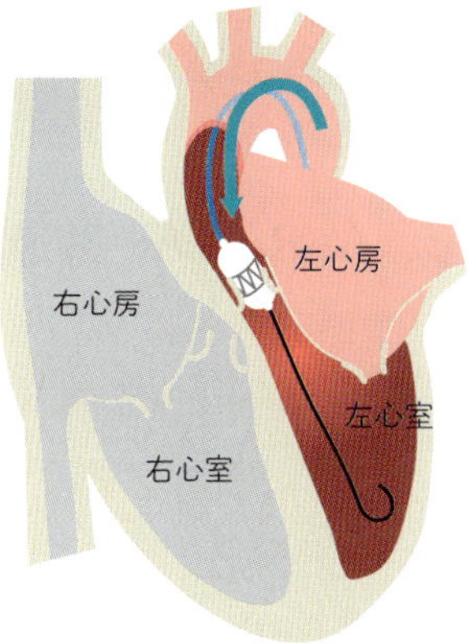

大腿動脈からデバイスを挿入し、弓部大動脈を越えて大動脈弁の位置まで到達する

経心尖アプローチ（TA）

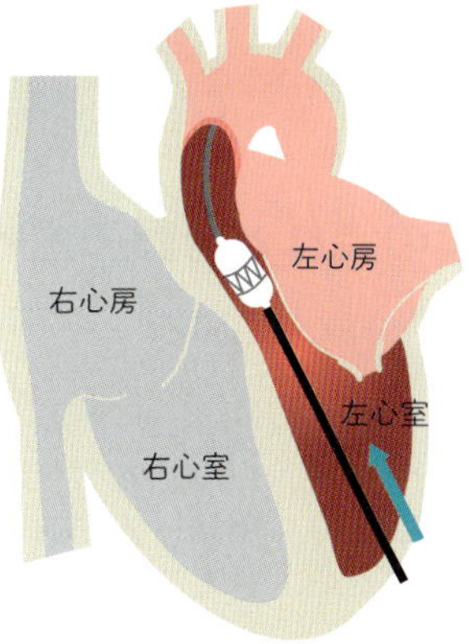

肋間からデバイスを挿入し、心尖部、左心室を越えて大動脈弁の位置まで到達する

【TAVI 手術中透視画像】

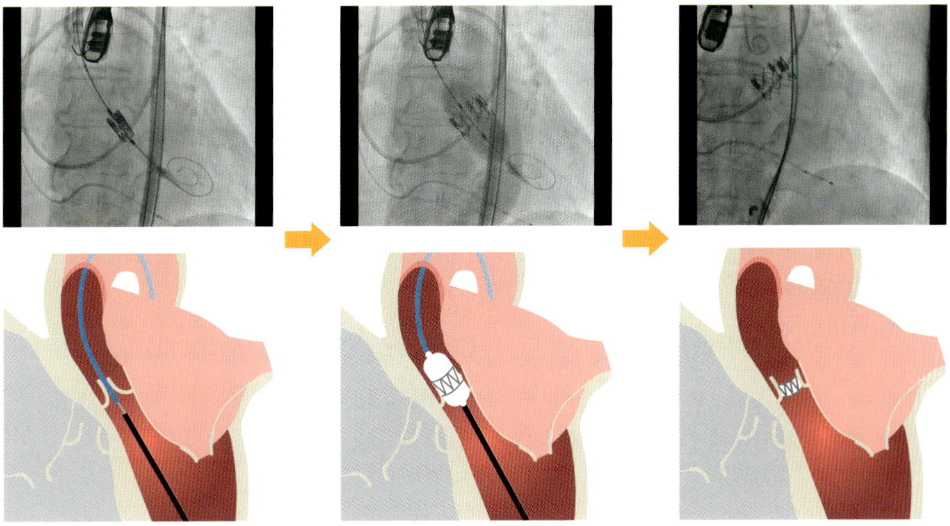

① TAVI 弁を大動脈弁の位置まで挿入

②バルーンで TAVI 弁を拡張している

③ TAVI 弁が留意されている

▼虚血性心疾患
▼大動脈疾患
▼弁膜症疾患
▼末梢血管疾患

3 手術室看護

❶開胸による弁置換術

▶大動脈弁や僧帽弁において、機能不全に陥った弁を切除し、人工弁（機械弁もしくは生体弁）を縫着する手術です。

▶僧帽弁置換術（MVR）、僧帽弁形成術（MVP）、大動脈弁置換術（AVR）、三尖弁輪形成術（TAP）共通の手術の流れを下記に示します。

●手術の流れと看護のポイント（MVR、MVP、AVR、TAP 共通）

❶ **入室**

↓

❷ **麻酔導入、挿管、A ライン、CV、SG 挿入**

↓

❸ **開胸、心膜吊り上げ**

↓

❹ **ヘパリン IV　ACT：480 以上**

▶送血チューブは大動脈へ、脱血チューブは右心房へ挿入します。
▶ベント（心臓内の血液吸引チューブ）を左心室へ挿入し、無血視野を確保します。

↓

❺ **人工心肺開始、冷却**

↓

❻ **大動脈遮断**

▶心筋保護液投与法は、順行性冠灌流（アンテ）、逆行性冠灌流（レトロ）、選択的冠灌流（セレクティブ）があります。
AVR などで大動脈を切開する症例に対しては、セレクティブを使用します。

【遮断鉗子、送血、大動脈切開線】

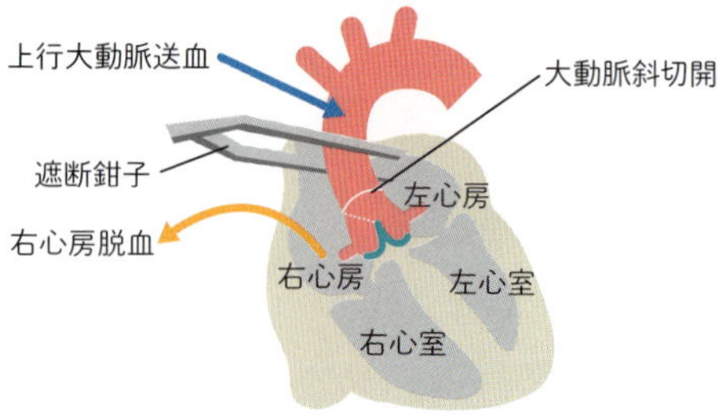

↓

❼ **各術式別手技実施** （→ p.202 参照）**、復温**

↓

⑧ 大動脈遮断解除、心筋血流再開

↓

⑨ プロタミンIV

↓

⑩ 止血、洗浄、閉胸、閉創

↓

⑪ 退室

●メイン操作の流れ（AVRの場合）

① 人工心肺開始 、冷却

↓

② 大動脈遮断、心筋保護液投与、心停止

- 大動脈弁閉鎖不全症（AR）の場合は、アンテからの心筋保護液が左心室へ流入してしまい、冠動脈に流入せず心停止が得られないことがあります。その場合、レトロやセレクティブを併用します。

↓

③ 大動脈切開

- 大動脈基部を切開します。

POINT

アンテ、送血チューブ挿入の位置や、遮断鉗子の位置関係を理解しておきましょう。

↓

④ 自己弁切除

- 疾患により準備する物品が異なります。
- 狭窄症の場合は、石灰化が強いため、超音波手術器などを使用し、弁輪部の石灰化の除去を行います。

⚠ **破砕されたものが左心室や冠動脈へ落ち込む可能性があります。**

↓

⑤ サイジング

↓

⑥ 弁輪糸かけ

▸弁輪にプレジェット付きの針糸を全周にかけます。

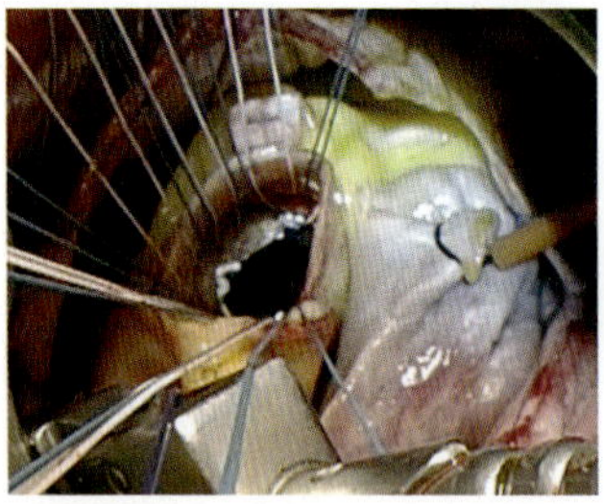

POINT

何針使用していて、何針残っているのか確認しておきましょう。

針糸を生体弁にかけていくため、術野には
多くの針糸が出ている

↓

⑦ 生体弁または機械弁縫着

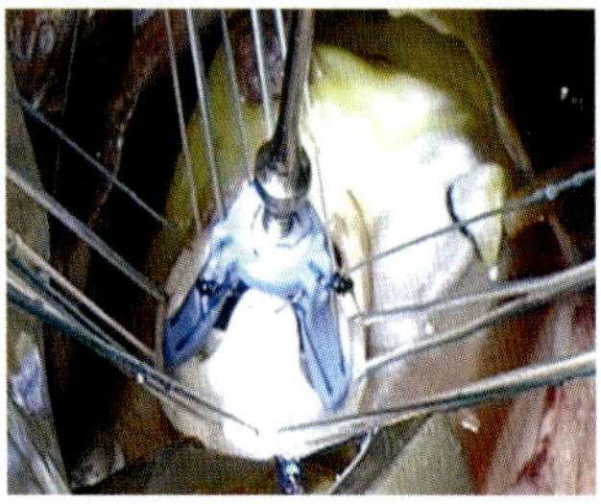

POINT

この後、術野に出ていた針がまとまって返ってくるため、管理をしっかり行います。

生体弁のまわりに針糸をかけて降ろした状態
銀のバルブホルターと青い固定部が外れて、
生体弁のみ残る

↓

⑧ 大動脈閉鎖、復温

↓

⑨ 大動脈遮断解除、心拍再開

↓

⑩ 人工心肺終了

●メイン操作の流れ（MVR、MVP の場合）

① 人工心肺開始 、冷却

↓

② 大動脈遮断、心筋保護液投与、心停止

↓

③ 右側左心房または右心房、中隔切開

↓

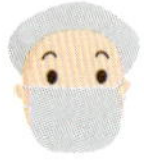

アプローチ方法は各施設により異なるため、方法を確認しておきましょう。

❹ 自己弁切除術または形成術

- 形成術の場合は、自己弁を温存するため、形成術後左心室内に生理食塩水を注入して直視下で僧帽弁逆流が消失したことを確認します。
- 逆流がみられる場合には、再度形成術を行うか、やむを得ず弁置換へ変更することもあります。

⬇

❺ サイジング

- 僧帽弁のサイズを計測します。

⬇

❻ 弁輪糸かけ

⬇

❼ 生体弁または機械弁またはリング、バンド縫着

- 形成術の場合、逸脱の程度により、リングやバンドで形成する場合もあります。
- 人工腱索を修正する場合もあるため、必要となる針、糸、サイザー、リング、バンドなどの準備をしておきます。

【人工腱索の例】

人工繊維でできた糸

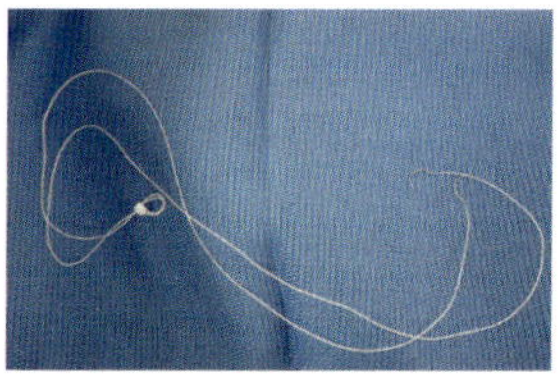

ゴアテックス® スーチャー CV-5
（写真提供：日本ゴア株式会社）

【リングの例】

全周性の硬いリング

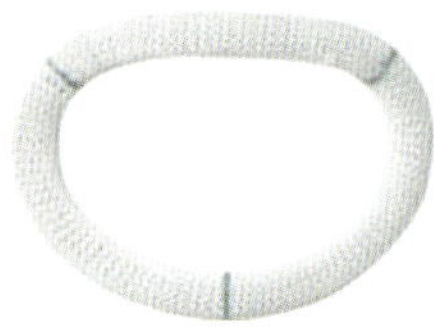

カーペンターエドワーズフィジオリングII（僧帽弁用）
（写真提供：エドワーズライフサイエンス株式会社）

バンド状のやわらかいリング

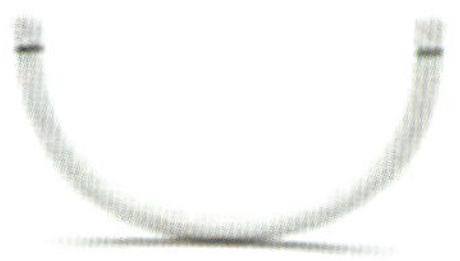

コスグローブエドワーズ人工弁輪（僧帽弁、三尖弁用）
（写真提供：エドワーズライフサイエンス株式会社）

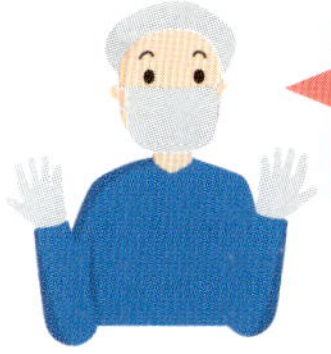

どのようなリングを使用するかは意見が分かれるところで、多くの場合、術者の好みにより選択・使用されているのが現状です。

⬇

❽ 右側左心房または中隔、右心房閉鎖、復温

⬇

❾ 大動脈遮断解除、心拍再開

⬇

❿ 人工心肺終了

POINT

- 右側左心房切開後に A-Y 鈎を固定し、視野展開を行います。
- MVR、MVP どちらの術式になるかは経食道心エコーや直視下での観察後に決定されるため、針糸類は決定後に準備します。
- MVP の場合は、左心室に生理食塩水を注入して逆流が消失したことを確認します。逆流が残る場合には、再度形成術を行うか、弁置換へ変更することもあります。

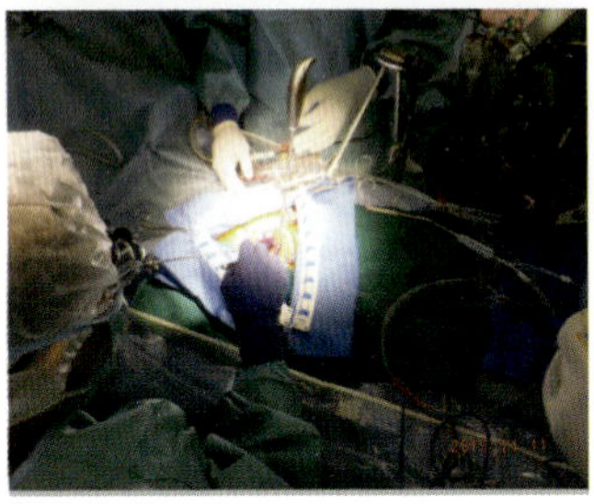

鈎を左心房切開部にかけて、
吊り上げているところ

❷低侵襲心臓手術（MICS）

- MICS（minimally invasive cardiac surgery）は、肋骨を切らない低侵襲の心臓手術です。

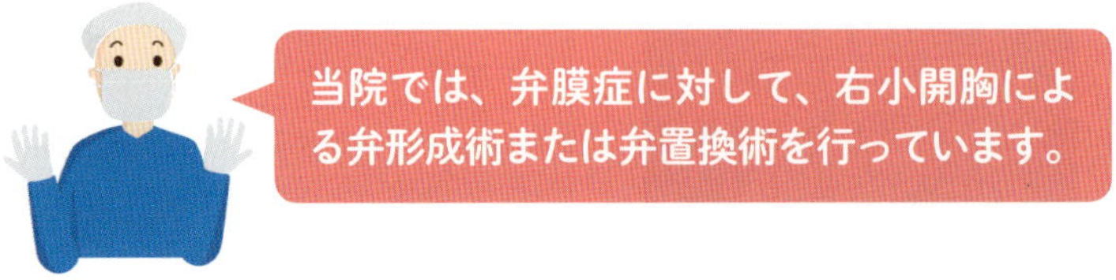
当院では、弁膜症に対して、右小開胸による弁形成術または弁置換術を行っています。

●術前準備

- 背骨ラインよりやや右側に枕を挿入し、左半側臥位で体位確保します。
- 右腕は操作に影響が少なく、かつ神経障害を起こさないよう角度に注意します。
- 患者の背部に使い捨て除細動パッド（DC パッド）を貼付しておきます。
- 右開胸で行うため、分離肺換気を行います。気管支ファイバースコープの準備もしておきます。

【MICS 時の体位】

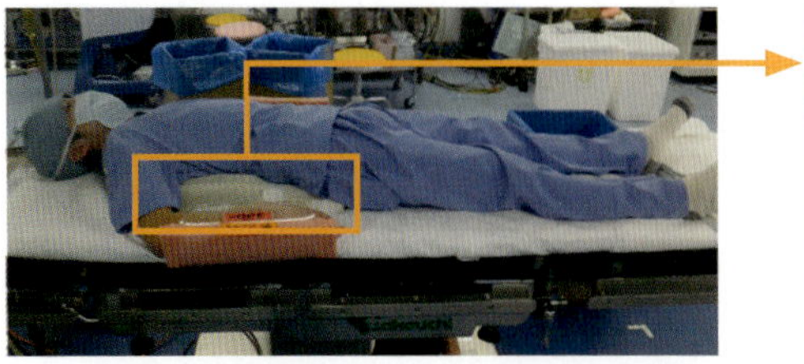

①右背部に枕を挿入し、左半側臥位になる
②腋窩と肋間を広げるように体位固定する

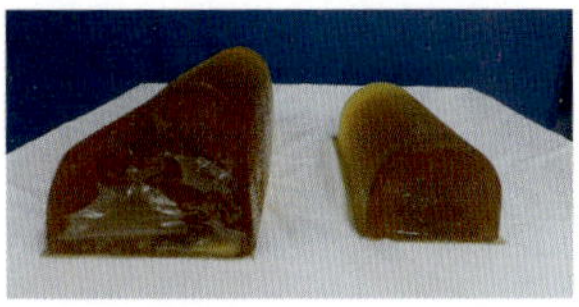

MICS 用枕の例（ジェル枕）
体の下に挿入するため、除圧できるものを使用する
体格により使用する枕を変える

【MICS 部屋レイアウトとベッドサイドアーム】

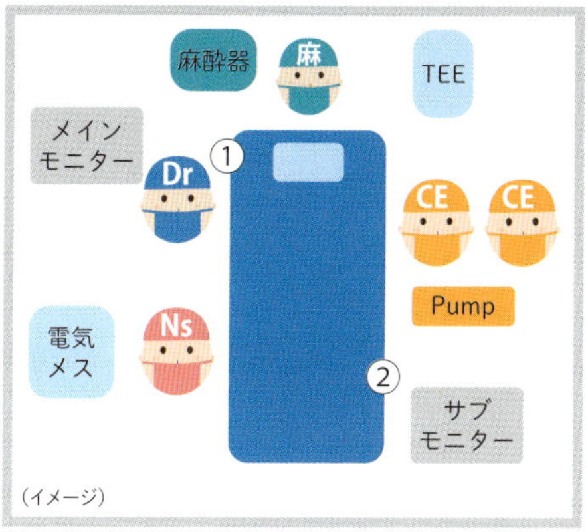

- 大動脈弁手術では、カメラのみ使用するため、アームをレイアウトの①部分に取り付ける
- 僧帽弁手術では、右心房を持ち上げるため、①と②部分にアームを取り付ける

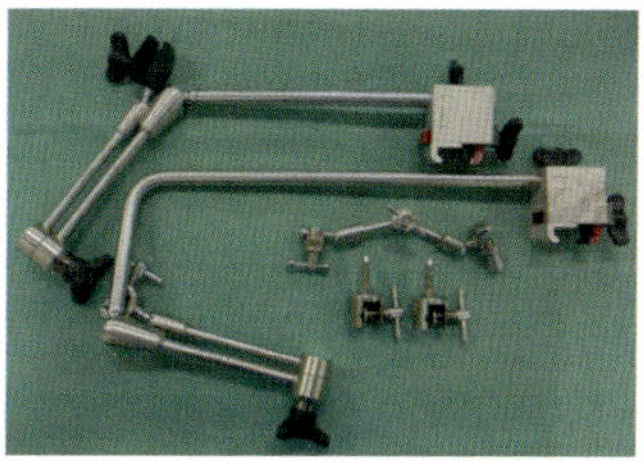

ベッドサイドアームの例

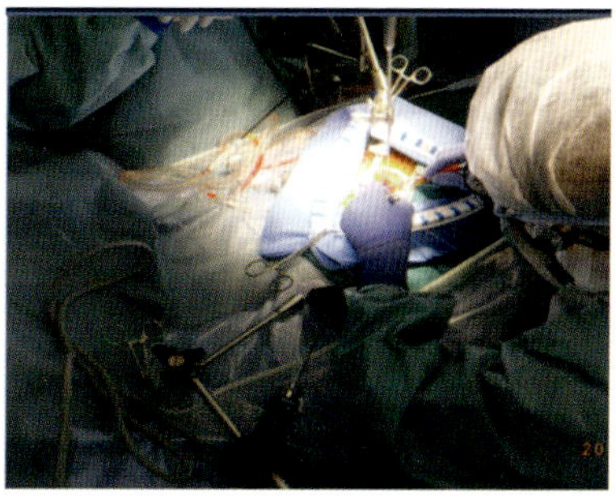

ベッドサイドアームの使用風景

【MICS で使用する器械】

MICS 用開胸器

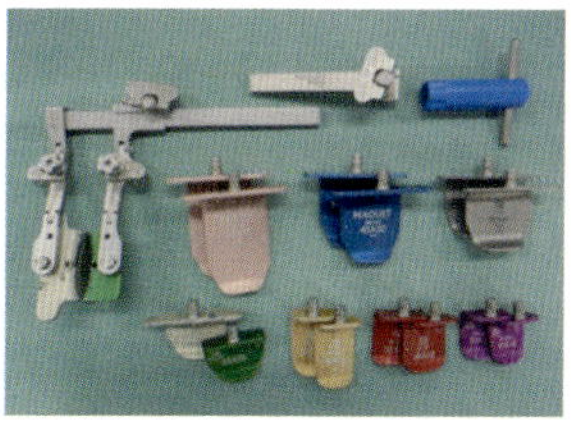

AVR と MVR ではアプローチの向きが違うため、さまざまな種類の開胸器を使用する

遮断鉗子、ノットプッシャー、マリアブル、吸引先

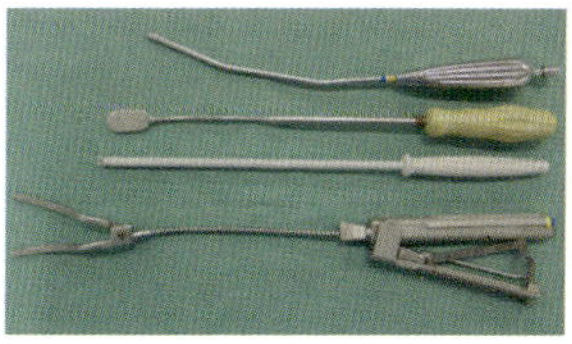

僧帽弁用鈎

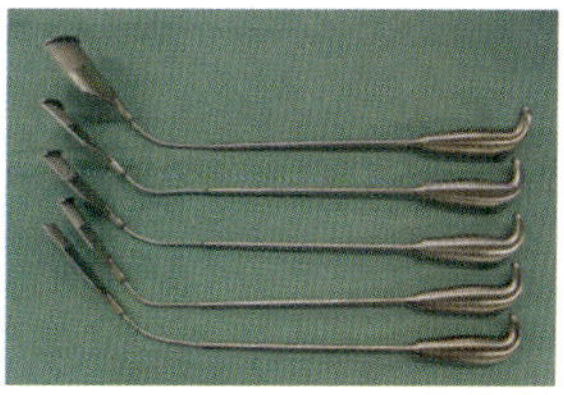

MICS 鉗子と先端アップ

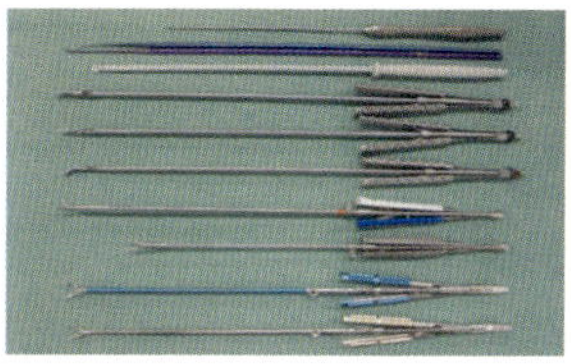

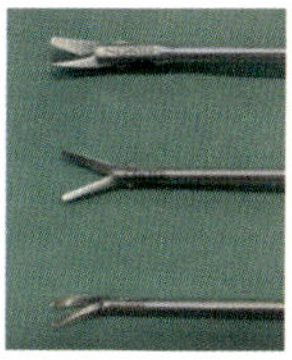

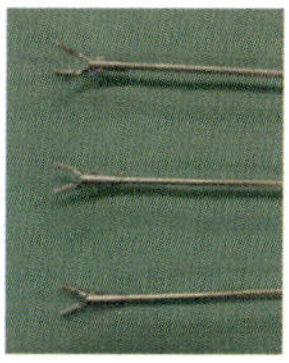

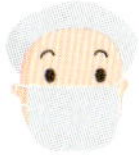

類似した器械が多いため、当院ではシザースとセッシが見分けやすいよう術者と相談し、色やメーカーを変更しています。

●手術の流れと看護のポイント（MICS の場合）

❶ 入室

↓

❷ 麻酔導入、挿管、A ライン、CV 挿入

▸右心房を開ける症例に関しては、無血視野を確保するため大腿動脈のみではなく、右の内頸静脈より脱血チューブを挿入します。

▸右肋骨の間より手術操作を行うため、右肺を縮めて、心臓へのアプローチをします。そのため、挿管チューブは分離肺換気の行えるチューブを使用します。

↓

❸ 右鼠径部または右鎖骨下皮膚切開

▸送血チューブは血管の太さや血栓、石灰化の有無などにより挿入位置が違うため、術前に確認・準備を行います。

↓

❹ 右側胸部皮膚切開

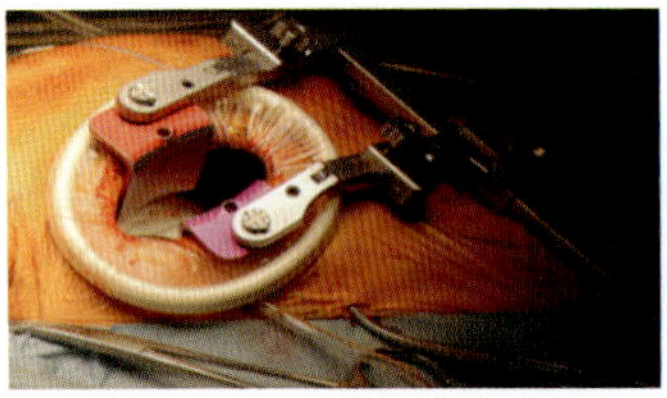
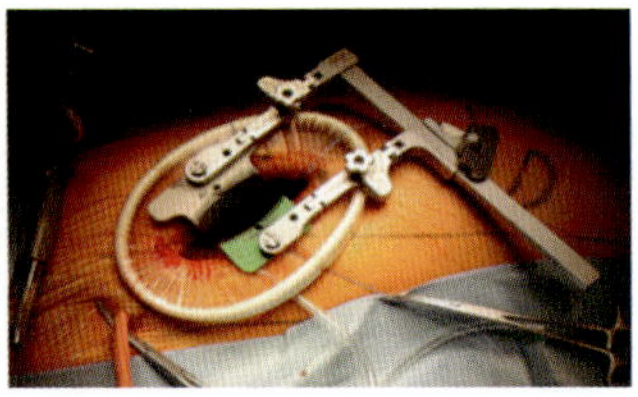

開胸器は術式に合わせて、サイズを変更し使用する

↓

❺ ヘパリン IV　ACT：480 以上

↓

❻ カニュレーション、人工心肺開始、冷却

▸送血は腋窩動脈と大腿動脈どちらかから挿入し、脱血チューブは右大腿静脈から挿入します。

▸脱血チューブは長いため、経食道心エコーで位置を確認しながら右心房までゆっくりと挿入していきます。

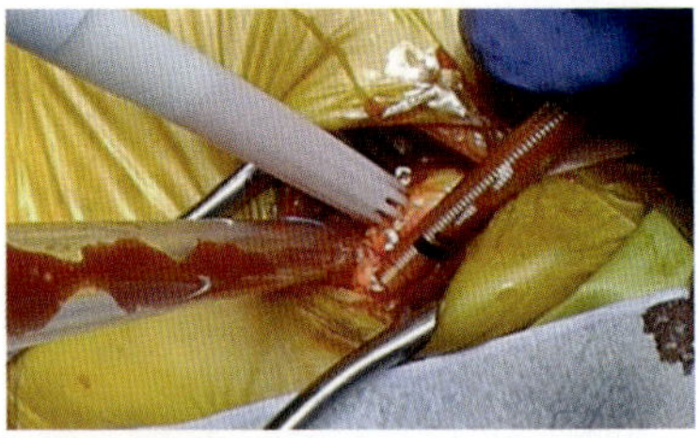

送血管挿入

↓

❼ ベント挿入、大動脈にアンテ挿入

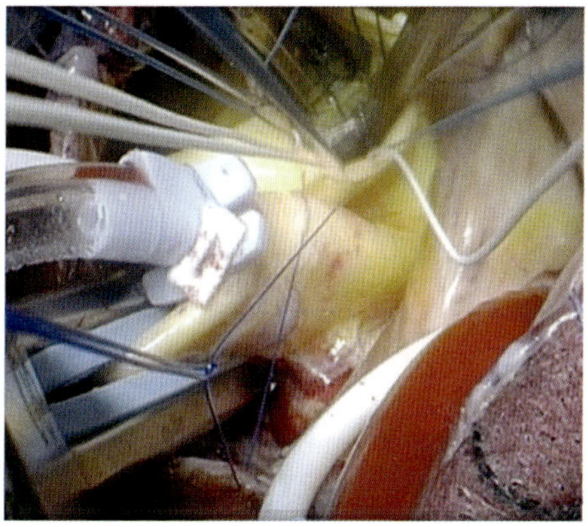

遮断、アンテ、大動脈（Ao）切開

⬇

⑧ 大動脈遮断、心筋保護液投与、心停止

- MICS は創が小さくレトロの挿入が困難なため、アンテのみで心筋保護液を投与します。
- 遮断鉗子は、狭い創でも幅をとらないようフレキシブルな鉗子を使用します。

⬇

⑨ 大動脈切開

⬇

⑩ 大動脈弁切除

- 必要に応じて超音波手術器などを使用します。

⬇

⑪ サイジング

- 大動脈弁のサイズを計測します。

⬇

⑫ 弁輪糸かけ

⬇

⑬ 生体弁または機械弁縫着

- 創部が小さいため、糸の縫合はノットプッシャーを使用します。

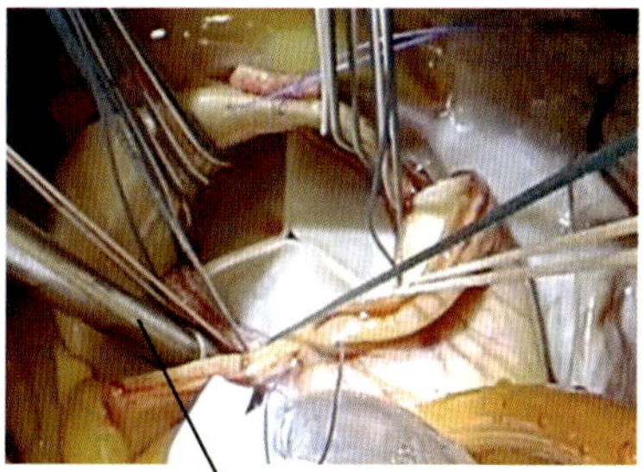

生体弁のまわりをすべて縫いつける。創が小さいので、ノットプッシャーを使用する

⬇

⑭ 大動脈閉鎖、復温

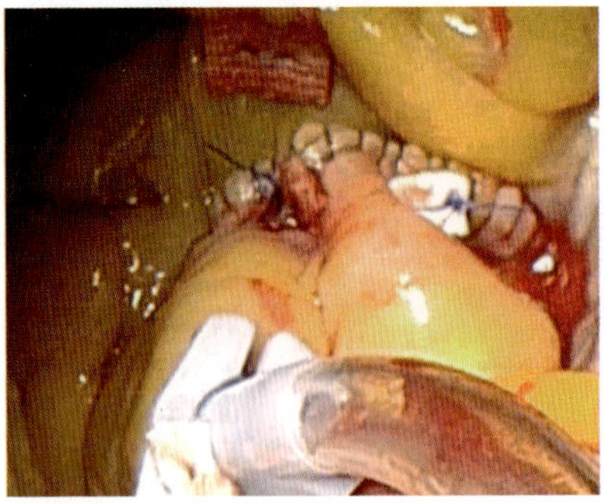

大動脈を縫合糸（プロリーン®）で閉鎖したところ

↓

⑮ 大動脈遮断解除、心拍再開

↓

⑯ ベント、アンテ抜去

↓

⑰ 人工心肺終了、プロタミンIV

↓

⑱ 止血、洗浄、ドレーン挿入、閉胸

▸カメラを挿入していた部分にトロッカーを誘導し、右胸腔へ誘導します。

↓

⑲ 挿管チューブ入れ替え

▸分離肺換気チューブから、気管内チューブへ入れ替えを行います。

↓

⑳ 退室

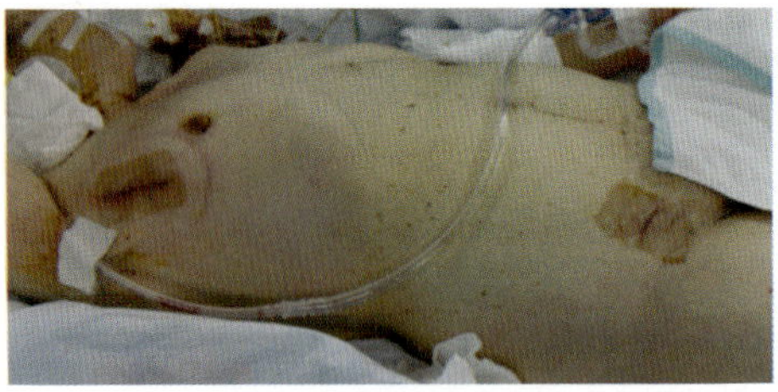

閉創後の創状態

POINT

▸MICSでは、限られた狭い切開創から手術を行うため、通常より長い形状の器械を使用することが多く、取り扱いに注意や慣れが必要となります。

▸切開創が狭いことで、術者以外には進行状況が伝わりにくいため、内視鏡モニターなどで、手術の進行状況を確認しながら器械出しをする必要があります。

③経力テーテル大動脈弁留置術（TAVI）

●術前準備

▶橈骨動脈から6Frシースを穿刺できるよう手首を背屈させて固定します。

▶使用しない側の上肢は体幹に沿わせて固定します。

▶血管の性状によっては、シース、Aライン挿入が左右逆になることもあります。

▶消毒の範囲は、首から膝までの体幹部と、シース挿入側の上肢です。

▶ステントグラフトと同様の器械を使用しますが、いつでも経皮的心肺補助法（PCPS）や人工心肺を開始できるよう、器械を準備しておきます。

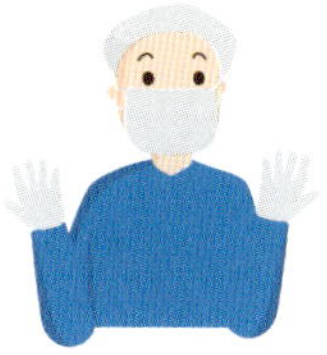

当院ではPCPSや人工心肺は手術室内にスタンバイしてあり、また開胸への移行がスムーズにできるよう、手術室の外に開胸用の器械も準備されています。

【TAVIの体位と固定のポイント】

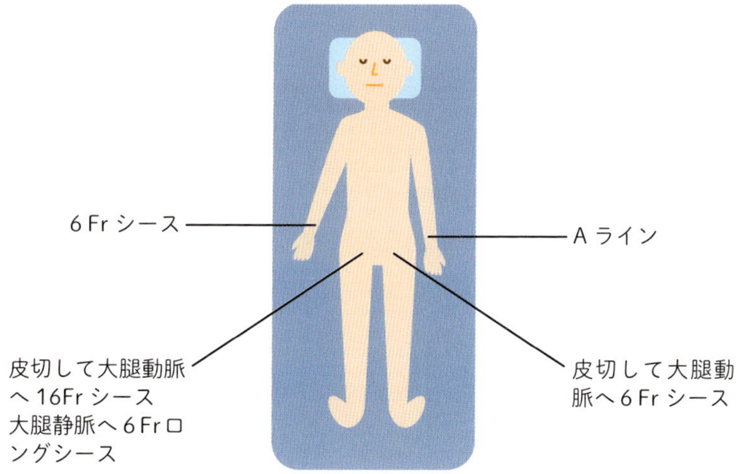

【TAVIの器械準備の例】

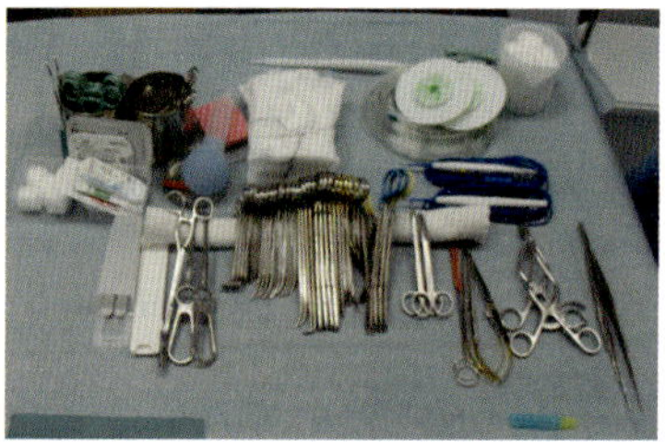

器械台

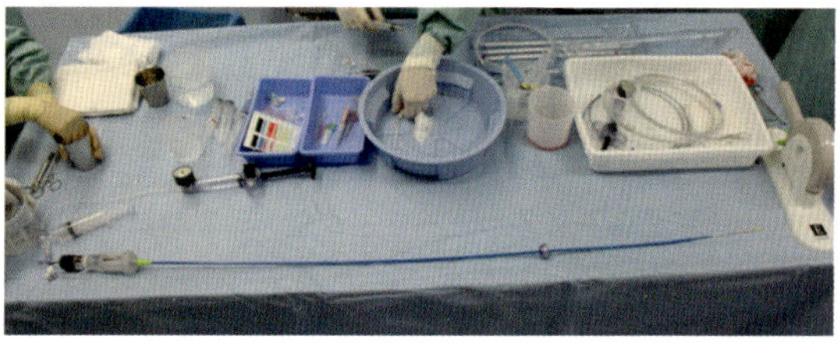

カテーテル台

【TAVI 用生体弁の例】

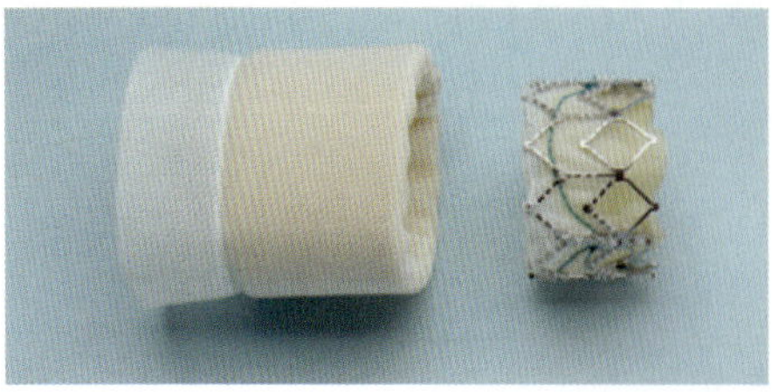

サピエン XT
（写真提供：エドワーズライフサイエンス株式会社）

手術の流れと看護のポイント（TF の場合）

❶ 入室

↓

❷ 麻酔導入、気管内挿管、A ライン、CV、ペーシングワイヤー、SG 挿入

↓

❸ ヘパリン IV　ACT：300

↓

❹ 両鼠径部皮膚切開、右橈骨より 6 Fr シース挿入

↓

❺ 両鼠径部へシース挿入、カテーテル操作開始

▸挿入、抜去時ともにずれないようにしっかりとシースを把持します。

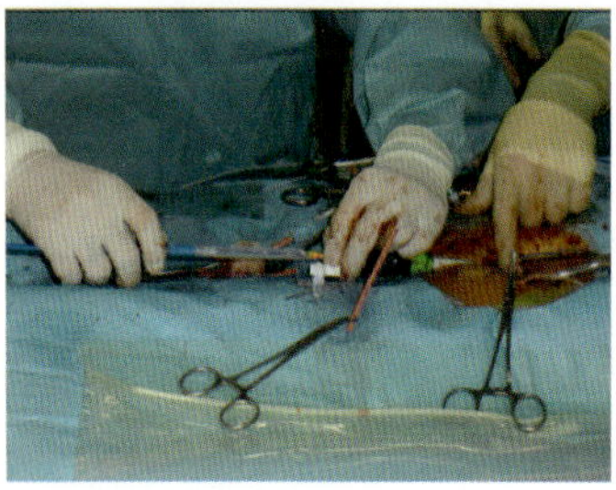

シース挿入、固定の様子

↓

❻ ラピッドペーシング下バルーン大動脈弁形成術（BAV）施行、クリンピング

▸ラピッドペーシング下で BAV により大動脈弁の石灰化部分を押し広げるため、心臓への負担が強く、BAV 後に循環動態が破綻することがあります。モニターチェックを十分に行い、急変に対応できるよう準備しておく必要があります。

MEMO | BAV

BAV とは生体弁を留置する前に、前拡張としてバルーンで弁を広げることです。

▶BAVを拡張させたときに造影検査を行うことで、造影剤の漏れ具合から適切な弁のサイズを計測するBAVサイジングを行うこともあります。循環動態に注意しながら、クリンプ作業を確実に行います。
▶生体弁がホルダーについているため、糸を切り、ホルダーから外します。
▶弁の向きに注意して、デリバリーシステムに生体弁を乗せます。
▶クリンプ操作も確実に手順に沿って準備します。

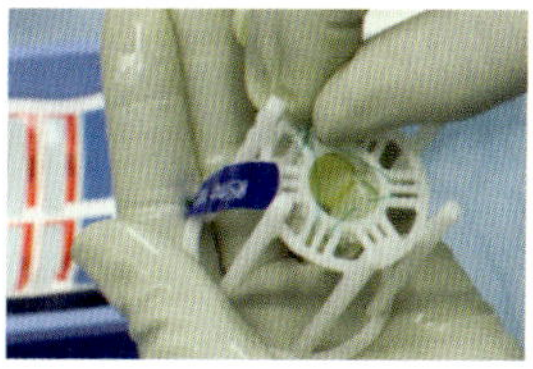

①TAVI用生体弁（サピエンXT）の固定ヒモを切る

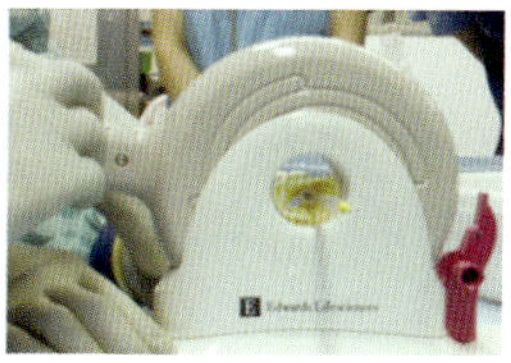

②クリンプ

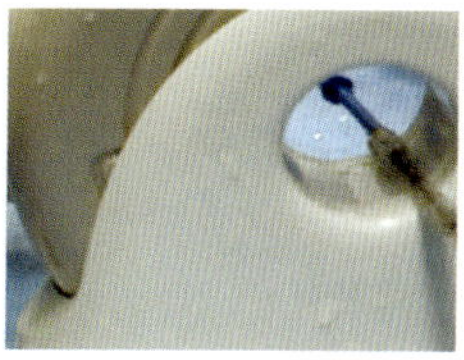

③クリンプ後

⑦ ラピッドペーシング下弁留置

▶弁留置時に圧が出ないように、ラピッドペーシングを行うことで脈拍を180～200bpmへ上昇させ、血圧を下げます。

⑧ シース抜去

⑨ 閉創

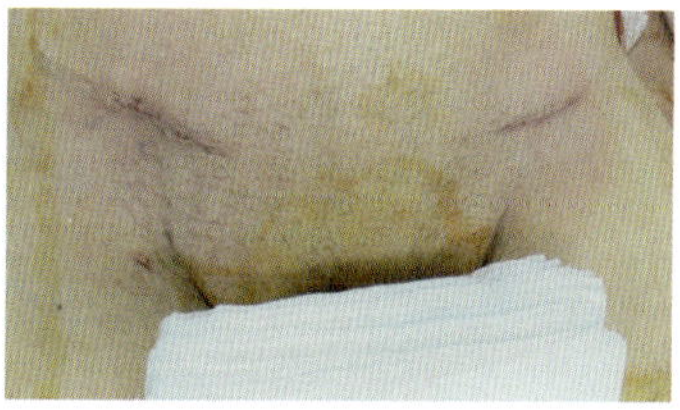

鼠径部の創

⑩ 退室

4 術後合併症

▶弁疾患の術後は、術前の心機能を考慮し観察を行います。
▶弁置換術では患者の状態に合わせて、生体弁・機械弁を使用し、弁置換術を行います。
・生体弁→耐久性に劣る
・機械弁→耐久性にすぐれている。ただし生涯にわたりワーファリンの内服が必要であり、妊娠を希望する女性には適さない

【弁置換術後の抗凝固療法】

生体弁の場合	▸大動脈弁置換術（AVR）→アスピリン（※ガイドラインでは生体弁 AVR でもワーファリンを推奨） ▸僧帽弁置換術（MVR）　→ワーファリン
機械弁の場合	AVR、MVR いずれもワーファリン

⚠ **ワーファリン投与中は、ビタミン K を摂取すると薬の効果を下げてしまうため、クロレラ、納豆などの摂取が制限されます。**

❶僧帽弁術後の管理

▸僧帽弁術後は、術前からの左心房の圧上昇に伴い、頻脈となる可能性が高く、術前から心房細動を合併していることもあります。

▸心房細動では心拍出量の低下や心筋酸素消費量の上昇をまねき、心不全の原因となることもあります。術後はペーシング機能による洞調律を維持することが重要です。

▸術操作から、洞結節への血流が障害され、術後徐脈となることもあります。多くは**房室接合部性調律**（**ジャンクショナル・リズム**）となり、洞結節機能の回復までペーシングを利用することが必要ですが、機能が回復しない場合は、植え込み式ペースメーカーの適応となります。

【房室接合部性調律】 房室接合部で電気刺激が発生される

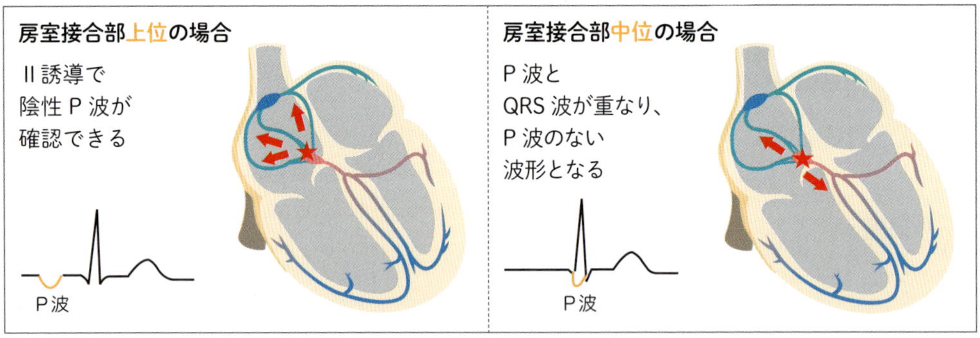

⚠ **術後、修復部に高い圧がかかると、弁の破綻（弁損傷）の原因となるため、収縮期圧 120mmHg 以下となるように血圧をコントロールする必要があります。**

●僧帽弁狭窄症（MS）の合併症リスク

▸MS 解除に伴い、左心室への血液の流入が増え（前負荷の増大）、心仕事量は増加、左心不全となる可能性が高くなります。

▸術前からの左心室容積減少に伴い、適切な 1 回拍出量が保たれないため、術後はペーシングを使用し、心拍数 90 回 / 分となるよう調整を行います。また、利尿薬を使用し、適切な前負荷の調整が必要となります。

【MS の術後合併症リスクのイメージ】

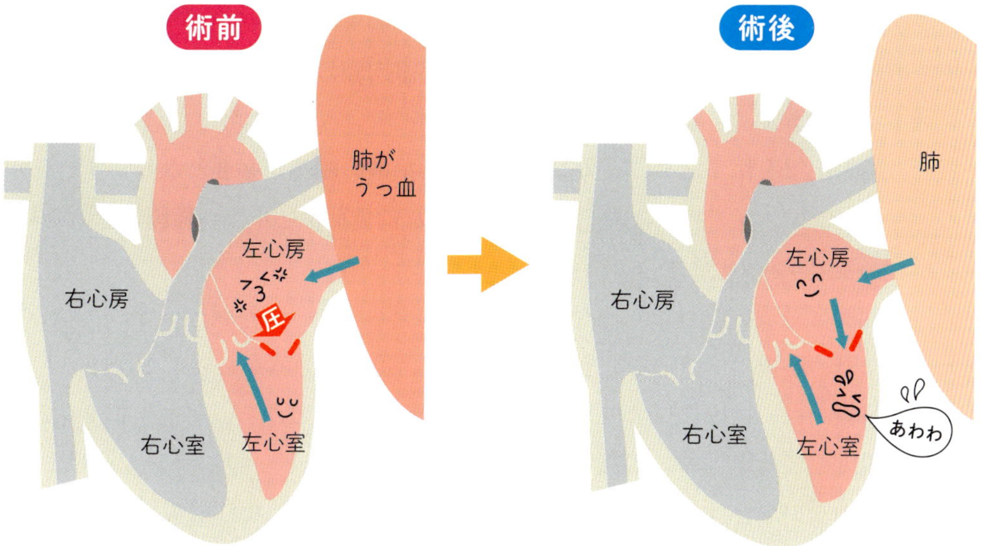

●僧帽弁閉鎖不全症（MR）の合併症リスク

▶ MR 解除に伴い、左心室から左心房への逆流がなくなるため、左心房への容量負荷は軽減しますが、左心室から大動脈への血流が増加し、駆出抵抗が増大し、左心室への後負荷増大から左心室不全となることがあります。

▶術後は適正な前負荷を維持し、血管拡張薬を投与し、後負荷の軽減を行います。

【MR の術後合併症リスクのイメージ】

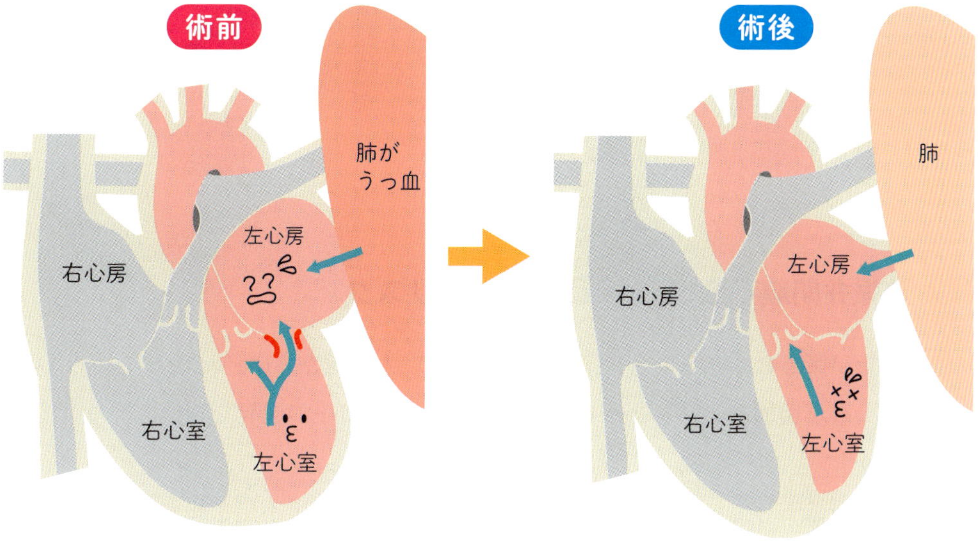

❷大動脈弁術後の管理

●大動脈弁狭窄症（AS）の合併症リスク

▶術前の左心室肥大は術後すぐには戻らず、左心室内腔の縮小化、コンプライアンスの低下があります。

▶術後は心拍出量を保つため、十分な前負荷と心拍数の維持が必要となります。しかし、左心室コンプライアンス低下に伴い、過剰な前負荷は心不全の原因となるため、注意が必要です。

▶術後の頻脈は循環血液量の低下や、不整脈を誘発します。不整脈出現では、左心室肥大により、心拍出量が維持できないことから、迅速な治療が必要となります。

▶大動脈弁術では、術操作によりヒス束へ影響を及ぼすことから、房室ブロックとなる可能性が高くなります。術後はペースメーカーを使用し、洞調律を維持します。術後改善のない場合は、植え込み式ペースメーカーの適応となります。

【ASの術後合併症リスクのイメージ】

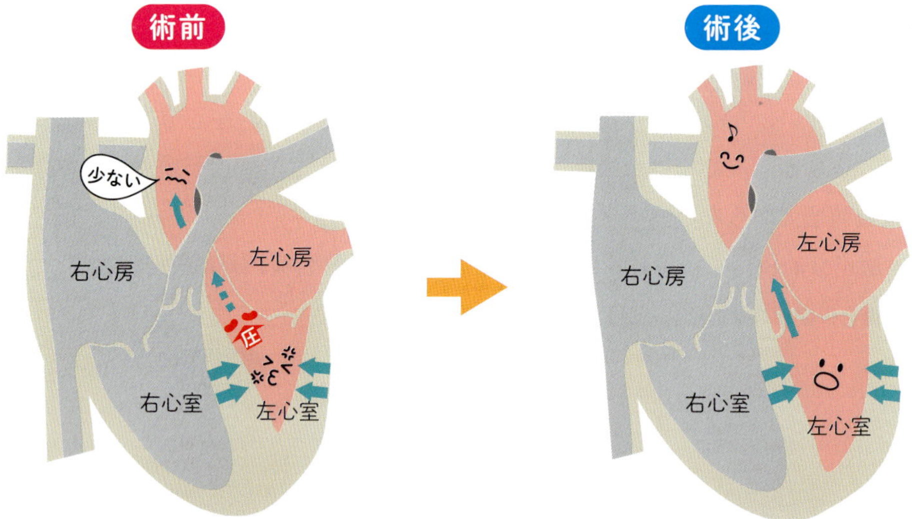

●大動脈弁閉鎖不全症（AR）の合併症リスク

▶左心機能が保たれている場合、ARの解除により、大動脈からの逆流がなくなるぶん、1回拍出量が増加します。1回拍出量の増加から、血圧の上昇をきたしやすくなります。

▶左心機能が低下している場合、収縮力の低下から心拍出量不足をまねき、循環不全を誘発してしまうことから、十分な前負荷とカテコラミンが必要となります。

【AR の術後合併症リスクのイメージ】

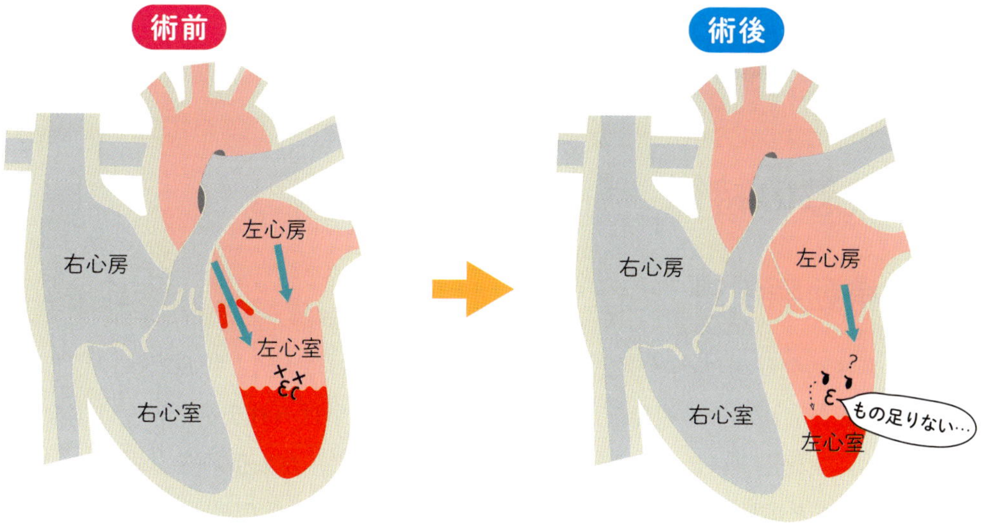

❸ TAVI 術後の管理

▶ TAVI は低侵襲であり、術後、合併症のない限り、抜管し ICU へ帰室します。

▶ 循環管理は AS に対する AVR 術後に準じますが、TAVI 特有の合併症も念頭におき、術後の看護を行います。また、適応となる患者の多くが高齢者であることから、術後、早い段階でのリハビリテーションの介入を行います。

【TAVI 特有の合併症】

血管損傷	デバイスの挿入による血管損傷の可能性があり、血管損傷が起きた場合は外科的な処置が必要となる
弁輪部破裂	バルーン拡張により弁輪部へ圧がかかることで起こる。術前に弁輪部の計測を行う
冠動脈閉塞	自己弁や病変部の石灰化が、弁置換時に移動することで起こる。術前に左右の冠動脈の評価を行う
脳合併症	術中のカテーテル操作により起こる。術後は循環動態だけではなく、神経学的な所見に注意が必要
伝導障害	手技に伴う刺激伝導系の圧迫により、弁置換後より高度房室ブロックが起こる可能性が高くなる。術後は体外式ペースメーカーによるバックアップを行う。状態に応じ植え込み式ペースメーカーの適応となる

文献

1）Oh JK. Valvular heart disease. The Echo Manual, 3rd ed, 2006 ;189-225.

2）Douglas PS, Khandheria B, Stainback RF, et al. ACCF/ASE/ACEP/ASNC/SCAI/SCCT/SCMR 2007 Appropriateness Criteria for Transthoracic and Transesophageal Echocardiography. *J Am Col Cardiol* 2007; 50: 187-204.

3）Zoghbi WA, Enriquez-Sarano M, Foster E, et al. Recommendations for evaluation of the severity of native valvular regurgitation with two-dimensional and Doppler echocardiography. *J Am Soc Echocardiogr* 2003; 16: 777-802.

4）Bonow RW, Carabello BA, Whitney B, et al. ACC/AHA 2006 guidelines for the management of patients with valvular heart disease. A report of the American College of Cardiology/ American Heart Association task force on practice guideline (writing committee to revise the 1998 guidelines for the management of patients with valvular heart disease). *J Am Coll Cardiol* 2006; 48: e1-e148.

5）日本循環器学会：弁膜疾患の非薬物治療に関するガイドライン（2012 年改訂版）www.j-circ.or.jp/guideline/pdf/JCS2012_ookita_d.pdf（2018.8.20. アクセス）

末梢血管疾患

1 疾患の特徴

❶末梢動脈疾患

▶慢性閉塞性動脈疾患は、多様な疾患があります。Buerger 病、膠原病に伴うもの、膝窩動脈捕捉症候群や外膜嚢腫、遺残坐骨動脈などが挙げられますが頻度は少なく、**閉塞性動脈硬化症**（arteriosclerosis obliterans：**ASO**）が大多数を占めます。

▶ASO は下肢末梢動脈が粥状動脈硬化により狭窄、閉塞をきたし、循環障害を呈した病態です。多くの場合、喫煙、糖尿病、高血圧、脂質異常症などの動脈硬化のリスクファクターを有しています。脳血管疾患、冠動脈疾患などを合併する場合が多く、全身の動脈硬化性疾患の一部分と考えることが重要です。

▶近年では糖尿病患者の増加、透析患者の増加により、ASO 患者は増加傾向にあります。ASO では腸骨・大腿動脈病変が多いですが、糖尿病患者や透析患者では下腿病変を合併することが多いです。

▶臨床症状の重症度分類として、Fontaine 分類が知られています。主訴の多くを占める**間歇性跛行**と、安静時疼痛や潰瘍・壊死を呈する**重症下肢虚血**に大きく分けられます。

【フォンテイン（Fontaine）分類】

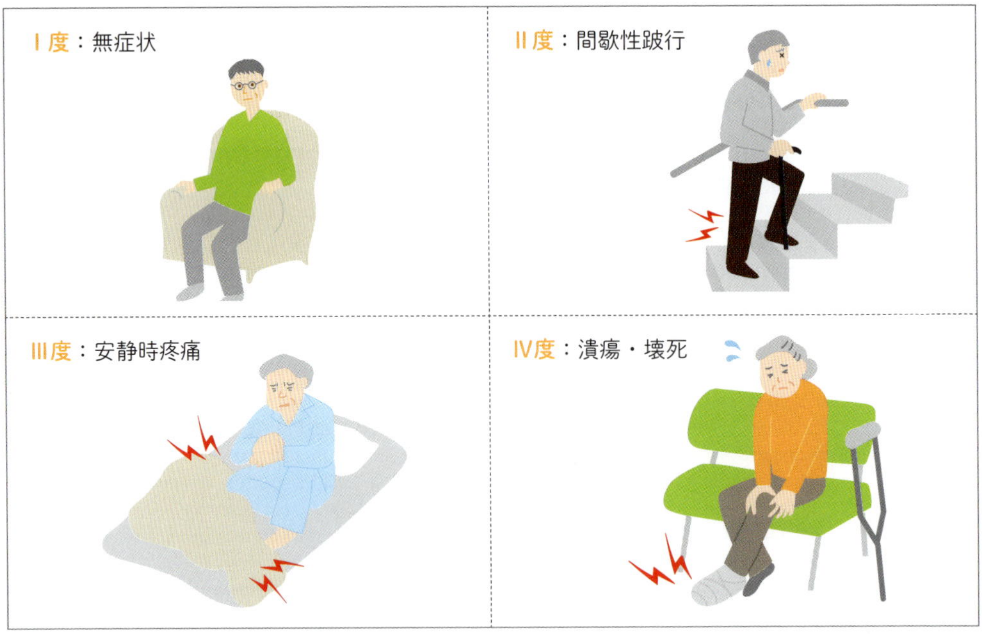

▶**足関節上腕血圧比（ABI）**は、両側の足関節収縮期血圧を左右いずれか高いほうの上腕収縮期血圧で割った値であり、ASOの初期鑑別には必須の検査です。**ABIが0.9以下の場合に下肢動脈病変を有する**とされます。

▶症状を有するASO患者の主訴の大多数は間歇性跛行です。間歇性跛行患者は5年の経過で、間歇性跛行の悪化がみられるのは10～20%、重症下肢虚血に進行するのは10%以下であり、さらに、下肢切断を要するものは数%であり、下肢の予後は悪くありません。

▶ASO患者の死因の多くは心臓・脳血管疾患です。

❷末梢静脈疾患（下肢静脈瘤）

▶多くの一次性静脈瘤は、大伏在静脈の弁機能不全により逆流が起こり、静脈の拡張、蛇行がみられる疾患です。

▶主な症状として、下腿のだるさや疼痛、こむら返りなどがみられます。血流のうっ滞により、色素沈着や潰瘍などの皮膚炎をきたすこともあります。

2 手術適応と術式

❶閉塞性動脈硬化症（ASO）

▶間歇性跛行を有する患者に対しては、動脈硬化に対するリスクファクターの治療が必須です。さらに、初期治療として、薬物治療および運動療法が行われます。

・薬物療法：心不全のない間歇性跛行患者には、シロスタゾールが第1選択です。

・運動療法：筋肉の酸素利用効率の改善、側副血行路の発達により、歩行距離の延長などQOLの改善が得られます。

●手術適応

▶間歇性跛行患者に対しては、下肢の予後は悪くないため、運動療法や薬物療法を行っても跛行改善が不十分で、患者にとって必要なQOLが満たされていない場合に、血行再建を考慮します。

▶重症下肢虚血に対しては、薬物治療のみでは、下肢切断率、死亡率ともに予後不良であり、血行再建が第1選択となります。

●血行再建術

▶血行再建術には、**カテーテル治療**と**外科的バイパス術**があります。

▶大動脈腸骨動脈領域、大腿膝窩動脈領域それぞれに関して、病変の部位や個数、長さによって病変のタイプが分類されており、単純な病変にはカテーテル治療、複雑な病変には外科的バイパス術が選択される場合が多いです（参考：TASC II分類）。

［大動脈腸骨動脈領域の場合］

▶ステントを使用したカテーテル治療で高い成功率と安全性、良好な開存率が得られており、単純病変はもとより、より複雑な病変でもカテーテル治療が第1選択になることが多いです。

▶カテーテル治療が難しい場合は、大動脈 - 腸骨動脈、大動脈 - 大腿動脈、大腿 - 大腿動脈、腋窩 - 大腿動脈バイパスなどの外科的バイパス術も行われます。一般的に、大動脈 - 腸骨動脈のバイパスには人工血管が使用されます。

［浅大腿膝窩動脈領域の場合］

▶金属製ステント、薬剤溶出性ステント、カバードステントなど、さまざまなデバイスが使用されています。

▶カテーテル治療でいったん開存が得られても、遠隔期の開存率が十分ではありません。多発病変、閉塞長が長い病変やカテーテル治療後に再狭窄をきたした例などはバイパス術が選択されます。

▶膝上までのバイパスには人工血管が使用されることもありますが、膝下へのバイパスには静脈を使用します。静脈を使用したバイパス術の遠隔期開存率は良好です。

【主な術式のイメージ】

F-P バイパス手術（大腿動脈と膝窩動脈を吻合する手術）

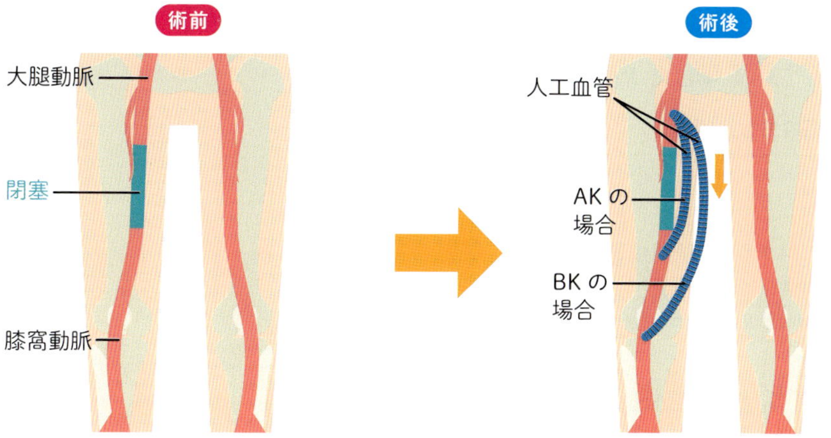

AK：膝上　BK：膝下

F-F バイパス手術（左右の大腿動脈を吻合する手術）

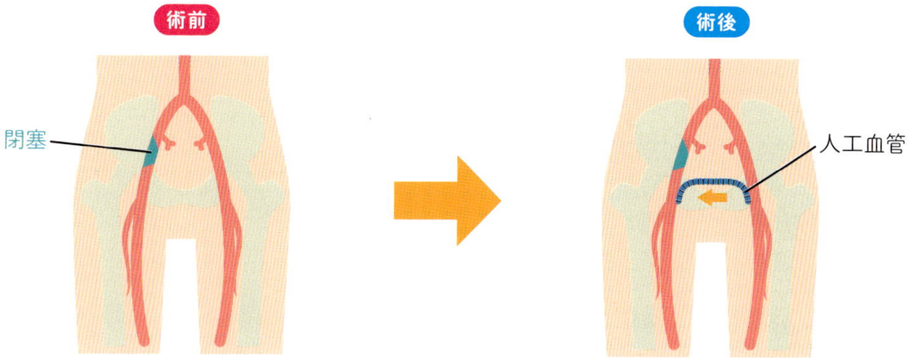

Ax-F バイパス手術（腋窩動脈と大腿動脈を吻合する手術）

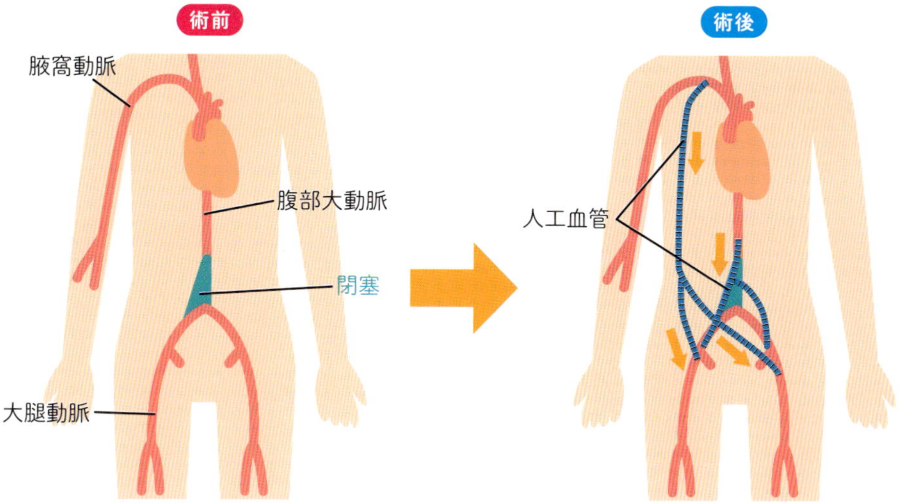

F（大腿動脈）　P（膝窩動脈）　Ax：腋窩動脈

②下肢静脈瘤

▶外見が気になる、下肢症状がある、など患者の治療希望がある場合、または、皮膚炎を起こしている場合に手術の適応となります。

【末梢静脈疾患の主な治療法】

▸硬化療法
▸高位結紮
▸ストリッピング手術（静脈抜去）
▸レーザー治療

●ストリッピング手術

▶鼠径部で大伏在静脈を結紮、切離した後に下腿の大伏在静脈からストリッピングワイヤーを挿入し、大伏在静脈を抜去します。
▶蛇行の著しい場合や、瘤径が大きい場合にも行われます。

●下肢静脈瘤血管内焼灼術

▶下腿の大伏在静脈を穿刺し、レーザーまたは高周波のカテーテルを静脈内に挿入し、焼灼しながら閉塞させます。
▶蛇行の著しい場合や、瘤径が大きい場合は適応外となります。

3 手術室看護

①末梢動脈疾患

▶下肢の動脈閉塞に対して、閉塞部の上下にグラフトを吻合することで、血流の迂回路（バイパス路）をつくり、血流を回復させる血行再建術です。
▶人工血管を使用する方法と大伏在静脈を使用する方法があります。原則として、膝上では人工血管、膝下には大伏在静脈を使用することが多いです。

●手術の流れと看護のポイント

❶ 入室

▸左右の間違いがないかを本人と確認します。

↓

❷ 麻酔導入、挿管、A ライン挿入

↓

❸ 手術開始

↓

❹ ヘパリンⅣ　ACT：250 ～ 300

↓

❺ 遮断

▸遮断鉗子は、末梢遮断鉗子やブルドックなど、血管の性状や太さに合わせて選ぶので、どのようなものを使用するか、事前に医師に確認しておきます。
▸末梢血管を遮断して吻合するため、阻血となる時間を計測します。
▸遮断中は末梢の壊死を予防するため、エアパッド加温装置を止めます。

↓

❻ 吻合（動脈切開）

▸人工血管を必要な長さで切り、トンネラーで体内に導きます。
▸場合によっては、大伏在静脈を採取し、グラフトとして使用することもあります。

⚠ **人工血管は体内に入るものなので、できるだけ触らないようにします。**

【トンネラーの例】

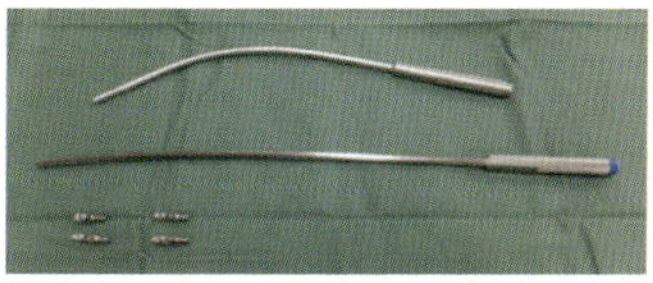

創は吻合する 2 か所のみのため、細長い人工血管を体内に入れるときに使用する

↓

❼ 遮断解除

▸遮断解除後は足背動脈を触知し、拍動を確認します。

↓

❽ プロタミンⅣ、止血、閉創

↓

❾ 退室

❷末梢静脈疾患

▸静脈の弁機能不全による血液のうっ滞や逆流に対し、さまざまな方法で逆流を止める手術です。

●治療の流れと看護のポイント（レーザー治療）

【使用する器械・資材の例】

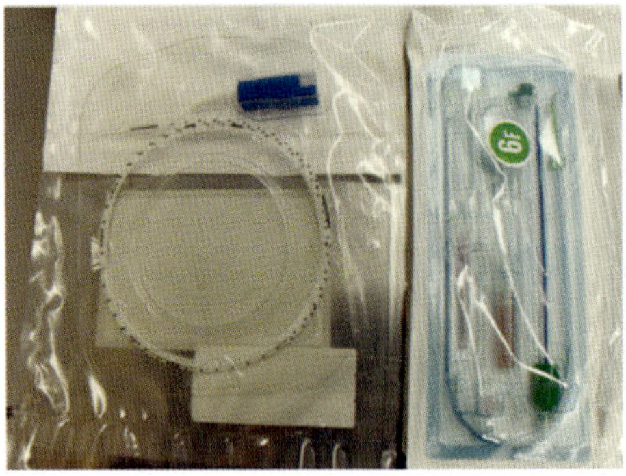

レーザーとシース

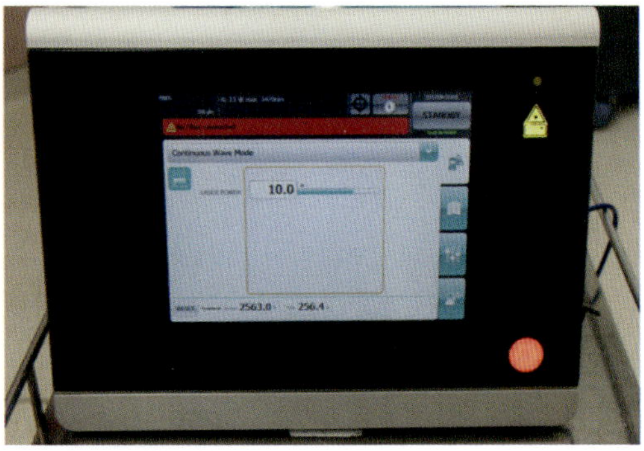

レーザー本体

❶ シースにレーザーを挿入

▸弾力の弱い静脈に6Frシースを挿入するため、穿刺が難しく技術を要します。

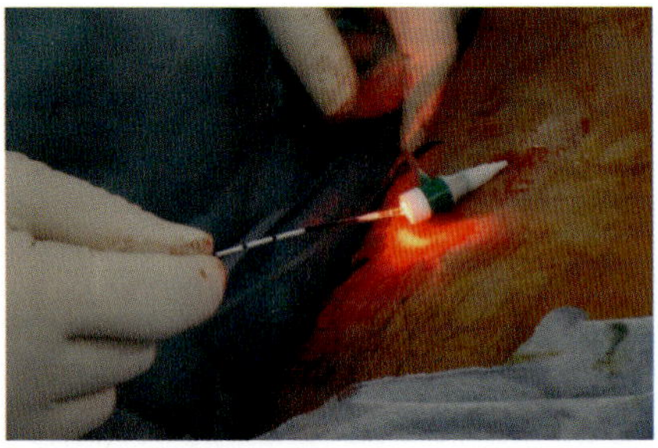

↓

❷ レーザーの先端位置を確認しながら、治療を行う

▸静脈の長さを測り、記録します。レーザーを焼灼しながら、少しずつ引き抜きます。
▸麻酔は局所麻酔で行われるため、疼痛の有無確認や、同一体位による苦痛がないかを確認します。

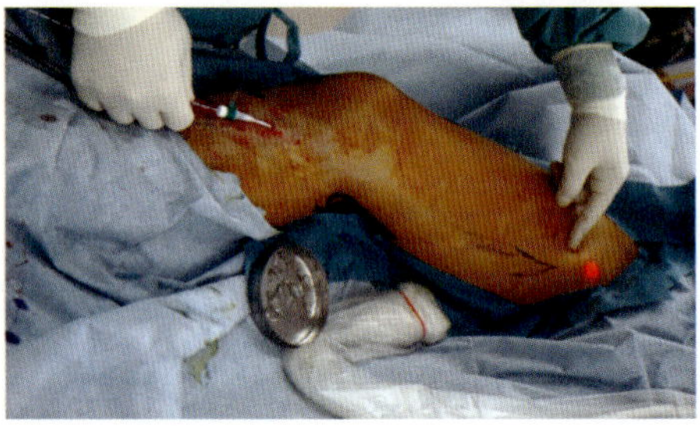

4 術後合併症

▸術後合併症は1日1日起こり得る症状が異なるため、注意した観察が必要となります。
▸これらの合併症について、発生時期に沿って考えていきます。

【末梢血管疾患の主な術後合併症】

発生時期	合併症	その他の起こり得る合併症
術直後～術後２日目	静脈血栓症、出血	神経障害 全身麻酔による合併症 ▶嗄声、咽頭痛、反回神経麻痺 ▶肺機能障害：無気肺、気胸、肺炎 ▶肝・腎機能障害 ▶消化管運動障害：吃逆、イレウス ▶神経系障害：末梢神経障害、意識障害、せん妄 悪性高熱症
術後３～７日目	創部離開	
術後５～10日目	創部感染（離開）	
術後５日目～	グラフト感染	

①手術中、術直後～（退院後）

●グラフト閉塞

原因	▶グラフト吻合部のトラブル ▶抗凝固薬、抗血栓薬の調節不良による血栓形成
症状	下肢痛、下肢のしびれ、下肢末梢冷感、血色不良

▶手術中にグラフトをつないだ直後に起こることがありますが、手術後に状態が安定した後や、退院後にも起こる可能性があります。

▶グラフトの閉塞により下肢の血流不全となり、重症の場合には下肢切断をまねく可能性もあります。早期に発見し、対応することが重要です。

対応

▶手術後の患者が下肢痛やしびれを訴えていたら、まず**下肢末梢の血流（足背動脈や後脛骨動脈の触知の有無、ドプラ聴診器での聴取確認）や静脈虚脱の有無、下肢の冷感・血色の状態を確認しましょう。**下肢の血流不全や下肢冷感、血色不良が出現していたら、グラフト閉塞を引き起こしている可能性があります。ただちに医師へ報告しましょう。

▶下肢冷感や下肢痛による苦痛に対し、本人の希望に合わせて電気毛布や温タオルを使用し、下肢の保温をすることで症状緩和を図ります。

▶医師へ報告後は、指示に従い、採血や血液ガス、画像検査を施行し、診断を待ちます。採血では筋肉の虚血に伴う損傷によりCPKの上昇やGOT（AST）、GPT（ALT）、LDHなどの逸脱酵素の上昇がみられることがあります。

予防

▶当院では、症例により抗凝固薬、抗血小板薬の点滴、内服投与を行います。

●静脈血栓症

原因	▶臥床安静による血液のうっ滞、血栓形成
症状	▶発症直後は無症状であることも多い ▶深部静脈血栓症 （下肢痛・腫脹・熱感、下肢のしびれ、ホーマンズ徴候（膝を伸展させた状態で足首を背屈させることにより誘発される腓腹筋の疼痛・不快感） ▶肺塞栓 （SpO_2低下、呼吸苦、動機、冷汗、チアノーゼ、血圧低下、意識障害、胸痛）

▶安静臥床や手術侵襲による血液うっ滞から、主に下肢や上肢の静脈に血栓が形成されることがあります。その血栓が血流に乗り、下大静脈から心臓を通り肺へ到達し、肺動脈の塞栓により肺塞栓症となります。

▶肺塞栓症は、肺動脈の血流が低下することにより、肺胞への血流が障害されガス交換が困難になることから呼吸困難をきたし、最悪の場合、死に至る可能性もあります。

対応

▶深部静脈血栓症による下肢痛や腫脹が出現した場合は、早急な対応が必要です。

▶上記の症状がみられ、深部静脈血栓症が疑われた場合には、ただちに医師へ報告し、確定診断のため採血（Dダイマーや FDP の上昇の有無）や CT 検査、エコー検査を行います。

▶医師の指示に従って血栓溶解剤や抗凝固薬の投与を開始します。下肢静脈に血栓が存在する場合には、肺へ血栓が流れて肺塞栓を引き起こすことを防ぐため、カテーテルにより下大静脈フィルターを留置することもあります。

▶ SpO_2 の低下や呼吸苦がみられ、その原因が肺塞栓症であった場合には、同様に早急な対応が必要です。ただちに医師へ報告、酸素吸入を開始し、医師の指示に従い造影 CT を実施、血栓溶解剤・抗凝固薬を投与します。緊急にカテーテルにより肺動脈造影を行う場合もあります。

予防

▶臥床安静による血栓形成の予防のため、**手術後は弾性ストッキングを着用します。**

▶下肢の血流が悪い場合には、弾性ストッキングの着用が血流の妨げになる場合もあるため、医師の指示に従います。

- 手術後、創部の状態をみて医師より歩行可の指示が出たら、早期離床を促します。
- 理学療法のリハビリテーションを行い、状態に合わせADLの拡大をめざします。
- 手術直後は抗凝固薬の点滴を投与し、その効果を採血により確認しながら、創部の状態や出血の有無を確認したうえで、抗凝固薬や抗血小板薬の内服を開始します。
- 内服薬は効果が現れるまで2～3日かかるため、はじめは点滴と内服薬を併用し、内服薬の効果が現れたら点滴は終了します。

❷術直後～術後2日目程度

●出血：創部出血、グラフト吻合部出血

原因	▸手術中の不十分な止血、グラフト吻合部や創部の縫合不全 ▸手術後安静についての理解不足、手術後のせん妄状態による術直後の激しい体動 ▸ドレーンなど挿入物による刺激 ▸抗血小板薬・抗凝固薬の内服による凝固時間の延長状態
症状	▸創部からの出血 ▸グラフト吻合部からの出血→創部の腫脹や硬結・疼痛、創部周囲の紫斑、血腫 ※出血量が多い場合には、貧血、血圧低下、徐脈、意識障害などのショック症状

対応

- 創部からの出血が少量の場合には、ガーゼにて圧迫止血を行います。医師へ報告、診察を依頼し、出血部位や出血量の精査のために血液検査やCTなどの画像検査を実施します。
- グラフト吻合部からの出血の場合でも、出血が少量であれば腫脹部の用手圧迫や圧迫固定を行います。そして同様に血液検査や画像検査により出血の範囲を確認します。
- その出血量や出血の原因により安静保持が必要な場合には、臥床安静など活動範囲を制限することがあります。出血量が多く、血液検査により赤血球数、ヘモグロビンの低下や凝固因子の低下が認められる場合には、濃厚赤血球や新鮮凍結血漿、血小板の輸血を行います。
- 上記のような内科的治療で改善がみられなかった場合には、外科的手術により出血の原因となっている創部や吻合部の止血・再縫合を行います。

予防

- 手術直後は医師の指示のもと安静度を制限する必要があり、安静度を守らなかったことにより出血のリスクは高まります。
- 安静度について、手術前より十分な説明を行い、手術後にも患者やその家族に具体的な説明をすることで理解を促し、安静を守ることができるよう指導します。
- 手術後のせん妄状態によっては安静を守れない場合もあり、せん妄状態に対して介入が必要となります。
- 出血の早期発見、早期対応により重症化を防ぐことができます。日々、創部やその周囲の観察・血液検査のデータチェックや画像検査結果の確認が重要です。

③術後３～７日目

●創部離開

原因	▸創部への局所的な圧迫、緊張、安静保持不足 ▸食事摂取不良による低栄養 ▸糖尿病からの血糖コントロール不良による創部治癒遅延 ▸血流障害による縫合部の虚血 ▸肥満、浮腫
症状	▸創部が癒合せず離開し、滲出液が出てくる場合が多い ▸膿が出る、発赤・腫脹・熱感などを伴う場合には感染を疑う

- 創部離開には、無菌的な離開と感染による離開があります。
- 創部離開は、手術中の操作が原因となる場合もありますが、術後創部の管理不足が引き起こす場合もあります。
- **糖尿病患者の場合には、高血糖により創部が癒合しにくく離開を引き起こすリスクが高い**ため、より注意が必要です。
- **手術前よりステロイドを長期使用している患者も同様に、創部治癒遅延を引き起こすリスクが高い**といえます。
- 創部が離開することにより、滲出液や膿が出てくる場合があります。膿が出る場合には感染徴候ととらえることができます。
- 創部の発赤・腫脹・熱感を伴い創部痛の増強がみられることもあります。これらの症状も感染徴候の１つです。

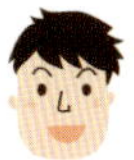

ここでは感染がない場合の創部離開について説明します（感染による創部離開については、p.228 参照）。

対応

- 創部の離開状態に合わせ、**創部を洗浄し清潔を保ちます。**必要があればデブリードメントを行います。

予防

- 縫合創は通常、約7日間かけて線維芽細胞が活性化することにより生理的癒合が完成し、切開した創が塞がります。その生理的癒合が障害されることにより縫合不全となり創部離開を引き起こします。
- **手術直後は安静保持**が必要となります。安静を守れない場合、創部離開のリスクは高まります。
- 創部出血の場合と同様に、患者や家族へ安静度に対する十分な説明を行い、具体的な指導を行います。
- 手術後のせん妄状態により安静度を守れない場合には、せん妄状態に対し介入を行います。
- 予防には、全身状態を整えることが大切です。低栄養の場合には、栄養状態の改善をめざし、本人の嗜好や摂取状況に合わせ、食事内容の検討や栄養補助食品を使用します。
- 低栄養は浮腫へつながり、より創部離開のリスクを高めます。糖尿病の既往がある場合には、適切な血糖コントロールを行います。
- 創部離開の場合にも、早期発見・早期対応により治癒を早め、さらなる感染を予防することができます。手術直後はもちろん、その後も毎日創部を観察することが重要です。

④術後5～10日目

感染：創部感染、グラフト感染

原因	▸排泄物などによる創部汚染、創部の不清潔 ▸術後侵襲などによる全身の免疫力低下 ▸食事摂取不良による低栄養 ▸糖尿病からの血糖コントロール不良
症状	創部：発赤・腫脹・熱感・疼痛、創部からの滲出液・膿 全身状態：38℃以上の発熱、倦怠感（術後2日目までの発熱は正常な生体反応） 血液検査では炎症反応や白血球の上昇がみられる

対応

▶創部離開がみられた場合は状態に合わせ、洗浄などの処置を行います。

▶**術後２日はドレッシング材を貼付**し、それ以降で感染が疑われる場合には**毎日洗浄**を行い、創部を清潔に保ちます。また創部の保護のために軟膏を使用する場合もあります。

▶必要な場合には局所陰圧閉鎖療法（negative pressure wound therapy：NPWT）を行い、創部を閉鎖的な環境に保つことにより創部の清潔を維持し、陰圧を加えることで肉芽の形成を促進する方法をとる場合もあります。

予防

▶手術創は、術後 48 時間かけ創表面が閉鎖し、48 時間～ 14 日にて皮下組織が癒合します。よって術後 48 時間はドレッシング材（商品例：カラヤヘッシブなど）を使用して創部を保護します。

▶ドレッシング材の長期使用により創部汚染へつながる可能性もあります。ドレッシング材が不要となり、洗浄可（シャワー浴可）の指示が出たら、毎日創部を観察・洗浄し、清潔に保ちます。

PART 4

補助循環の看護

▶補助循環の種類
▶ＩＡＢＰ（大動脈バルーンパンピング）
▶ＰＣＰＳ（経皮的心肺補助）

心臓血管外科の管理において特に苦手な人が多いのが、
ME 機器を取り扱う「補助循環」です。
複雑なメカニズムをできるだけやさしく、
装着中の看護はポイントをおさえて解説します。

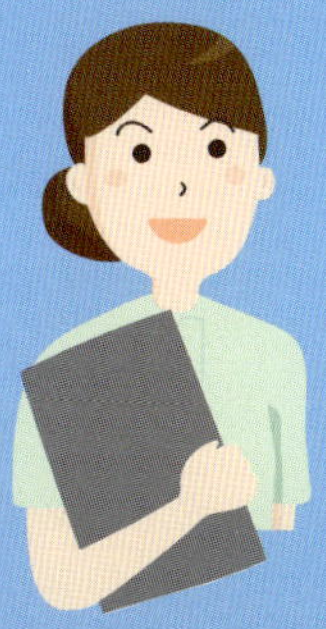

1 補助循環の種類

補助循環を代表する方法がIABPとPCPSです。それぞれの特徴を知り、関連・対比して理解することが重要です。

- 心臓の機能が低下し、**心不全**の状態になると、全身の臓器への血流障害が起こり、さまざまな症状が出てきます。
- 心不全の治療は、心臓のポンプ機能を回復させることが基本となります。最初に輸液や血管拡張剤、強心剤などを用いた内科的な薬物療法が行われますが、薬物療法の限界に達した場合には、機械的に心臓を補助する必要があります。
- 緊急時に機械的に補助する方法として、**大動脈バルーンパンピング**（intra-aortic balloon pumping：**IABP**）、**経皮的心肺補助**（percutaneous cardiopulmonary support：**PCPS**、veno-arterial extracorporeal membranous oxygenation：**VA ECMO**）があり、患者の状態に応じて選択されます。
- その他の方法として、長期的な補助を必要とする場合に用いる**補助人工心臓**（ventricular assist device：**VAD** →p.246参照）もあります。

【補助循環法の比較】

	IABP 大動脈バルーンパンピング	PCPS 経皮的心肺補助
しくみのイメージ	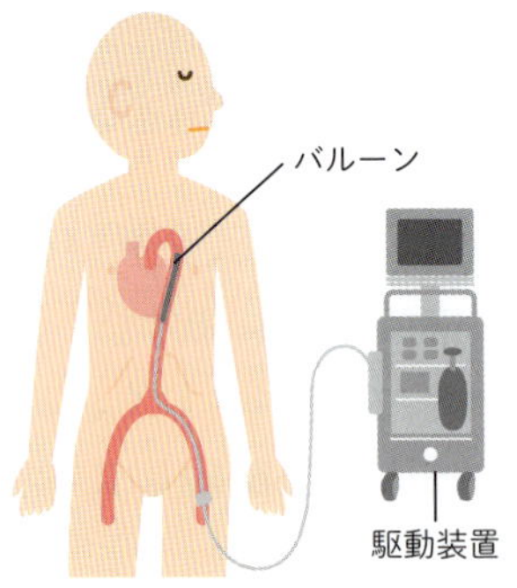	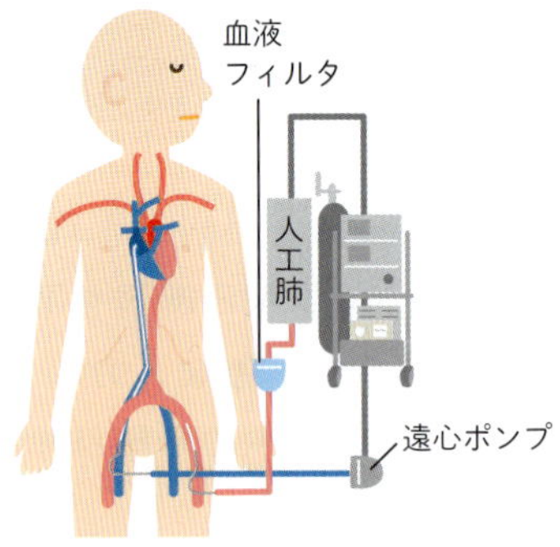
補助形式	圧補助	流量補助
補助効果	約15～20%	約70%
補助部位	左心	左心・右心
ポンプの設置場所	体内	体外
呼吸補助	可能	可能
ポンプ形式	バルーン	非拍動型定常流
補助期間	通常7日程度	通常7日程度
抗凝固療法	必須	必須

2 IABP（大動脈バルーンパンピング）

胸部下行大動脈内に留置したバルーン付きカテーテルを心臓の動きに合わせて膨張・収縮させることで、心臓のポンプ機能を機械的に補助する方法の１つです。

IABPの基礎知識

❶ IABPのしくみ

▶IABP（intra-aortic balloon pumping）は、大腿動脈から挿入したバルーン付きカテーテルを、胸部下行大動脈内に留置し、そのカテーテルを駆動装置に接続して、心臓の拡張・収縮に合わせてバルーンを膨張・収縮させることで循環を補助します。

【IABPのイメージ】

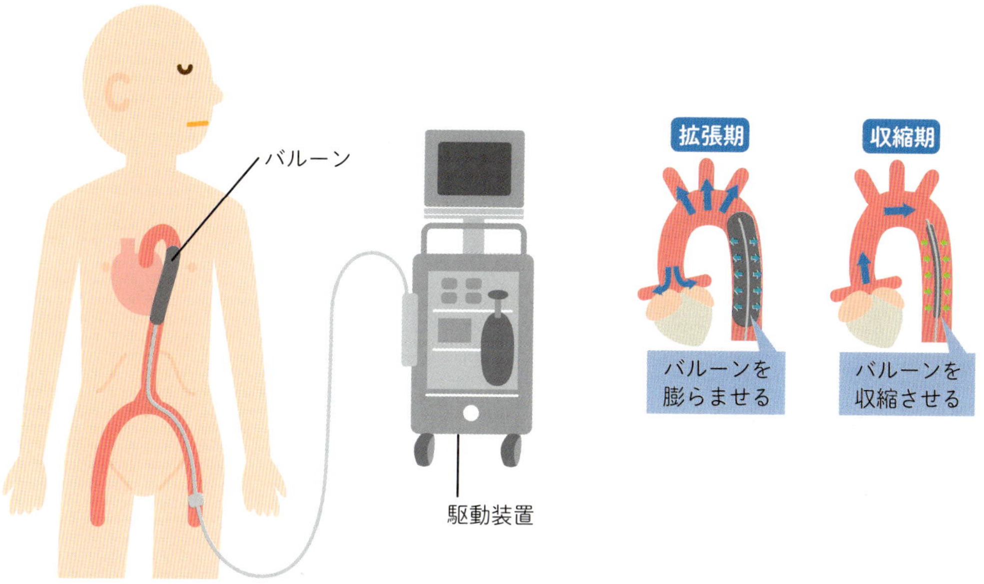

❷ IABPの効果

▶補助形式は圧補助です。**心機能の15％程度の補助が可能**ですが、心臓から血液が拍出されないと効果は期待できなくなり、場合によっては作動しなくなることがあります。

大動脈拡張期圧の上昇（diastolic augmentation）

冠血流の増加
心筋酸素供給量の増加

▶大動脈拡張期圧は最大 30 ～ 70％増加し、冠血流量の増大と平均動脈圧の上昇が起こります。

左室後負荷の軽減
心仕事量の減少
心筋酸素消費量の減少

大動脈拡張末期圧と大動脈収縮期圧の低下（systolic unloading）

▶心臓拡張期の終わりにバルーンが収縮するため、拡張末期圧は5～ 30％低下します。

▶大動脈収縮期圧は5～ 15％低下し、心臓の仕事量の軽減を図ります。

【動脈圧でみた IABP の 2 つの効果】

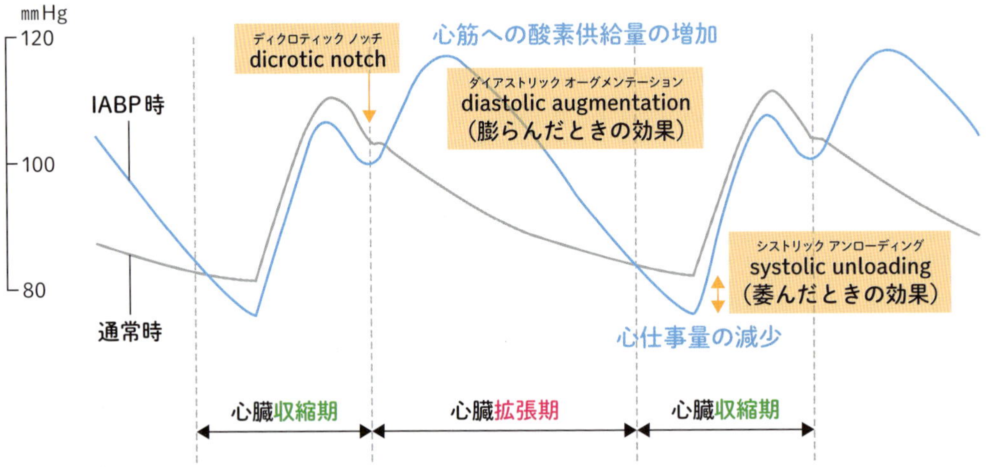

【IABP 療法における血行動態効果】

- 大動脈　収縮期圧↓　拡張期圧↑
- 左心室　収縮期圧↓　拡張末期圧↓　容量↓　壁張力↓
- 心臓　後負荷↓　前負荷↓　心拍出量↑
- 血流　冠動脈血流↑→

③ IABP の適応と禁忌

【IABP の適応と禁忌】

適応	禁忌
▸心源性ショック（心係数 2.0L/ 分 /m²以下、収縮期圧 90mmHg 以下） ▸急性冠症候群（急性心筋梗塞または不安定狭心症患者の ST 異常の改善） ▸心筋梗塞に伴う機械的合併症（僧房弁逆流、心室中隔穿孔） ▸僧房弁逆流を伴う難治性心不全 ▸ハイリスク経皮的冠動脈インターベンション（PCI）や冠動脈バイパス術（CABG）のバックアップ ▸難治性心室性不整脈	▸大動脈弁閉鎖不全（II 度以上） ▸大動脈解離、胸部・腹部大動脈瘤 ▸コントロールできない敗血症 ▸コントロールできない出血 ▸高度の両側閉塞性動脈硬化症

POINT

収縮期圧 40mmHg 以下もしくは心係数 2.1L/ 分 / ㎡以下の場合は、IABP の補助は期待できないため、経皮的心肺補助法（PCPS → p.238 参照）の併用が検討されます。

④ IABP 装置の構造

バルーンカテーテル

- 大動脈内に留置するバルーンカテーテルのサイズは、製造メーカーにより異なりますが、一般的には外径 8 ～ 9 Fr です。
- バルーンの大きさは、一般的に成人用で 30 ～ 40cc ですが、患者の体格、血管の状態により選択します。
- 近年、バルーンの小口径化が進み、上腕動脈から挿入できる 6 Fr のバルーンが発売されています。
- バルーンは、基本的にセルジンガー（Seldinger）法に準じて挿入するのが一般的です。

【光ファイバー型カテーテルの例】

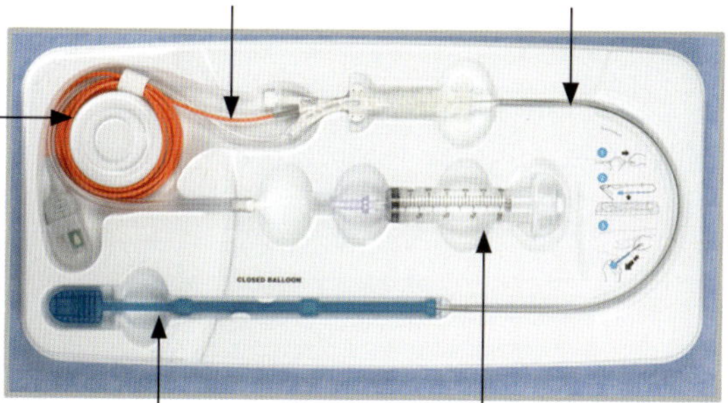

【カテーテルインサーションキットの例】

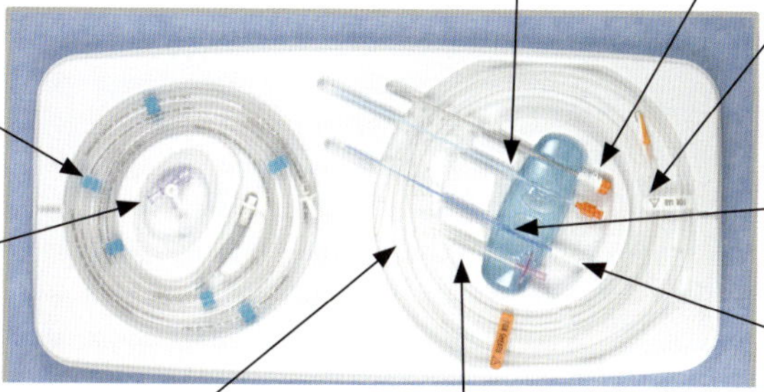

IAB カテーテル TRANS-RAY（写真提供：ゲティンゲグループ・ジャパン株式会社）

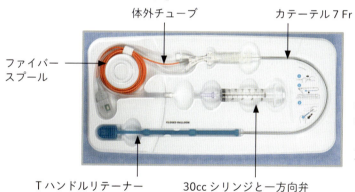

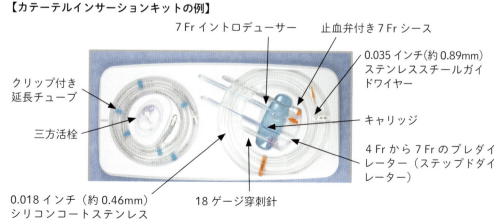

駆動装置

▶バルーン内のガスは、ヘリウムガスが用いられます。

▶ヘリウムガスはガスの粘性が低く、応答性がよいといわれています。

▶バルーンの拡張・収縮のタイミングには心電図や動脈圧が用いられ、波形をみながら駆動のタイミングを調節します。

【IABP 駆動装置の例】

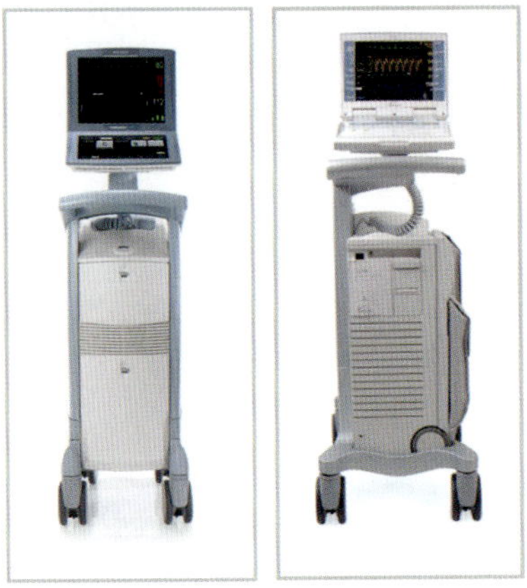

CARDIOSAVE　　CS300

（写真提供：ゲティンゲグループ・ジャパン株式会社）

IABP 装着中の看護

▶IABP 装着中は循環動態と作動状況への注意はもちろん、出血、下肢の虚血への観察も必要です。

【IABP 装着中に起こりうる合併症】

▶下肢の虚血	▶下肢神経障害
▶動脈損傷	▶バルーン破裂
▶穿刺部出血	▶その他（血小板減少、溶血、内臓虚血など）
▶血栓塞栓症	

❶下肢の血流確認

▶下肢の血流確認は、**2時間ごと**に行います。

▶下肢の冷感、チアノーゼの有無、足背動脈の触知の有無を観察します。

【ドプラによる聴診】

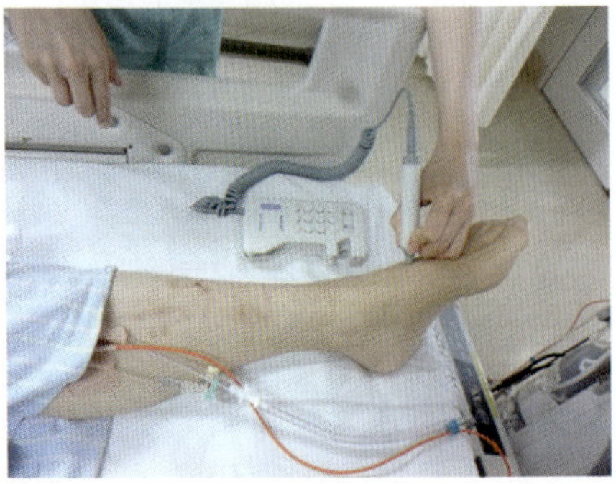

足背動脈の触知が困難な場合は、ドプラによる聴診を行う

❷患者への説明と苦痛の軽減

▶ IABP 挿入側の下肢は屈曲が禁止されるため、患者の協力が必要となります。

POINT

安静をしいられることにより、腰痛などを起こしやすく苦痛へつながります。マッサージや体位変換などを行い、患者の苦痛軽減を図ります。

❸ IABP ラインの管理

▶ IABP 留置位置の確認は、X 線により行われます（位置がずれないように固定が必要）。

▶バルーン破裂が起こると、ヘリウムガス用ラインへの血液の流入が認められます。

【IABP 装着部位の観察】

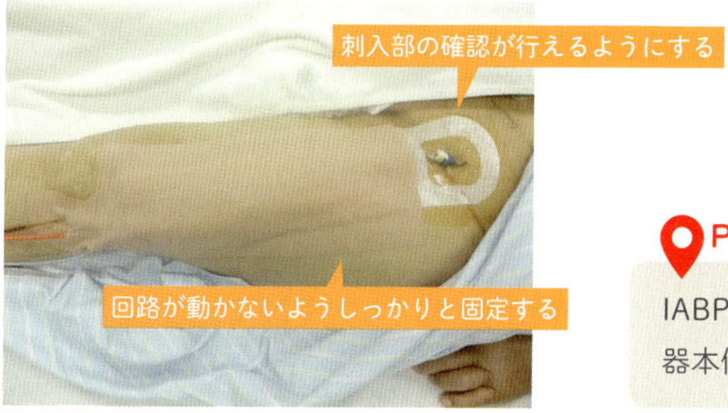

POINT

IABP 装着中は、挿入部位から IABP 機器本体まで観察することが大切です。

❹作動確認

▶ IABP 作動は、心電図トリガーまたは動脈圧トリガーにより行われます。

▶心電図トリガーの場合は、心電図の電極が剥がれないように固定します。

【IABP 駆動時の確認】

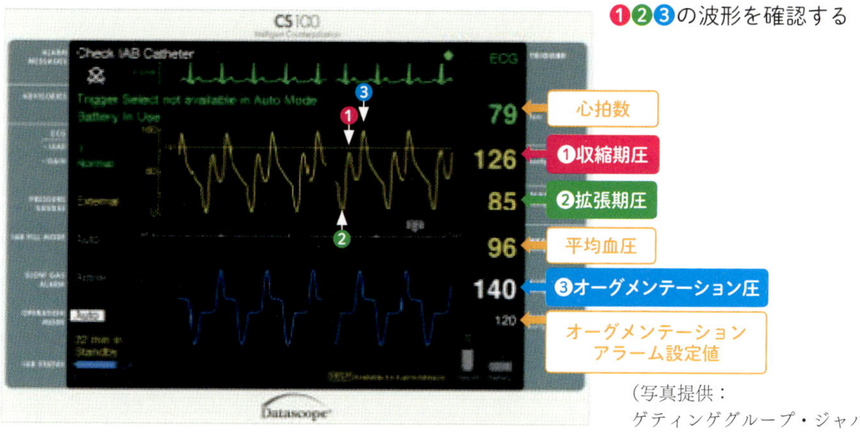

（写真提供：
ゲティンゲグループ・ジャパン株式会社）

❺抗凝固療法

▶IABP 管理中は血栓を予防するため、**活性化凝固時間（ACT）180 秒前後を目標に**抗凝固療法を行います。

❻X 線による位置確認

▶IABP 作動中は、毎日の X 線撮影で位置がずれていないか確認します。

【X 線画像の例】

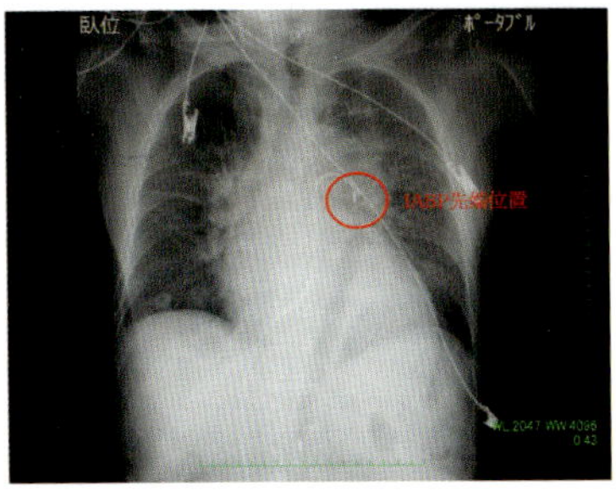

POINT

IABP の適切な留置位置は、**鎖骨下動脈の約 2 cm 下**です。

❼IABP の作動不全

▶IABP のバルーンの拡張・収縮の作動が適切でないと、有効な循環補助が行えなくなります。そのため、作動状況の確認を行うことが必要です。

【IABP 作業中に確認したいポイント】

作動		想定されること	波形
拡張	早い (early inflation)	早い拡張が起こると、後負荷の増大、1 回拍出量の減少が起こる	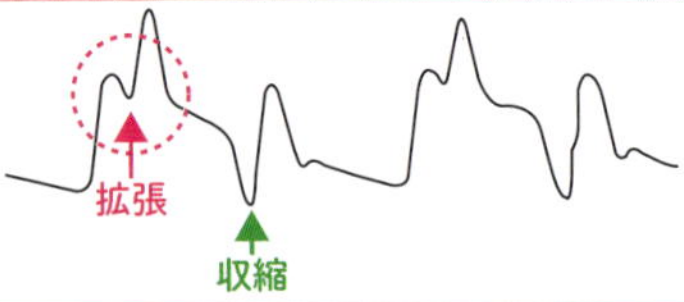
	遅い (late inflation)	拡張が遅れると、拡張期圧の上昇が不十分となり、冠動脈還流量低下、心筋酸素供給量の低下が起こる	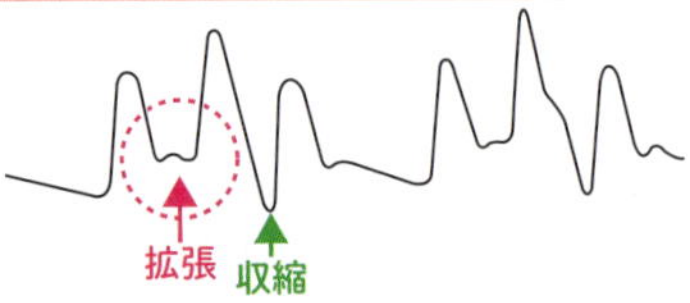
収縮	早い (early deflation)	早い収縮が起こると、収縮期圧の低下不足が起こり、後負荷の軽減が少なくなる	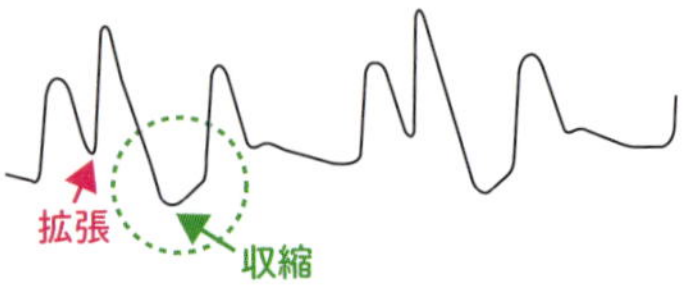
	遅い (late deflation)	収縮が遅いと、拡張期圧の上昇が起こり、後負荷の増大、心仕事量の増加、1 回拍出量の減少がみられる	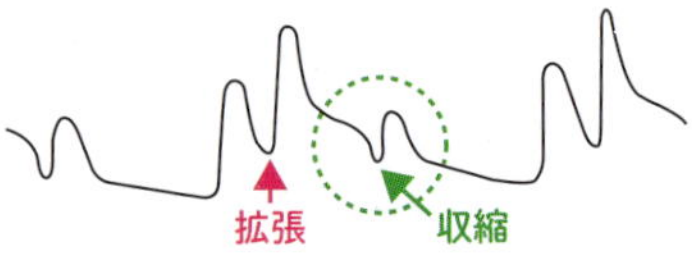

⑧ IABPの離脱

▸患者の状態が安定し、基準に沿ってIABPが離脱可能と判断された場合に抜去となります。

POINT

ウィーニング中は、患者の循環動態、心電図変化などの全身状態に注意して観察しましょう。循環動態に変動がないことを確認したら、IABP抜去となります。

【離脱の基準】

- ▸心係数：2.0～2.5L/分/㎡
- ▸収縮期圧：100mmHg以上
- ▸不整脈の消失
- ▸心拍数の安定
- ▸尿量の確保

【離脱の方法】

- ▸アシスト比を徐々に減らしていく。1：1のサポートから1：2や1：3へ変更
- ▸バルーン容量を減らす

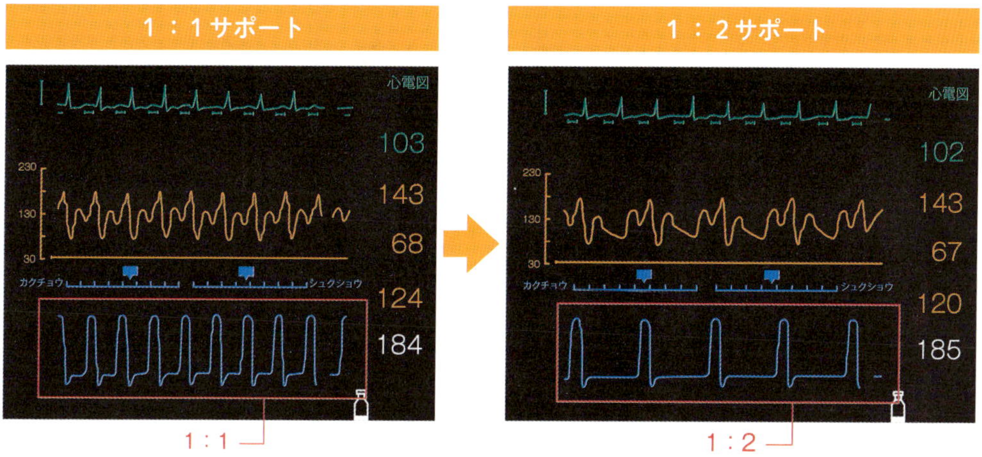

▸IABPの抜去時は、主に用手圧迫により止血を行います。

▸IABP抜去後は、刺入部の出血や血腫に注意し、観察を行うことが大切です。

⚠ **出血が後腹膜へと広がると発見が遅れることがあるため、腰背部の痛み、急激な血圧低下があるようなら、早急に医師への報告が必要です。**

文献

1）倉島直樹：IABPのメカニズム．Clinical Engineering 2011；22（6）：514.

3 PCPS（経皮的心肺補助）

PCPS（percutaneous cardiopulmonary support）とは、一般的に遠心ポンプと膜型人工肺を用いた閉鎖回路により、大腿動静脈を経由して心肺補助を行うシステムです。

PCPSの基礎知識

❶ PCPSのしくみ

【PCPSのイメージ】

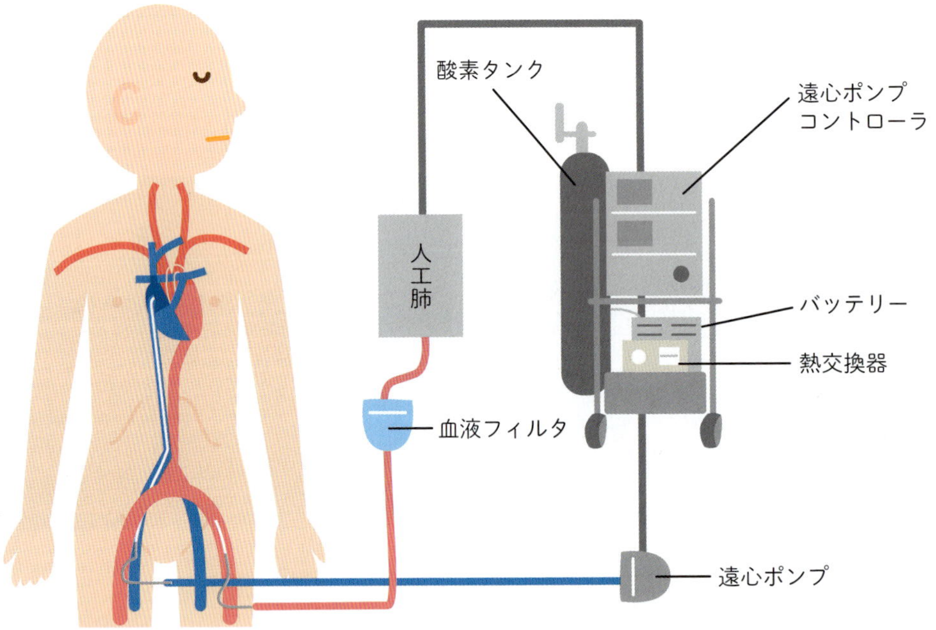

❷ PCPSの効果

▶PCPSによる補助循環の血流は、非拍動流です。

▶通常、**PCPSによる補助率は70%程度**です。100%にすると心機能に負担がかかり、長時間耐えられないことから、70%程度の補助率とします。

⚠ **左心機能低下のある場合は、後負荷増大から左心不全になることがあるため、IABPの併用を行い、後負荷軽減を図ります。**

③ PCPS の適応と禁忌

【領域別・PCPS の適応】

外科領域	▸重症心不全における術前、麻酔導入時の補助循環 ▸開心術後などの低心拍出症候群（low output syndrome：LOS）に対する補助循環 ▸大血管手術における補助循環 ▸呼吸器外科手術における呼吸補助 ▸心不全あるいは呼吸不全を合併するその他の外科手術
内科領域	▸薬物や除細動に反応しない重症心不全、重症不整脈 ▸急性肺動脈血栓塞栓症

【PCPS の禁忌】

- 重度の大動脈閉鎖不全
- 出血性ショック
- 閉塞性動脈硬化症
- 播種性血管内凝固症候群（DIC）

【導入基準】

- 人工心肺離脱困難
- IABP のみでは補助循環として不足の場合
- 収縮期圧：80mmHg 以下
- 乏尿、無尿
- 心係数：1.8L/ 分 /m²
- PaO_2：60mmHg 以下
- 心室頻拍・細動の頻発
- 補正困難な代謝性アシドーシス

④ PCPS 装置の構造

遠心ポンプ

▸遠心力により血液を送るポンプで、インペラー式、直線流路式などがあります。

▸最近では長期使用型があり、シールレスやシャフトレスになっており、血液リークなどがなく長時間安定した循環が可能です。

駆動装置

▸遠心ポンプの回転数を調整し、血液流量や駆動時間などを表示するパネルと、遠心ポンプを回転させるドライブモーターからなります。

人工肺

▸人工肺内を通過する血液を、ガス交換（酸素化・二酸化炭素を排出）させます。

【遠心ポンプと人工肺の例】

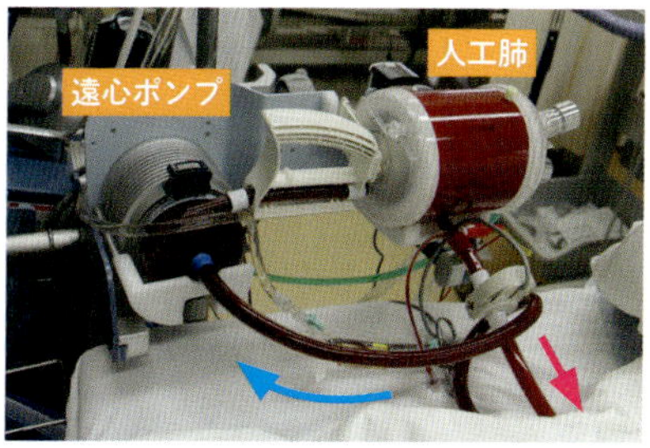

血液の流れ　→脱血　→送血

【人工肺本体の例】

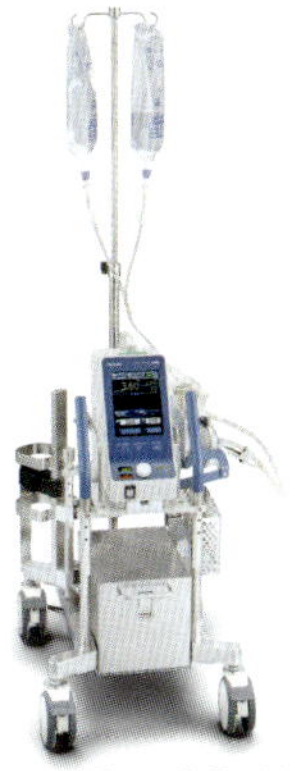

キャピオックス®遠心ポンプコントローラー SP-200
（写真提供：テルモ株式会社）

PART 4 補助循環

PCPS 装着中の看護

【PCPSによる主な合併症】

- ▶血栓塞栓症
- ▶出血、カテーテル刺入部からの出血、血腫形成
- ▶下肢の動脈虚血
- ▶感染
- ▶血小板減少
- ▶カニューレ挿入時の動脈損傷、解離

❶観察ポイント

下肢虚血

▶挿入側の下肢はカニューレの影響から虚血の可能性があり、下肢の冷感・チアノーゼの有無、左右差の有無を定期的に観察します。

▶場合によっては、シースを末梢側に向けて挿入し、PCPS送血ラインから下肢への血流を確保することがあります。

人工肺血漿リーク

▶人工肺のポートから黄色の水滴が発生する現象をいいます。

▶人工肺へ血漿が入り込むことで起こり、血漿リークが起こると、有効なガス交換が行えないため、回路交換が必要となります。

ウェットラング

▶人工肺と室温の相違で起こることがあり、ガス交換とともに水蒸気を発生させます。血漿リークと違い、透明の水滴が認められます。

▶この水蒸気により、人工肺のガス交換能は低下します。そのため、定期的に人工肺の酸素フラッシュを行います。

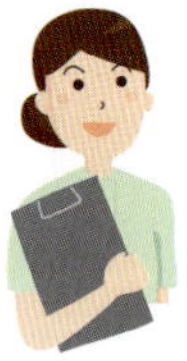

当院では、2時間ごとに臨床工学士がラウンドし、酸素フラッシュを行っています。

遠心ポンプの異音

▶遠心ポンプを長時間使用することで異音が発生します。異音が発生すると、PCPSが止まることがあるので、回路交換が必要となります。

回路の震え

▶回路の震えは、多くは循環血液量の不足により回路が血管壁に当たることで起こります。しかし、血栓などの付着も考えられることから、その他のパラメーターを使用し、全身状態を確認し、容量負荷を行います。

送脱血管の色

▶人工肺による酸素化が正常であるかを確認することも重要です。

【送脱血管の色（正常時）】

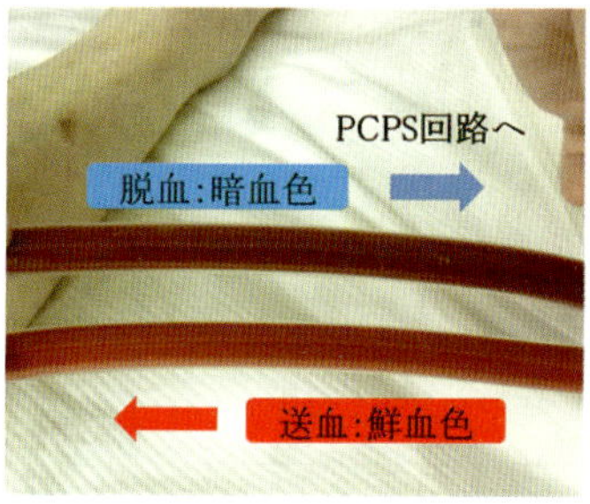

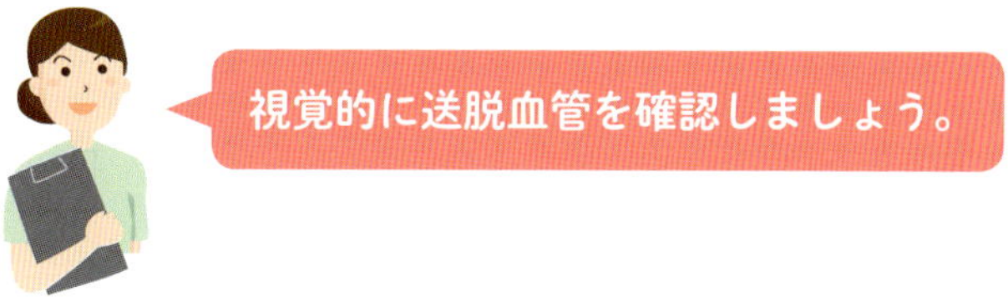

視覚的に送脱血管を確認しましょう。

出血

▶PCPS管理中は凝固異常が起こりやすいほか、抗凝固薬使用による出血の可能性が高くなります。

▶ケア介入時は皮下出血の有無を確認し、出血傾向にあることを念頭におきます。

フローと回転数、酸素流量

▶PCPSは70%程度の補助を行い、一般的に2～3L/分の補助が行われます。

▶フローが多い場合、左心への後負荷の増大が予測され、フローが少ない場合は血栓などを生じる可能性が高くなります。

▶回転数が一定で、フローが減少した場合、循環血液量の不足もしくは血圧の上昇を伴うようなら、自己心からの心拍出量の増加が考えられます。しかし、フローの変動が大きい場合は、回路トラブルの可能性もあるため、臨床工学技士、医師とともに原因を検索する必要があります。

【PCPS 作動中の確認ポイント】

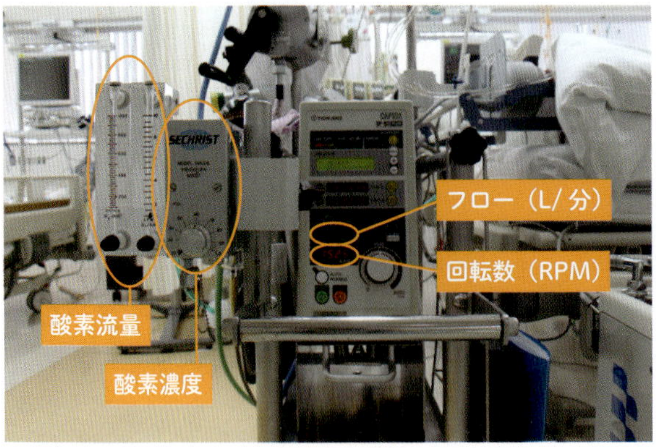

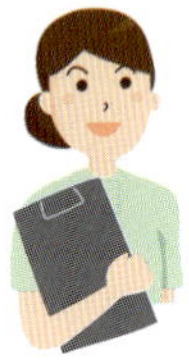

当院では、PCPS 稼働中は管理マニュアルに沿って、看護師による観察はもちろん、臨床工学技士による定期的なラウンドが行われます。

【PCPS ラウンド表の例】

No.

／　／　（　）　ID　氏名

点検項目	0:00	2:00	4:00	6:00	8:00	10:00
外装に異常はないか						
電源は確実に接続されているか						
異音・異臭はないか						
人工肺に血栓はないか						
人工肺の O_2 フラッシュはしたか						
O_2 フラッシュ後の GAS Flow は適切か						
アラーム消音ボタンが押されていないか						
アラーム設定値は適切か						
タイマーは作動しているか						
冷温水層カプラコネクターはあるか						
鉗子は適切な場所にあるか（3本）						
アラーム設定値 High/Low ［L/min］	／	／	／	／	／	／
冷温水層 設定値／実測値 ［°C］	／	／	／	／	／	／
備考						
点検者						

©千葉西総合病院

❷回路の管理

▶PCPS 挿入部は、出血などがない場合はフィルム材による固定を行い、刺入部の観察が行えるよう工夫します。

▶容易に事故抜去することのないよう、回路は下肢で固定します。

【PCPS の固定】

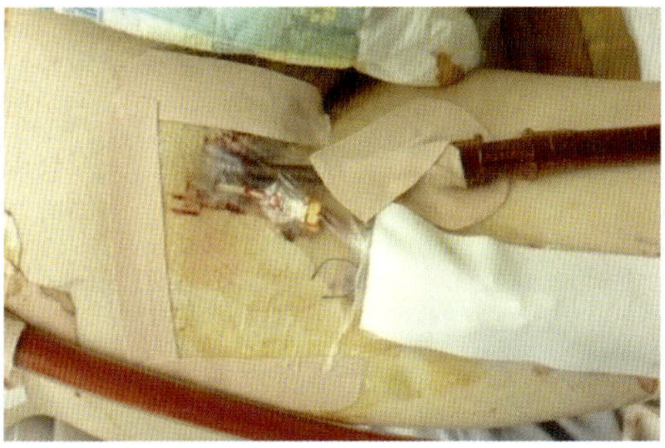

挿入部（大腿部）
刺入部が観察しやすいよう透明なフィルム材を用いて固定する

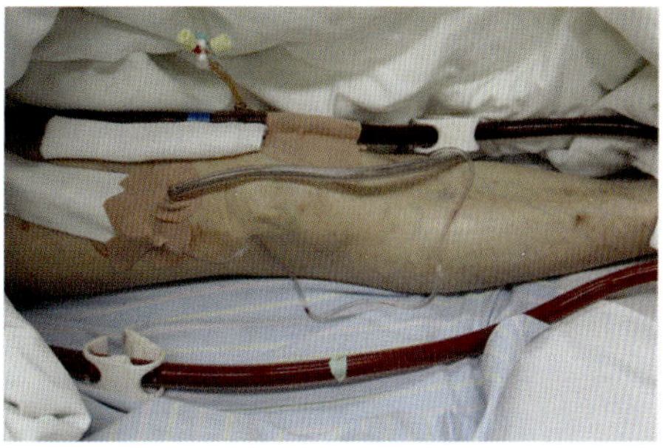

下肢
カテーテルによる皮膚障害を起こさないように注意する

❸バイタルサインのチェック

PCPS 側の血液ガス測定

▶臨床工学技士の PCPS 側の血液ガス採取にあわせて、看護師は橈骨動脈へ挿入されている A ラインからの血液ガスを採取します。

【血ガスの管理目標値】

PO_2	：200 ～ 400mmHg → FiO_2 で調整
PCO_2	：30 ～ 45mmHg → GAS Flow で調整
FiO_2	：1.0 で PO_2：150mmHg 以下、 GAS Flow 10L/ 分以上で PCO_2 コントロール困難

POINT

人工肺の劣化が疑われた場合は、人工肺交換を考慮したうえで早めに確認します（→ p.244「人工肺劣化チェック」参照）。

【人工肺劣化チェック】

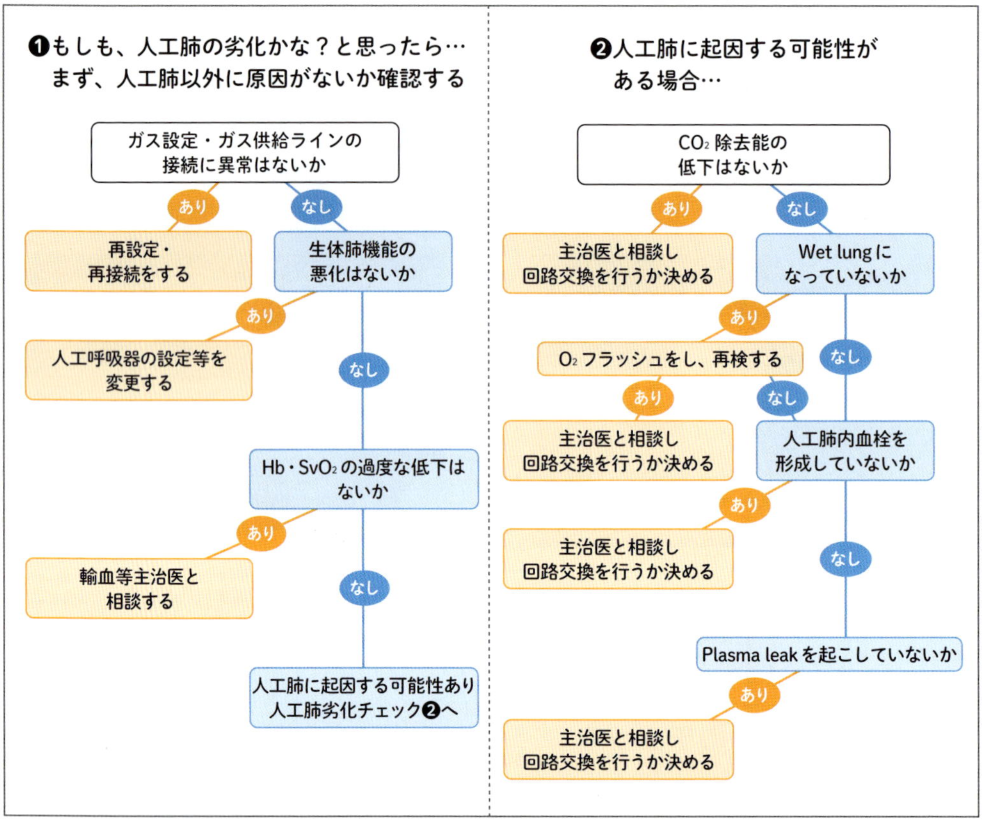

©千葉西総合病院

ACTの採取

▶血液ガス採取とともに、ACTの採取も行います。

▶PCPS管理中は末梢からのヘパリン持続投与が行われます。

> ▸出血傾向なし：150～200秒に維持
> ▸出血傾向あり：140～160秒に維持
> ▸範囲を下回った場合：ヘパリンを1mL/時増量（10mL/時以上にはしない。上限に到達したら主治医へ報告）
> ▸範囲を上回った場合：ヘパリンを1mL/時減量（ヘパリンの下限量は主治医に確認）

人工肺の酸素フラッシュ

▶長時間使用していると**ウェットラング現象**（人工肺に水滴が生じ、ガス交換能が低下する）が起こるため、人工肺の酸素流量を一時的に増加させて水を飛ばします。

人工肺の血栓付着の確認

▶血栓が付着している場合は印をつけます。

ミキシングゾーン

▶PCPSは、右心房まで挿入された脱血カニューレによって静脈血を脱血し、人工肺により酸素化された血液を動脈に挿入された送血カニューレにより送血します。このため、PCPSから送血される血液は、自己肺で酸素化された血液と大動脈内のいずれかの部位で衝突することになります。この部位をミキシングゾーン（mixing zone）といいます。

【ミキシングゾーン】

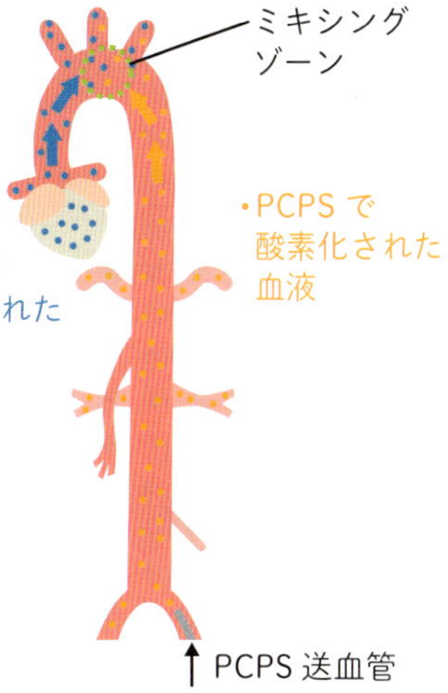

▶ミキシングゾーンの部位によっては、自己心から拍出された酸素含量の少ない血液が脳へ灌流する可能性があります。そのため、PCPS施行中は全身の酸素化の指標として、右橈骨動脈へ動脈ラインを確保し、血液ガス分析を行います。

▶PCPS装着中は、**PCPS人工肺の血液ガス分析、右橈骨動脈での血液ガス分析を定期的に行うこと**が必要となります。

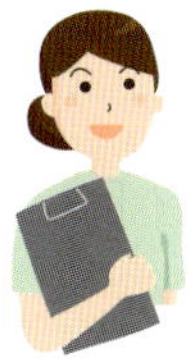

右橈骨動脈からの酸素化が十分であれば、脳へ灌流する血液の酸素含量は十分であるということになります。

④ PCPSの離脱

▶離脱基準を満たすと、PCPS離脱へと向かいます。

【PCPS離脱基準】

- 収縮期血圧：80mmHg以上
- PAWP：12mmHg以下
- 心係数：2.2L/分/㎡以上
- 開心術後の場合、ドレーンからの出血がない
- ガス交換の適正化が図られている

【PCPS 離脱の実際】

1　回転数 1000 回転まで下げるか、もしくはフローを 1.5L/ 分程度まで下げる

▸下げたところで、血行動態に変化がないことを確認します。

⬇

2　ON/OFF テストを行う

▸ON/OFF テストは、ヘパリンを静注し、ACT を 250 以上とし、PCPS を 2 ～ 3 分程度停止させます。停止したところで、血行動態に変化がないことを確認し、離脱可能と判断されます。

⬇

3　PCPS 抜去へ向かう

COLUMN

VAD（補助人工心臓）

VAD（ventricular assist device）とは心臓の機能を代替するものです。心臓から直接血液を取り出し、人工のポンプを介して大動脈もしくは肺動脈に血液を送るシステムです。

左心室の補助として、左心室から脱血し大動脈に送血を行うのが左心補助人工心臓（left ventricular assist system：LVAS）です。一方、右心室の補助として、右心室もしくは右心房から脱血し肺動脈に送血を行うのが右心補助人工心臓（right ventricular assist system：RVAS）です。LVAS と RVAS の両方行う場合を BiVAD（両心補助人工心臓）といいます。

VAD は血液ポンプの設置箇所（体内または体外）により、体外設置型と植込型に分けられます。

【LVAS のイメージ】

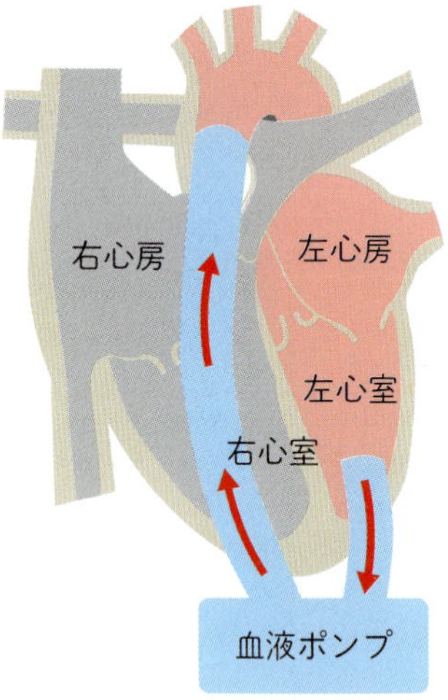

【VAD の特徴】

補助形式	流量補助
補助効果	100%
補助部位	どちらかまたは両心
ポンプの設置場所	体外または体内
呼吸補助	不可
ポンプ形式	拍動・非拍動
補助期間	長期（年単位）
抗凝固法	必須（軽減可能）

補助人工心臓には体外設置型と植込型があるが、循環の補助様式は基本的に同じであり、左（右）心室から血液をポンプにより吸引し、大（肺）動脈に送血する

文献

1）浅井康文，他：PCPS の適応，適応除外と治療の実際．Clinical Engineering 2011；22（6）：524.
2）道又元裕監修：心臓血管外科の術後管理と補助循環 ICU 看護の登竜門を突破できる！ 日総研出版，名古屋，2012.
3）澤芳樹監修：研修医、コメディカルのためのプラクティカル補助循環ガイド．メディカ出版，大阪，2011.
4）森安恵実：補助循環の理解とケア．重症集中ケア 2012；11（3）：90-94.

PART 5

心臓リハビリテーション

▶心臓リハビリテーションの全体像
▶術前のポイント
▶術後急性期［ICU］臨床の流れとポイント
▶術後急性期［ICU］治療別の離床のポイント
▶（亜急性期～）前期回復期［病棟入院中］のポイント
▶後期回復期［外来通院中］のポイント

一般的な離床基準を示しつつ、
当院における離床の進め方の実際について、
心臓血管外科術後症例（ICUでの急性期）を中心に解説します。

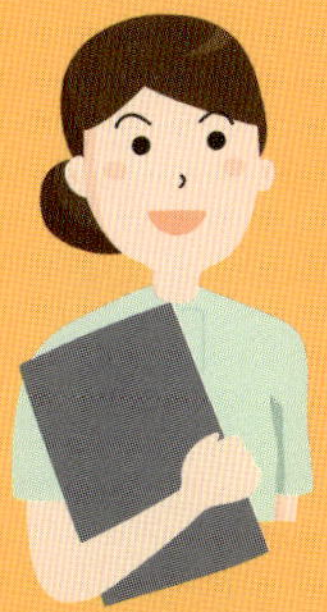

1 心臓リハビリテーションの全体像

術後の全身管理には多くの職種がかかわります。職種間の連携をとりつつ、安全な離床を行うことで、術後の合併症を予防しましょう。

1 早期離床の目的と効果

▶近年、心臓血管外科領域の手術においても、小開胸手術（minimally invasive cardiac surgery：MICS）やカテーテルを用いた経カテーテル大動脈弁治療（transcatheter aortic valve implantation：TAVI、TAVR）、胸部・腹部大動脈瘤に対するステントグラフト内挿術（thoracic endovascular aortic repair：TEVAR、endovascular aortic repair：EVAR）など低侵襲化が進み、術中術後管理の進歩も相まって**手術症例の高齢化**が認められます。

▶心臓血管外科手術では、全身麻酔や人工呼吸器管理、開胸・開腹、術後の全身性炎症反応症候群の存在や、心臓血管外科手術に特異な体外循環や循環停止、選択的脳循環など、特別な循環管理が術後の身体機能に与える影響は多岐にわたります。

▶高齢者に対する手術例では、術前の活動量の減少などから**サルコペニア**（sarcopenia）、**フレイル**（frailty：虚弱性）の存在を認め、すでに要介護状態である場合も多いため、周術期におけるリハビリテーションの重要性は高いといえるでしょう。

▶一方で、やみくもな早期離床に警鐘を鳴らす報告もあり、ICUでの早期リハビリテーション介入における時期や程度については、今後もエビデンスを構築していく必要があります。いずれにせよ、安全で効果的な早期離床を行うためには、**正しい呼吸循環動態のアセスメントと的確なアウトカム設定**が重要です。

▶実際の介入にあたっては医師、看護師、リハビリテーション専門職など、**多職種による医療チームで情報を共有**し、連携を図ります。

【心臓リハビリテーションにかかわる医療者】

医師、看護師、理学療法士、臨床検査技師、管理栄養士、薬剤師、臨床工学技士、臨床心理士、作業療法士、あるいは健康運動指導士

【早期離床の目的・効果】

呼吸

- 横隔膜が下がり肺胞換気の増加、ガス交換の促進
- 体動により酸素消費量が増加。呼吸運動の促進、気道分泌物排出の促進

循環

- 静脈のうっ滞を防ぎ、深部静脈血栓症（DVT）や肺血栓塞栓症（PE）を予防
- 心拍出量が増大し、毛細血管の血流促進による創傷治癒の促進
- 起立性調整障害（起立性低血圧）の予防
- 全身の血液循環の促進による機能回復の促進

消化器

- 腸蠕動を促し、腸閉塞（イレウス）の予防
- 消化管運動の促進により、胃管の早期抜去、経口摂取が可能

関節／骨格筋

- 骨格筋の萎縮防止
- 関節拘縮の予防
- 骨からのカルシウム流出抑制

排泄

- 腹圧がかかることで自然排尿が促進

精神

- 術後せん妄の予防
- 抑うつの軽減

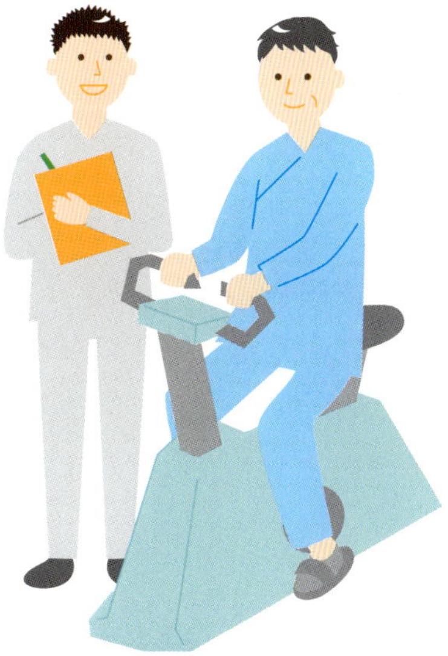

2 心臓リハビリテーションの流れ

【心筋梗塞患者の心臓リハビリプログラム例(千葉西総合病院の場合)】

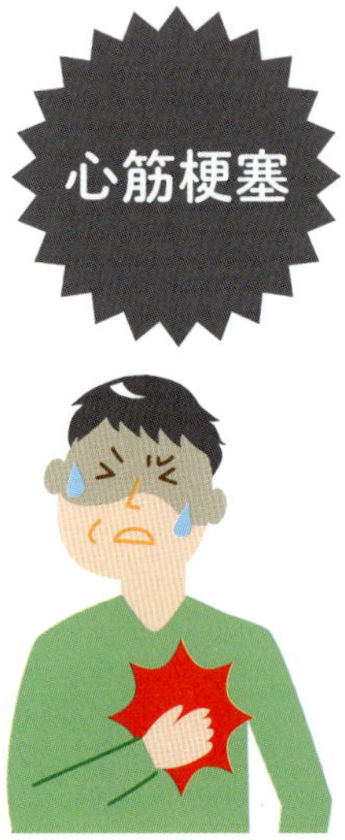

	手術前	第1期 急性期
入院・手術	入院〜手術前日まで	術後第1〜3病日
リハビリの目的	▶術前の機能評価 ▶術後リハビリの理解	▶術後合併症予防 ▶早期離床
リハビリの場所	病棟	ICU／CCU
リハビリの内容	▶機能評価(SPPB、握力) ▶深呼吸、術後の咳嗽法の指導 ▶症例に応じてエルゴメーターなどでの耐術能維持・向上	▶ICU 内の歩行練習(50〜150m) ▶呼吸法の指導 ▶喀痰法の指導

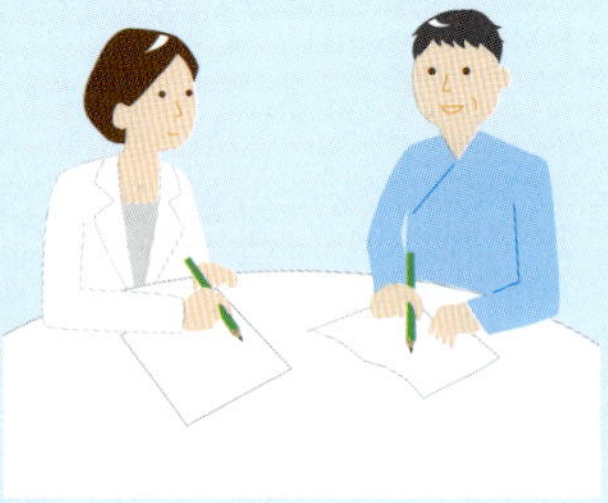

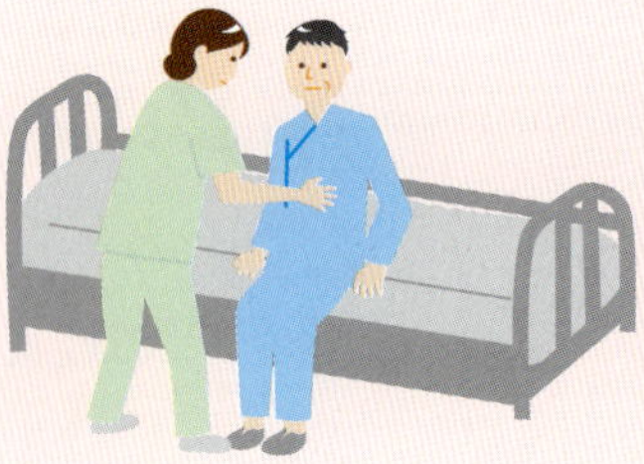

セラピストによる
術前オリエンテーション

術前から患者状態を把握し、十分なオリエンテーションを行うことで、円滑な術後リハビリテーションの導入と早期の退院、社会復帰をめざします。

第2期		第3期
前期回復期	後期回復期（外来通院期）	維持期（社会参加期）
術後第3病日～退院まで	退院後～約5か月	一生継続
▶全身調整の促進 ▶病棟内 ADL の獲得 ▶運動耐容能の改善	▶社会復帰への支援・復職 ▶生活習慣の変化	▶生涯にわたる快適な生活の維持 ▶再発予防
病棟／心臓リハビリテーション室	心臓リハビリテーション室	地域の運動施設など
［病棟にて］ ▶歩行練習 ▶階段昇降練習 ▶シャワー浴 ［心臓リハビリテーション室にて］ ▶体操 ▶サイクルエルゴメーターでの有酸素運動	▶体操 ▶サイクルエルゴメーターでの有酸素運動 ▶軽～中等度のレジスタンストレーニング	▶地域での健康増進プログラム ▶ウォーキング ▶体操

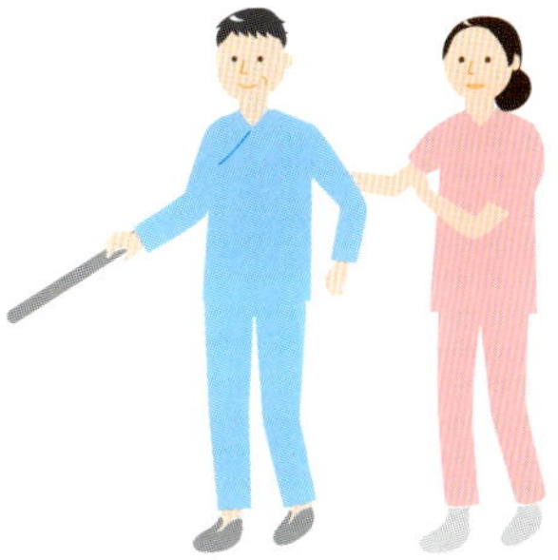

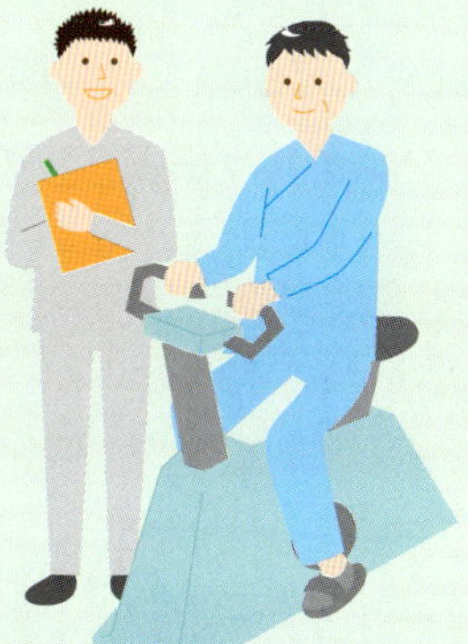

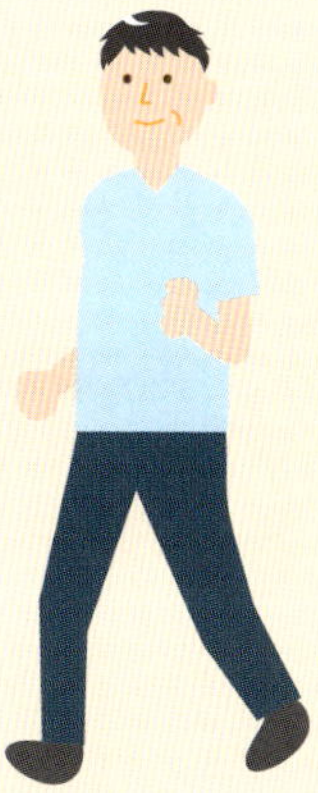

術後リハビリのオリエンテーション

退院時指導

・心臓リハビリ担当医師による診察
・運動負荷試験（CPX）
・管理栄養士による栄養指導
・看護師による日常生活指導

2 術前のポイント

術前（できれば外来通院期）に身体機能評価や呼吸訓練などの指導を行い、術後に起こる異常の早期発見や早期回復に備えます。

1 術前の身体機能評価

- 待機的手術例であれば、可能な限り術前からリハビリテーションの介入を行います。
- DPC（包括医療費支払い制度）を導入している病院では、術前検査の多くは外来で行われます。
- 入院後は1日ないし2日程度で手術日を迎えることが多く、可能であれば外来通院期に身体機能評価、術前の患者指導、インセンティブスパイロメトリー（呼吸練習器）を用いた呼吸訓練指導を行います。
- 身体機能については、四肢の運動麻痺や機能障害の有無、感覚障害や平衡機能障害の存在、術前ADL（activities of daily living：日常生活動作）能力や活動性を確認しておきます。
- 術前神経所見の有無を知ることで、術後に新たな神経所見が出現した場合の早期発見に役立ちます。
- 末梢循環所見については、橈骨動脈や足背動脈などの四肢末梢動脈の触れや色調、皮膚の温かさを確認しておきます。**フレイル**（虚弱性）の評価も重要な項目です。

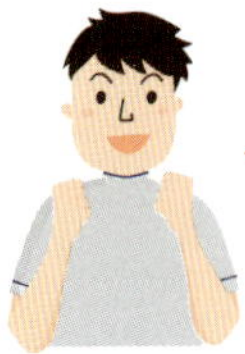

さまざまな評価法が提唱されていますが、当院ではShort Physical Performance Battery（SPPB）と握力を測定しています。

2 術前の呼吸訓練

- 術後の肺合併症予防は、急性期リハビリテーションにおける最も重要なアウトカムといっても過言ではありません。
- 術前の胸部X線や胸部CT、呼吸機能検査から肺機能の状態を評価し、閉塞性、拘束性、混合性障害の有無を確認します。あわせて、喫煙歴の聴取も行います。
- インセンティブスパイロメトリーを用いて、術前の呼吸訓練を行います（→ p.49

参照）。また、ストローなどを用いた呼気訓練は、高価な器具を要さず簡便に行えるため有用性が高いです。

▶看護師と協力して、術後の喀痰指導についても術前から指導を行います。ACBT（active cycle of breathing technic → p.262 参照））に準拠した喀痰法を患者に説明し、実際に練習を行うことで、術後の創部の保護と良好な気道クリアランスを得るための準備になります。

▶手術の方針が決まれば、**肺機能障害の有無にかかわらず、可能な限り早期の指導・導入**を勧めています。

3 術前の活動性、生活状態の把握

▶術前の活動性、生活状態について詳しく知っておくことは、術後急性期～回復期のアウトカム設定の際に大きな情報となります。

▶NYHA 分類をもとに、どれくらいの距離を歩くことができたか（○ m 程度、○分程度、屋外での歩行は可能だったかなど）をわかる範囲で聴取します。

▶急性期病院における入院期間は短縮の一途を辿っており、術後の十分なリハビリテーションを行う期間がなく退院となることが多くあります。その際に、患者が術前と比べて、どの程度の状態まで回復したのかを把握したうえで、日常生活復帰や社会復帰の可能性を予測する必要があります。

▶退院後のリハビリテーションについては p.274 参照。

【NYHA 分類】

I 度	▸心疾患はあるが身体活動に制限はない ▸日常的な身体活動では著しい疲労、動悸、呼吸困難あるいは狭心痛を生じない
II 度	▸軽度の身体活動の制限がある ▸安静時には無症状 ▸日常的な身体活動で疲労、動悸、呼吸困難あるいは狭心痛を生じる
III 度	▸高度な身体活動の制限がある ▸安静時には無症状 ▸日常的な身体活動以下の労作で疲労、動悸、呼吸困難あるいは狭心痛を生じる
IV 度	▸心疾患のためいかなる身体活動も制限される ▸心不全症状や狭心痛が安静時にも存在する ▸わずかな労作でこれらの症状は増悪する

（付）IIs 度：身体活動に軽度の制限のある場合　IIm 度：身体活動に中等度の制限のある場合
NYHA（New York Heart Association）：ニューヨーク心臓協会

3 術後急性期［ICU］ 離床の流れとポイント

術後急性期は全身状態を評価したうえで、自動運動から早期離床を進めます。

▶異常所見や各ラインの事故抜去の有無を確認します。

【術後急性期離床のまとめ】

❶離床前の患者状態の評価
▶各パラメーターは離床基準を満たしているか
▶誘導困難なせん妄症状はないか
▶四肢末梢の皮膚状態や呼吸状態は？

▼

❷離床（端座位）への準備
▶四肢の運動で呼吸循環動態の変調を認めないか
▶各ラインは起き上がり後の状態を見越して整理してあるか

▼

❸端座位への移行
▶起き上がりは２人以上で行い、ラインの事故抜去予防に留意する

▼

❹端座位
▶起き上がり後の血圧低下や呼吸循環動態の変調の有無を確認する
▶飲水、うがいにて口腔内の加湿を行う（その後の喀痰指導が楽になる）
▶深呼吸を行う（力を抜いてゆっくり息を吐く）

▼

❺立位
▶起立性の血圧低下など呼吸循環動態の変調がないか
▶背伸び（calf raise）・足踏みを行い下肢の支持が安定しているか

▼

❻歩行
▶術前の歩行能力、術後の全身状態を考慮し初回歩行距離を設定
▶歩行中はモニタ監視、顔色や息切れの有無を観察する
▶声掛けを行い、息切れの有無の早期発見に努める

▼

❼離床後の全身状態の評価
▶異常所見や各ラインの事故抜去の有無を確認

1 離床前の患者状態の評価

▶患者の全身状態を評価します。全身状態に異常がなければ、手術翌日よりICU内の歩行を行います。

【心臓外科手術後の離床開始基準】

1．低（心）拍出量症候群（Low Output Syndrome：LOS）により
　①人工呼吸器、IABP、PCPSなどの生命維持装置が装着されている
　②ノルアドレナリンやカテコラミン製剤など強心薬が大量に投与されている
　③（強心薬を投与しても）収縮期血圧80～90mmHg以下
　④四肢冷感、チアノーゼを認める
　⑤代謝性アシドーシス
　⑥尿量：時間尿が0.5～1.0mL/kg/hr以下が2時間以上続いている
2．スワンガンツカテーテルが挿入されている
3．安静時心拍数が120bpm以上
4．血圧が不安定（体位変換だけで低血圧症状が出る）
5．血行動態の安定しない不整脈（新たに発生した心房細動、Lown IVb以上のPVC）
6．安静時に呼吸困難や頻呼吸（呼吸回数30回/分未満）
7．術後出血傾向が続いている

日本循環器学会：循環器病の診断と治療に関するガイドライン（2008年度合同研究班報告）心血管疾患におけるリハビリテーションに関するガイドライン（2012年改訂版）．東京，2012．より転載
http://www.jacr.jp/web/pdf/RH_JCS2012_nohara_h_2015.01.14.pdf（2018年8月閲覧）

【Lown分類】

Grade 0	心室性期外収縮なし
Grade 1	散発性（30個/時間未満）
Grade 2	多発性（30個/時間以上）
Grade 3	多源性（多形性）
Grade 4a	2連発（coupling）
Grade 4b	3連発以上
Grade 5	R on T

▶介入前にカルテより、術式、術中の水分バランス、血液データ、胸部X線検査など必要な情報を確認します。

▶人工呼吸器管理中の場合は鎮静状態、換気モードや設定、スワンガンツカテーテルで得られる各パラメーターなどを確認します。

▶使用されているラインや、カテコラミン製剤を中心とした循環作動薬を確認し、呼吸循環動態のアセスメントを行います。介入時点での投与量だけでなく、継時的な投与量の変化として推移をとらえることも重要です。

▶フィジカルアセスメントとして、特に顔色や末梢の皮膚温、発汗状態、呼吸様式を

観察します。心ポンプ失調の評価としてはNohria-Stevenson分類が臨床で簡便に使用でき、Forrester分類に準じた循環動態の推察に役立ちます。

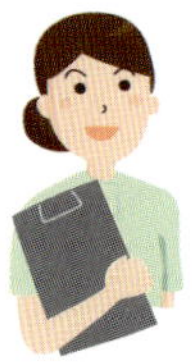

当院では、過度のカテコラミン依存状態を除き、介入前12時間以内にカテコラミン流量の漸増を要する血行動態の変調が認められない症例については、その他臨床所見を総合的に判断するものの、離床の絶対的な制限とはしていません。

【Schweickert らによる ICU リハビリテーションを行うべきではない基準】

- 平均動脈圧 ≦ 65mmHg
- 平均動脈圧 ≧ 110mmHg
- 収縮期血圧 ≧ 200mmHg
- 心拍数 ＜ 40/分 or ＞ 130/分
- 呼吸数 ＜ 5/分 or ＞ 40/分
- 酸素飽和度 ＜ 88%
- 頭蓋内圧亢進
- 活動性の消化管出血
- 活動性の心筋虚血
- 血液透析（持続血液濾過透析は可）
- 興奮が強く30分以内に鎮静薬が増量された
- 気道が確保されていない
- 重度の患者－呼吸器不同調
- 患者が過大なストレスを感じている（言語に現れない、ジェスチャー）
- 暴力的な状態
- 新たな不整脈
- 心筋虚血の懸念
- 挿管困難症例で気管チューブ抜去の懸念がある

Schweickert WD, Pohlman MC, Pohlman AS, et al. Early physical and occupational therapy in mechanically ventilated, critically ill patients: a randomised controlled trial. *Lancet* 2009；373：1874-1882.（訳：讃井將満）より転載

【Nohria-Stevenson 分類】

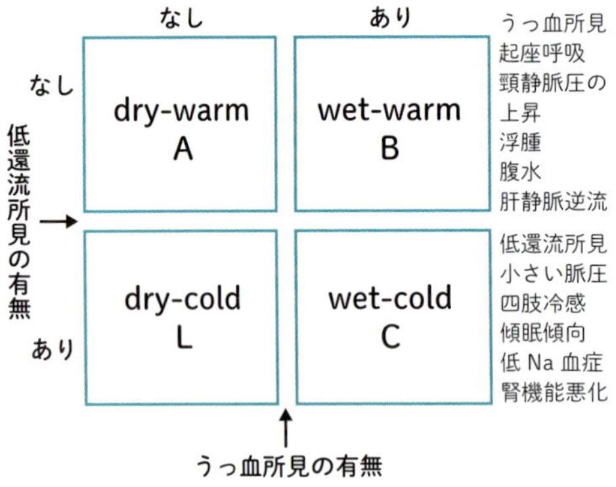

【Forrester 分類】

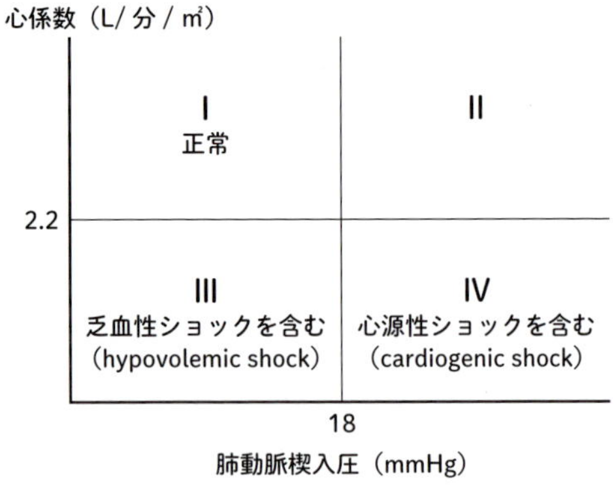

2 離床（端座位）への準備

- 離床基準は満たすものの心機能や循環動態に不安があれば、下肢末梢から徐々に自動運動を行い、ベッド上での寝返り動作などを通じて体動時の呼吸循環動態を評価します。

❶下肢の運動

▶心臓から遠い部位である足の関節や膝の屈曲・伸展運動から徐々に開始します。

▶心拍数の変化や不整脈の出現、Aライン上の血圧変動、呼吸数の増加や呼吸補助筋の活動亢進、自覚的な呼吸困難感の出現がないかなどを評価します。

【下肢の自動運動（leg press）】

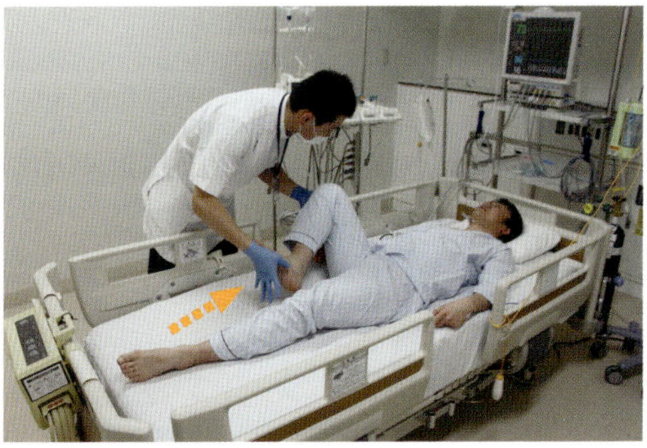

足の関節や膝の屈曲・伸展運動から徐々に開始する

POINT

息こらえによる血圧の上昇、下降を予防するため、息を吐きながらゆっくりと力を入れるように声をかけます。

【ボールを使った下肢の運動】

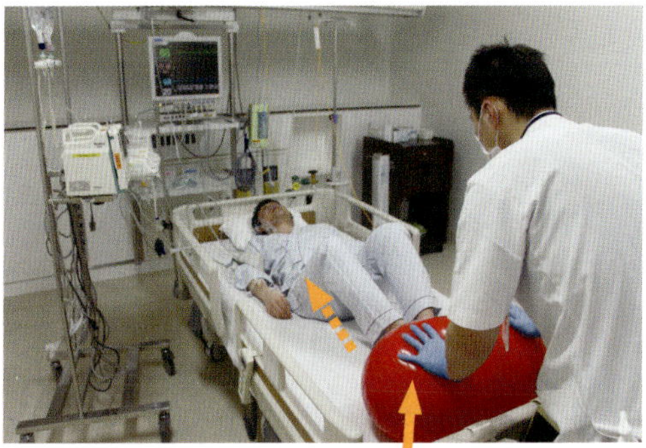

バランスボール

下肢筋力低下が重度の症例では、バランスボールを応用した下肢運動もベッド上で簡便に行えて有用

❷上肢の運動

▶一般に胸骨の仮骨形成までに3～4週間、骨癒合が得られるのは3か月以降といわれています[1)]。

⚠ **胸骨の正中切開を行った患者では、上肢の過度な挙上は胸骨離開方向へのストレスがかかるので、90度以上は行いません。**

※ p.257～264、267～269の写真は、千葉西総合病院のスタッフがモデルになっています。

【上肢の挙上】

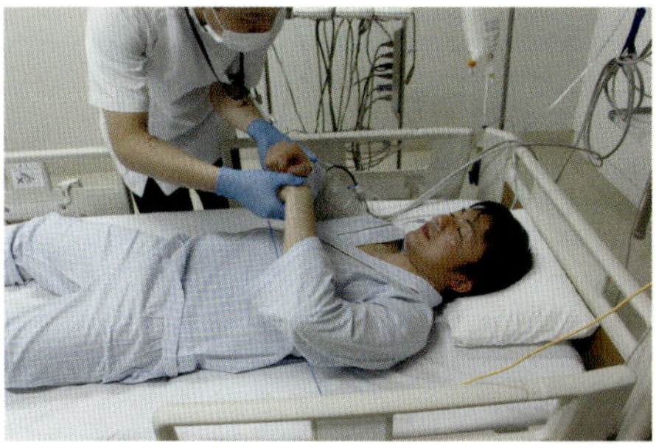

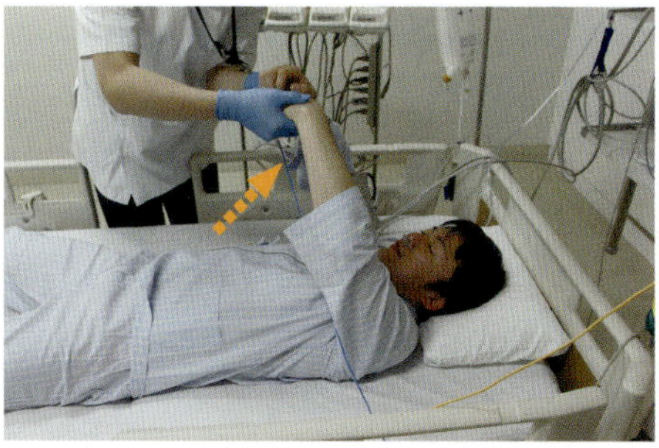

上肢の運動では手術創への伸張が起きないように注意し、肩関節の 90 度以上の屈曲は行わない

⚠ **特に低心機能症例では、心臓仕事量の増加から息切れや頻脈などをまねきやすくなります。**

❸寝返り動作

▶次に寝返り動作などを誘導し、同様に呼吸循環動態を評価します。上肢挙上や寝返り動作で明らかな循環動態の変調を認めなければ、離床開始とします。

⚠ **上肢の挙上を伴う運動は、息切れを誘発しやすくなります。**

【寝返り動作の誘導】

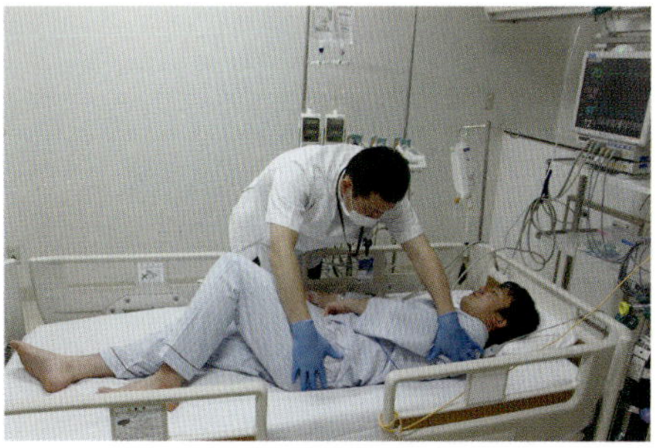

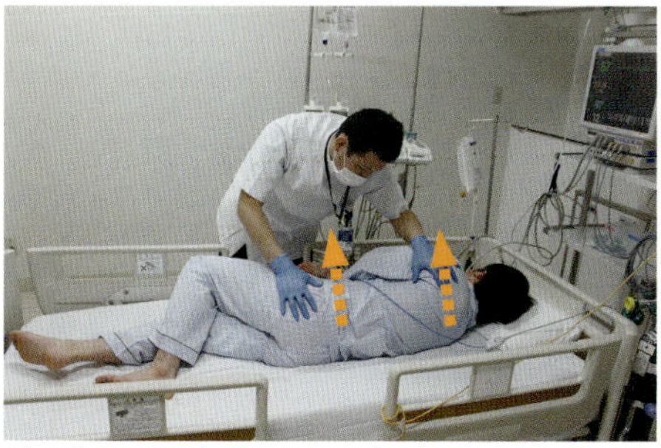

患者の動作に合わせて誘導する

⚠ **創部やドレーン刺入部の位置に注意しましょう。動作時の息こらえや性急な動作を避けます。**

3 端座位への移行

▶各種ラインの事故抜去を予防するため、ラインの位置、長さに留意しつつ、ギャッジアップ位をとり、創部を保護しながら側臥位、下肢下垂、下側になった上肢の肘でベッドを押すように（自分の顔を肘の上に乗せるように）誘導しつつ、端座位とします。

⚠ **ベッド柵を引っ張って起きようとする患者がいますが、この動作は大胸筋が強く収縮し、胸骨の離開方向へ力が加わるため避けます。**

▶各ラインや身体状況、周囲の環境を考慮したうえで起き上がり側を決定します。

▶側開胸の症例や MICS 症例では、創部と反対側へ起き上がるようにします。このとき、薬剤によるコントロールを行っても創部の疼痛が強い症例では、患者の両手で創部を軽く圧迫するように枕などを保持してもらい、介助者によって受動的に起き上がる方法をとることで疼痛をある程度抑制でき、起き上がりが可能になることが多々あります。

▶創保護の観点からバストバンドが使用されますが、きつく巻きすぎると吸気時の胸郭拡張を阻害し、1 回換気量の減少や無気肺形成を誘発する可能性があります。

▶起き上がり時は強く締め、歩行時はゆるめて換気量の向上を図り、痰がらみを認めた際は再度強く巻き、咳嗽時の疼痛を軽減するなどの調整を検討するとよいでしょう。

【ラインの整理】

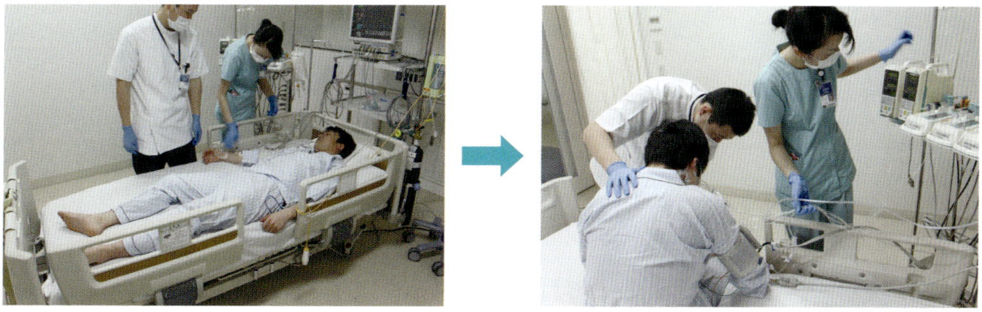

起き上がり途中の動作、起き上がり後の姿勢をイメージし、ラインを整理する

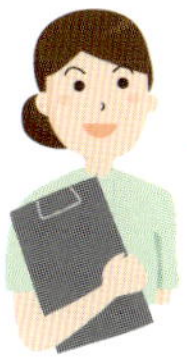

心嚢ドレーン挿入中の場合も、ドレーン排液の性状やエアリークの状態、心壁の刺激によると思われる心室性不整脈の新規出現や形状の変化に注意し、異常を認めない場合は離床可としています。

【端座位への誘導】

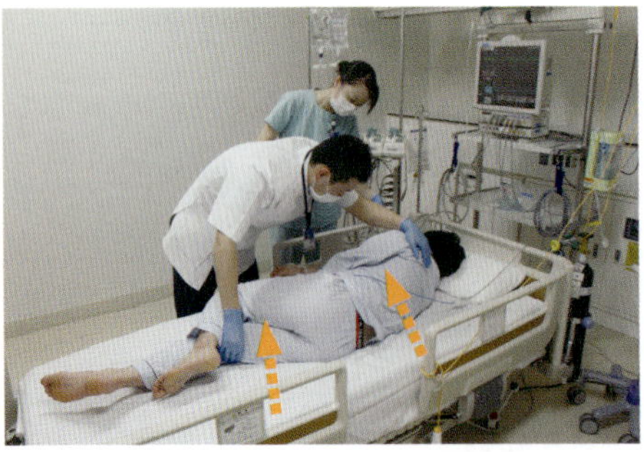

❶側臥位へ誘導する

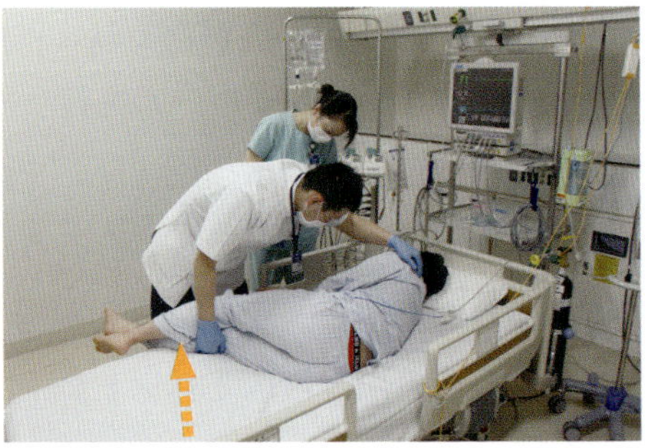

❷下肢をベッド脇に降ろす

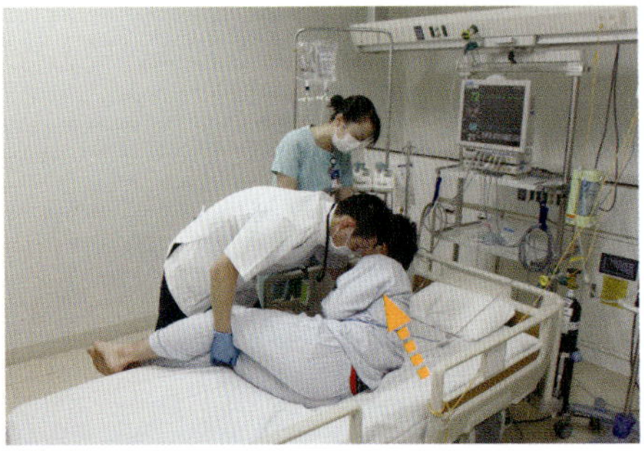

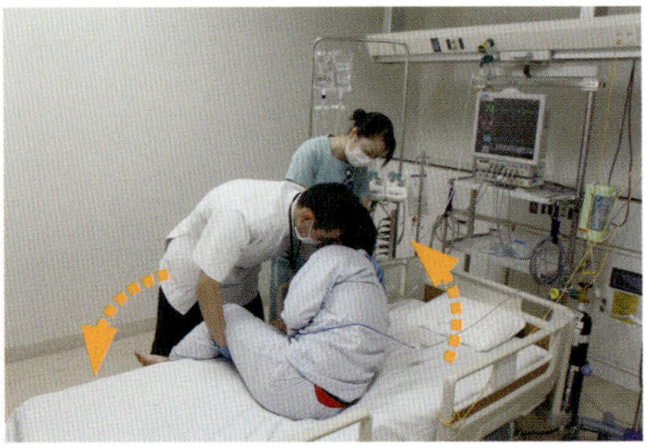

❸肘に身体を乗せるイメージで上体を起こす

POINT

殿部を支点として、てこの原理を利用します。

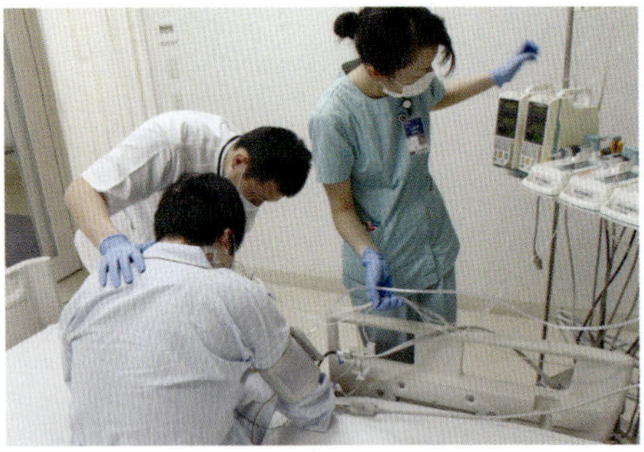

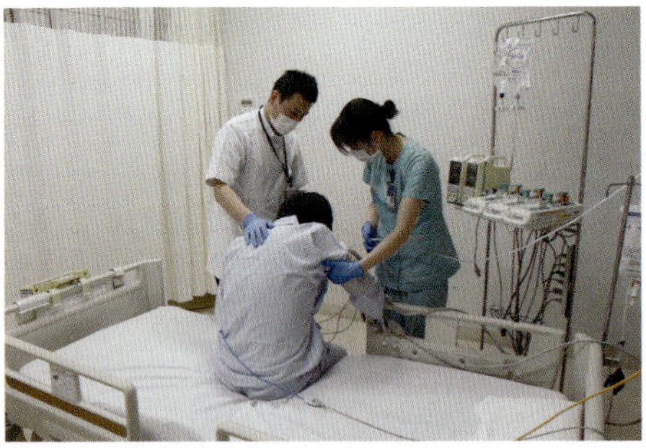

❹患者状態、各ラインの状態を確認する

4 端座位

▶座位で血圧低下などの異常所見がなければ、深呼吸や咳嗽指導による自己喀痰能の評価を行います。循環動態が不安定だったり、身体機能的な問題で座位を取れない症例では、ギャッジアップ位で行ってもよいでしょう。

▶術後、多くの患者は、疼痛防御や精神的な興奮から緊張状態にあることが多く、頸部から肩甲帯にかけての呼吸筋、呼吸補助筋の過緊張状態にあることが多いものです。まずは肩の力を抜くよう声をかけ、誘導を行い、次いでゆっくりと息を吐くように促します。

▶このとき、閉塞性障害の有無にかかわらず、口をすぼめるようにゆっくりと息を吐くように声かけをし、術前指導で得られた下部胸式、横隔膜を意識した腹式呼吸で吸気するよう促します。

▶この呼吸指導を行う前に、飲水が可能であれば少量の飲水、飲水許可がなければうがいやスワブを用いて口腔内を加湿しておくと、その後の喀痰が得られやすくなります。

【呼吸指導の開始前に口腔内を加湿】

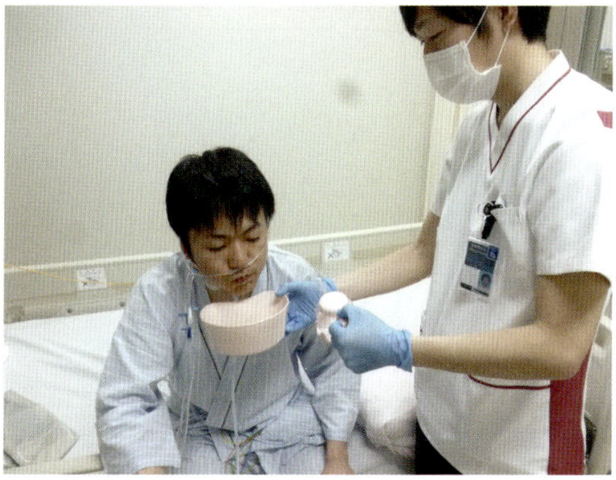

うがいの実施

POINT

飲水可能な患者は、
少量の飲水を行います。

▶自己喀痰のための咳嗽指導では、枕やタオルなどを用いて、上肢で創部の上を軽く圧迫することで創部が安定し、咳嗽時の疼痛軽減、咳嗽力の向上が得られます。

▶術前に指導したACBTなどの喀痰法で、自己喀痰を誘導します。ハフィングをした後に、枕などで創部を保護しながら咳嗽を誘導する方法もあります。

▶十分な咳嗽が行えて自己喀痰が可能な症例、咳嗽が弱く自己喀痰が不十分な症例、いずれにおいても、その後の肺合併症リスクを予測し、介入方法、頻度を検討します。

【自己喀痰を誘導する咳嗽法】

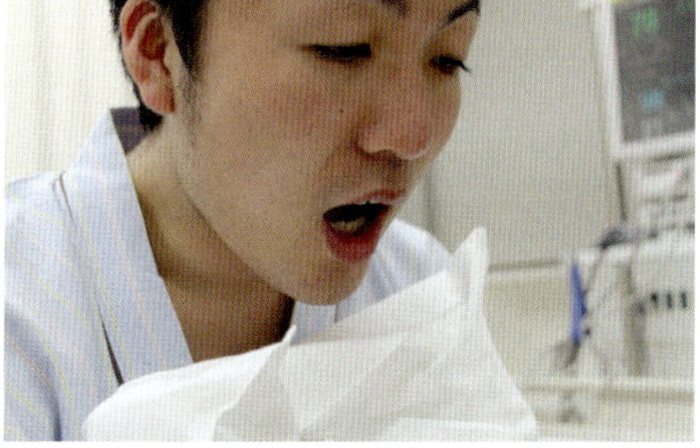

❶ハフィングを行う

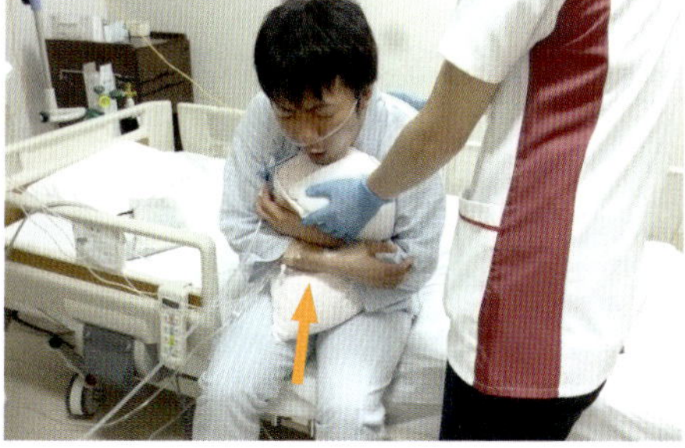

❷枕で創保護したうえで、自己喀痰を誘導する

【ACBT（active cycle of breathing technic）】

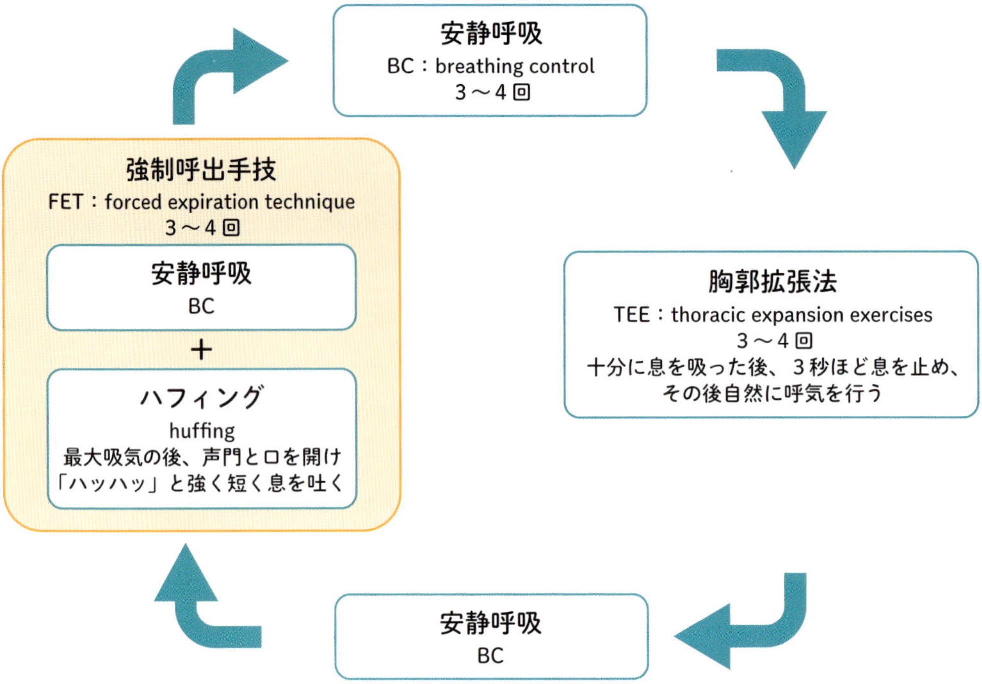

5 立位

▶座位での呼吸循環動態に異常がないことを確認し、立位とします。

▶起立性低血圧などの症状に注意し、背伸びをするように踵を挙上する運動（calf raise exercise）や足踏みを行います。

⚠ **特に、calf raise exercise で膝が曲がる（膝折れ）症例では、下肢筋力の低下が疑われるため、歩行中の転倒に注意が必要です。歩行器などの使用も検討しましょう。**

▶このとき、患者の精神状態にも留意します。極度の緊張状態の患者では、迷走神経反射による血圧低下や徐脈などをまねきやすいので、適宜声かけを行い、リラクセーションを得られるようにはたらきかけます。

【立位への誘導】

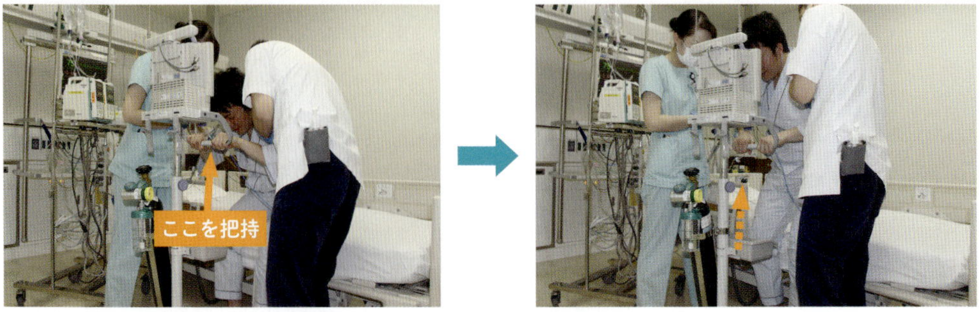

把持物を使用した立位（calf raise exercise、足踏み、膝折れ）の様子

POINT

立位時の姿勢にも注意し、声かけへの反応や、注視を促すことで起立性低血圧の早期発見に努めます。

6 歩行

▶歩行練習では、術前の患者の活動性も考慮し、30 ~ 50m 程度を目標に歩行を行います。歩行中も患者の表情や呼吸状態、モニタ上の不整脈や波形変化などに注意します。

POINT

適宜声かけを行い、その返答時の患者の息づかいを観察することは、息切れの早期発見に役立ちます。通常、息切れが出現する程度の運動強度となった場合は運動を中断します。

【calf raise exercise（踵上げ運動）】

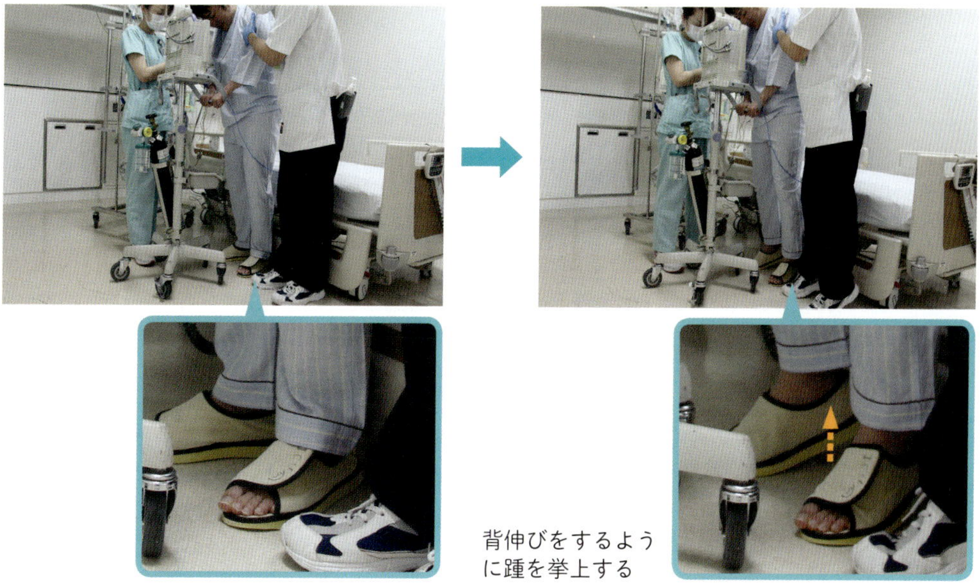

背伸びをするように踵を挙上する

POINT

起立性低血圧などの症状に注意しながら行います。

⚠ **歩行中にも膝折れ、転倒に至るリスクが高いため、注意します。**

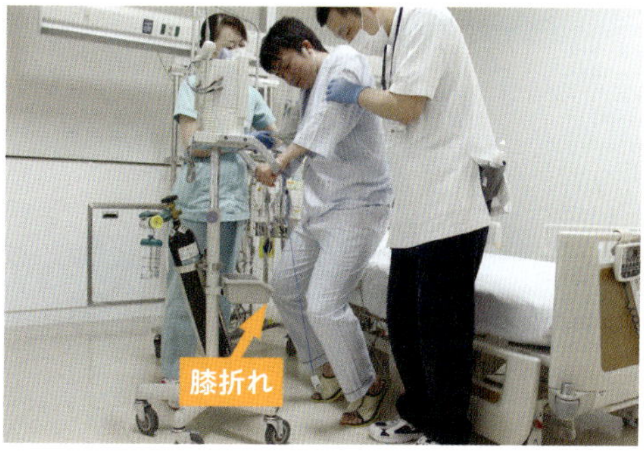

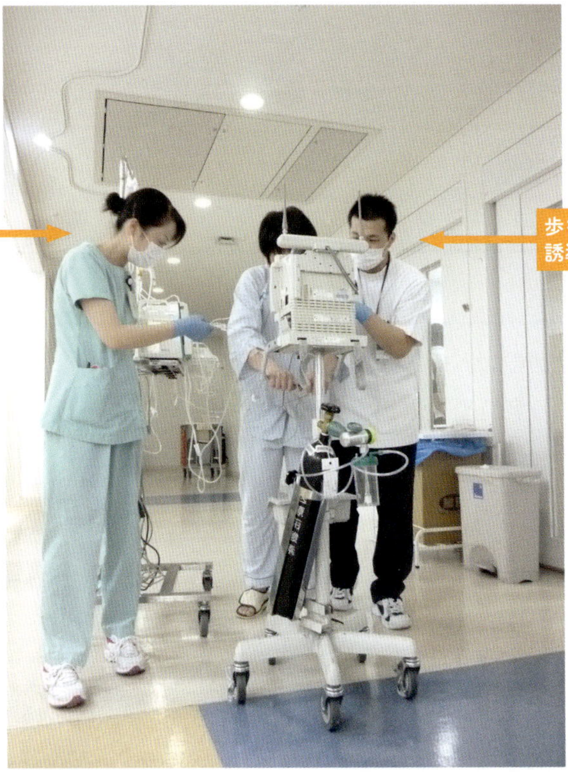

歩行練習を行う際は、２名での介助が望ましい

ラインなどの管理に気をとられすぎて、患者の表情や呼吸状態の変化を見落とさないようにしましょう。

7 離床後の全身状態の評価

▶歩行終了後は再度バイタルサイン、各ライントラブルの有無を確認し終了します。

4 術後急性期［ICU］治療別の離床のポイント

安全に離床を行うためには、適切な全身状態の把握が必要です。医師や看護師、理学療法士などかかわるスタッフで情報を共有し、変化を見落とさないようにしましょう。

1 大血管疾患術後

▶原則として、開心術後と同じく呼吸循環動態のアセスメントを行い、離床を開始します。

▶手術部位による切開創の位置に留意します。また、胸部・腹部ステントグラフト内挿術（TEVAR・EVAR）や、人工血管とステントグラフトのハイブリッド手術例では、部位に応じて血管枝の塞栓術（デブランチ）が行われることがあります。

▶バイパスによる血行路の再建の有無や、デブランチされた血管の支配域の虚血所見の有無の確認も必要です。

▶特に虚血所見は、安静時の評価のみならず、運動時の評価も重要です。運動時、骨格筋の酸素需要の増加に見合う血流が保たれなければ、間欠性跛行などの症状が認められ、離床や活動性増加の阻害因子となりうるからです。

▶**内腸骨動脈**（internal iliac artery：**IIA**）の塞栓後は、歩行時などに殿部の疼痛を自覚することがあります。これらは通常、経過とともに側副血行路が発達することで、症状は軽快、消失する場合が多いです。

▶特に遠位弓部に術中操作が及ぶ場合は、反回神経麻痺による嚥下障害を合併する症例があります。抜管後の喉頭浮腫などによる嗄声と、これら神経障害による嗄声、嚥下障害の鑑別も重要です。

【IIA に対するコイル塞栓術後の画像】

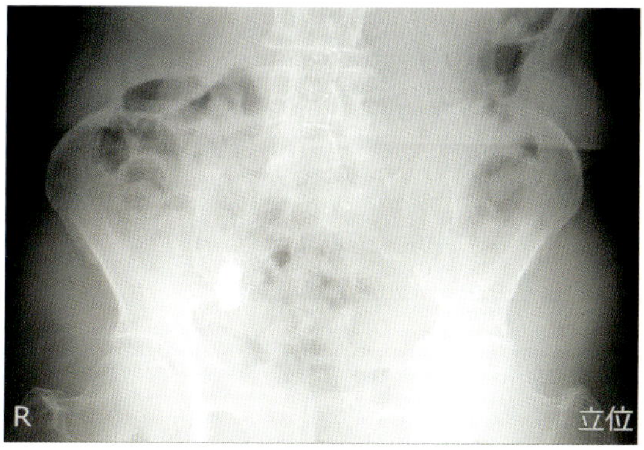

腹部大動脈瘤に対するステントグラフト治療に先行した右内腸骨動脈（IIA）に対するコイル塞栓術

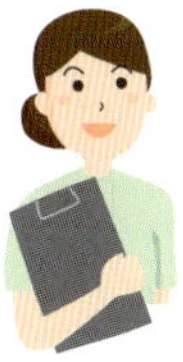

反回神経麻痺の高リスク症例では、言語聴覚士（speech-language-hearing therapist：ST）による評価・介入が望ましいです。

▶離床基準を満たさない症例や人工呼吸器管理の遷延する症例では、下側肺障害が問題となります。循環動態の安定している症例では、左右側への側臥位、前傾側臥位（半腹臥位、シムス位）へ体位変換し、下側肺野のドレナージを行うことも検討します。

▶手術創部を圧迫しないための配慮が必要で、側臥位では胸骨への負荷が懸念されるため、過度の側臥位、前傾側臥位は推奨されません。体位変換用の枕などを用い、荷重の分散を行います。

▶術後の血管内脱水、hypovolemia を認める状態では、右下の側臥位で IVC が虚脱し収縮期血圧の低下を認めることがあるので、体位排痰実施中も患者状態の観察が必要です。

⚠ **特に体重の重い患者では、創部の圧迫や胸骨への負荷を考慮し、荷重を分散するようにポジショニングします。**

【体位排痰法の主な禁忌】

- 頭蓋内圧が 20mmHg 以上
- 頭頸部損傷で、固定する以前の状態
- 血行動態が不安定な活動性出血（絶対的禁忌）
- 膿胸、胸水（ドレナージされていないもの）
- 気管支胸腔瘻
- うっ血性心不全に関連した肺水腫
- 肺塞栓
- 体位変換に耐えられない高齢者、精神錯乱者、強い精神不安定状態
- 喘息重積発作
- 肺出血、肺梗塞

【修正体位排痰姿位】

体位	上になる肺野
❶仰臥位 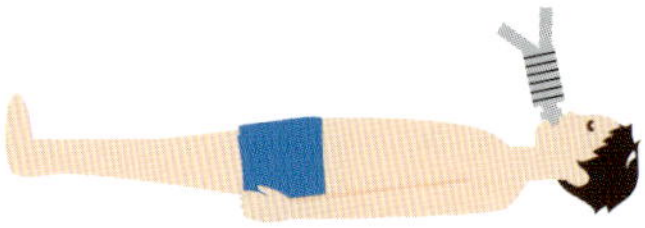	肺尖区、前上葉区、前肺底区
❷腹臥位 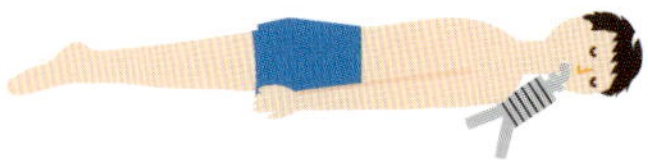	上－下葉区
❸側臥位 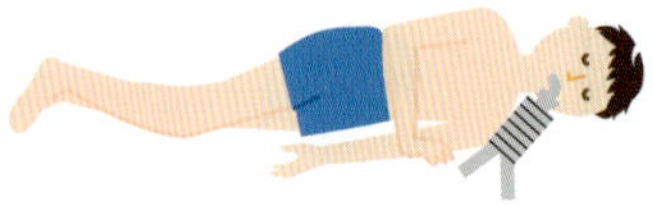	外側肺底区
❹前方へ 45 度傾けた側臥位 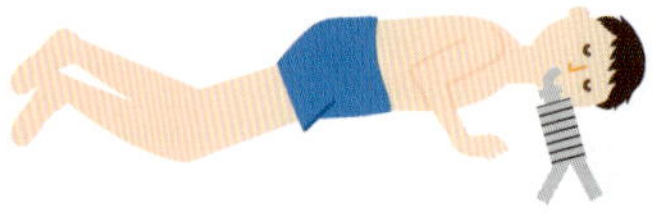	後上葉区
❺後方へ 45 度傾けた側臥位 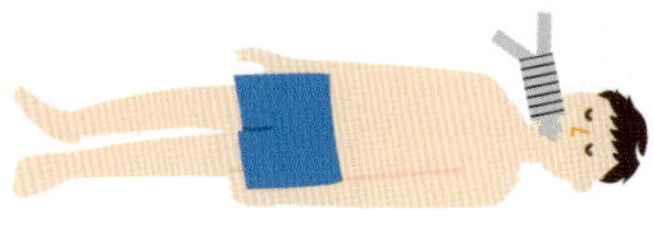	中葉・舌区

【体位排痰姿位】

❶側臥位、前傾側臥位実施時には下側となる腋窩に枕などを入れ、肩関節や胸郭への過度の圧迫を避ける

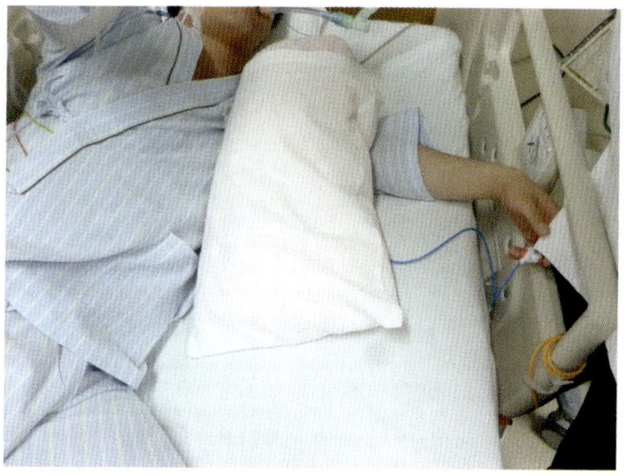

❷体位変換後は枕などでポジショニングを行い、安楽な姿勢を保持する

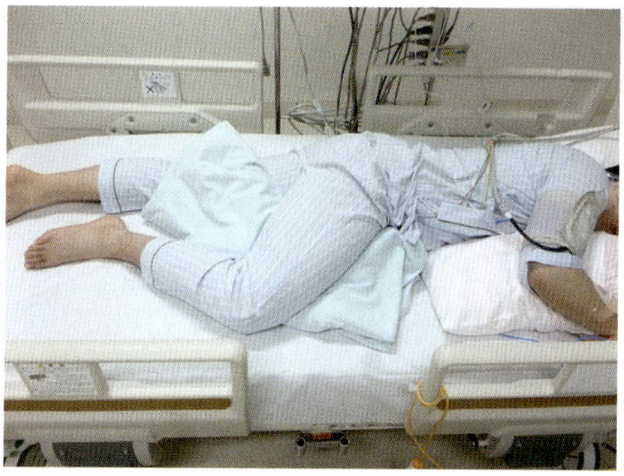

❸呼吸循環動態の変調の有無を確認する

▶呼吸循環動態が安定し、RASS 0～－2程度の適切な鎮静（→p.113参照）・鎮痛が行われている症例で、患者の危険行動がなく協力が得られる場合は、ベッド上で端座位を行うことで術後の肺合併症を予防します。また、呼吸筋の廃用防止のため、姿勢保持による間接的な呼吸筋トレーニングも検討します。

▶端座位へ移行する前に、挿管チューブの固定長や人工呼吸器の気道内圧などの確認、左右肺野での聴診を行い、実施前後でカフ位置のずれや事故抜管の有無の評価が必要です。

▶起き上がりの際は2人以上で介助し、口元で挿管チューブの保持、その他ライン抜去を予防する人と身体介助をする人とに役割を分担します。

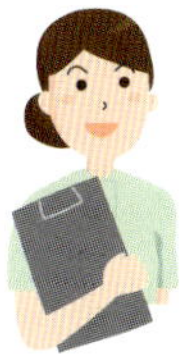

呼吸循環、その他の問題から離床が困難な症例に対しては、電気刺激療法（electrical muscle stimulation：EMS）の実施を導入する施設もあります。

【挿管中の端座位離床】

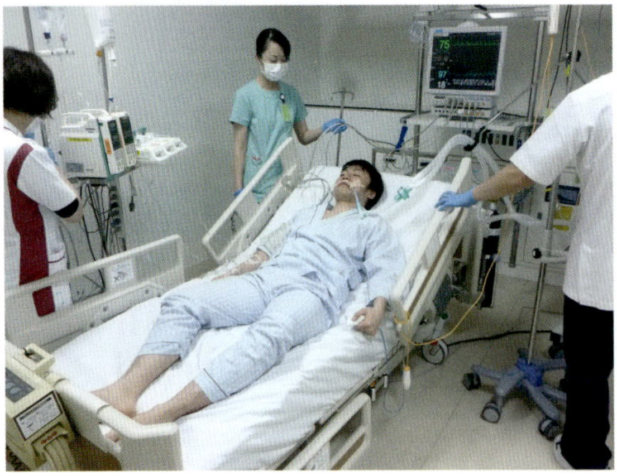

❶患者の状態によって起き上がる側を決定し、ラインをまとめておく

POINT

実施前に挿管チューブの固定長を確認します。

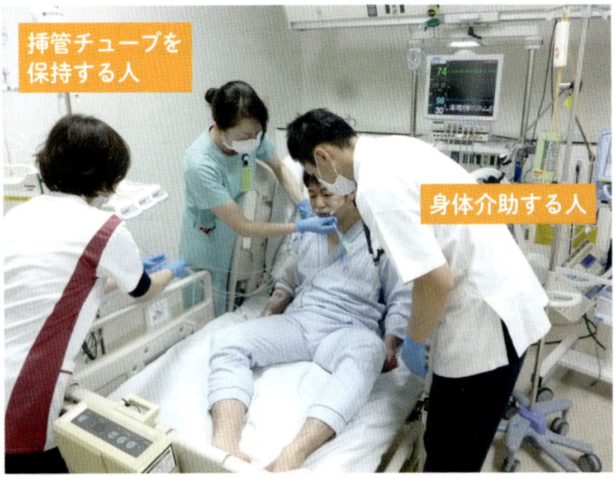

❷身体を起こす。その際、複数人で介助し、挿管チューブを口元で支えたり、ラインの管理を行い事故抜去の予防に努める

⚠ **頸部の動きによっても気道内のチューブの位置がずれるので注意します。**

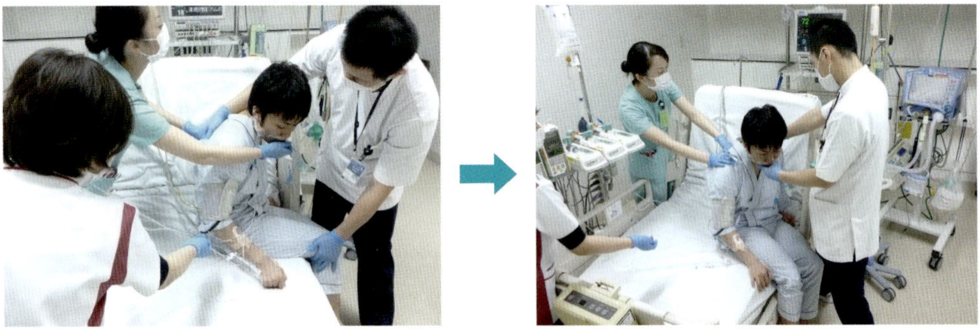

❸下肢を降ろし、端座位へ移行する

POINT

実施中は人工呼吸器の換気量や気道内圧の変化に注意し、異常の有無を見きわめます。

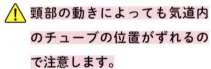

2 補助循環（IABP、PCPSなど）を行っている場合

- 循環動態の不安定な状態では、積極的なリハビリテーションは行いません。
- 特に、PCPSでの循環管理がなされている場合は、わずかな体位の変動や四肢の他動運動でも血行動態に変調をきたす可能性があります。
- 介入の意義、必要性について検討しつつ、経過を追うことで、他動運動などが行えなくても、鼠径部からカテーテルや送・脱血管が挿入され、体動や姿勢変換が制限されていることによる合併症（大腿動脈・その枝の閉塞による下肢虚血所見、不良肢位による腓骨神経麻痺）の予防や早期発見に努めます。

【体動制限による合併症の予防】

臥床中の不良姿位（下肢外旋位）

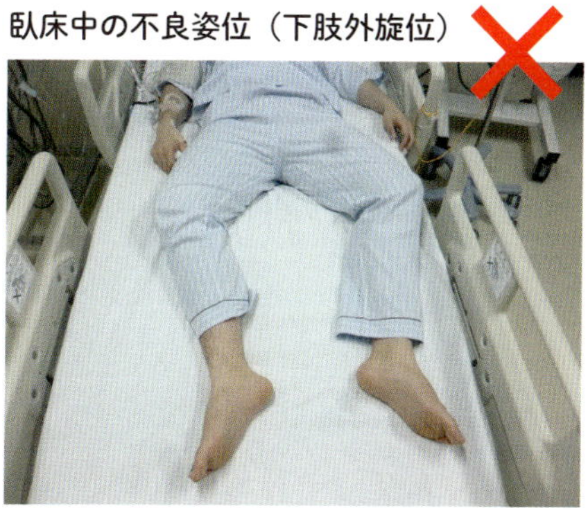

良肢位へのポジショニング

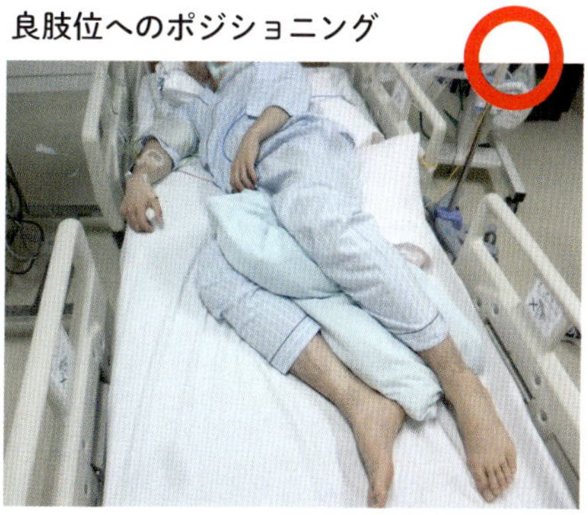

身体の各部位に隙間ができないように、枕を配置することで荷重の分散を行う

COLUMN

ICU-AW（ICU 神経・筋合併症）

近年、「ICU-acquired weakness：ICU-AW」の概念が提唱されています。重症病態の発症後に全身性の筋力低下が進展する病態であり、筋力低下は、びまん性（近位筋／遠位筋の両方）、左右対称性、弛緩性を特徴とします。筋弛緩薬の使用や、長期の不動化などがリスク因子として挙げられていますが、原因は不明とされています。

体外循環や選択的脳循環、大動脈遮断などの手術手技により、脳還流障害による片麻痺やAdamkiewicz（アダムキーヴィッツ）動脈の還流障害による対麻痺、末梢神経障害、四肢の虚血所見など、術後に運動機能障害が出現する場合もあります。このような病態の有無にも注意をしつつ、離床に向けた全身評価を行います。

【ICU-AW の特徴】

	評価項目	廃用性萎縮	CIP	CIM	CINM
理学的方法	感覚	正常	遠位感覚消失	正常	遠位感覚消失
	筋力	正常～低下、持久力の著明な低下	遠位筋低下	近位筋低下	近位筋、遠位筋ともに低下
	深部腱反射	正常～抑制	正常～抑制	正常～抑制	抑制
電気生理検査	複合筋活動電位の振幅	減少	減少	減少	減少
	感覚神経活動電位振幅	正常	減少	正常	減少
	伝導速度		正常～ほぼ正常		
	運動単位活動電位	多相性	正常	減少	減少
	筋電図	自発電位なし	直接筋刺激には正常に反応、異常な自発的EMG 活動有	持続時間短縮、低振幅活動	持続時間短縮、低振幅活動
病理組織		筋線維がゆるい攣縮（タイプI）、速い攣縮（タイプII）に変化、筋線維径減少、炎症は少ない	遠位運動神経・感覚神経、軸索変異	太いフィラメント（ミオシン）消失、タイプII線維（速い攣縮）萎縮、壊死	軸索変性、ミオシン消失、タイプII線維萎縮、壊死

黒田泰弘：ICU-Acquired Weakness（ICU-AW）．ICU と CCU 2014；38（1）：25-32. より転載
CIP（critical illness polyneuropathy）：重症疾患多発神経障害
CIM（critical illness myopathy）：重症疾患筋障害
CINM（critical illness neuromyopathy）：重症疾患神経障害

【ICU-AW の診断】

下記５項目のうち、１、２、５は必須項目、かつ３もしくは４を認めれば ICU-AW と診断

1．重症の病態発症後に全身性の筋力低下を認める
2．筋力低下はびまん性（近位筋、遠位筋の両方）、左右対称、弛緩性で脳神経は正常
3．24 時間以上間隔を空けて２回評価を行った MRC-score* の合計が 48 点未満、もしくは検査可能な筋の平均点が４点未満
4．人工呼吸器管理に依存
5．背景にある重症疾患と関連しない筋力低下の原因が除外されている

＊ MEDICAL RESEARCH COUNCIL sum score

【MRC-score（Medical Research Council sum score)】

対象筋群	（上肢３筋群、下肢３筋群）×両側：合計 12 検査
	上肢：肩外転、肘屈曲、手の伸展
	下肢：股屈曲、膝伸展、足の背屈
スコア	０：筋収縮を認めない（視診、触診）
	１：筋収縮を認めるが、関節の運動はなし
	２：重力を除けば関節の運動が行える
	３：重力に抗して関節の運動が行える
	４：弱い抵抗に抗して動かせる
	５：最大の抵抗に対して動かせる
判定	最低スコア：０× 12 ＝０点
	最高スコア：５× 12 ＝ 60 点
	平均スコア：合計点 /12

文献

1）Schweickert WD, Pohlman MC, Pohlman AS, et al. Early physical and occupational therapy in mechanically ventilated, critically ill patients: a randomised controlled trial. *Lancet* 2009；373：1874-1882.

5 （亜急性期～）前期回復期［病棟入院中］のポイント

病棟に入院中は、患者の状態や運動負荷量を見きわめながら集団心臓リハビリテーションを行います。

▶一般病棟へ転棟後は、適宜行われる採血データや胸部 X 線検査、手足の温度や発汗状態、尿量、体重推移、浮腫や動作時の呼吸状態を観察し、心不全や LOS（low cardiac output syndrome：低心拍出量症候群）の所見に注意しつつ、歩行距離を延長します。

▶およそ 150 ～ 200m の歩行が問題なく可能になれば、**サイクルエルゴメーター**を用いた集団心臓リハビリテーションへ誘導します。

【サイクルエルゴメーターでの集団心臓リハビリテーションの様子】

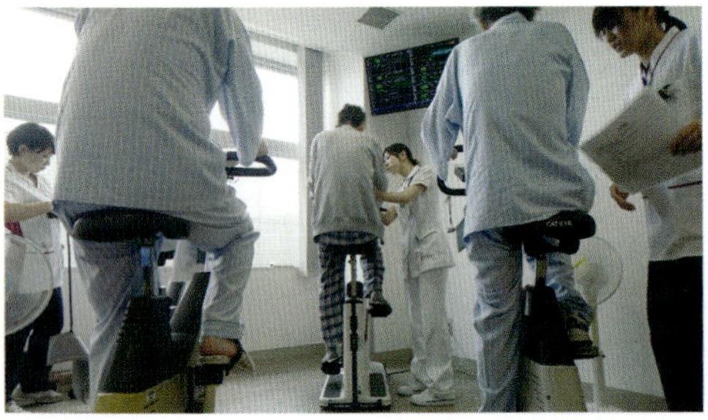

モニター心電図を監視しながら、
各患者に合わせた負荷量で行う

▶サイクルエルゴメーターによる運動負荷の設定は、目標心拍数を用いて行います。

▶**心肺運動負荷試験**（cardio pulmonary exercise test：**CPX**）を行い、運動処方を行うのが望ましいですが、術後急性期には施行が難しい場合も多く、医師の指示する血圧、心拍数の上下限を用いるか、Karvonen 法による目標心拍数の設定などを行います。

【Karvonen 法】

> **目標心拍数＝**
> **{(220 − 年齢 または 最高心拍数) − 安静時心拍数} ×運動強度［K］(0.3 ～ 0.6)**
> **＋安静時心拍数**

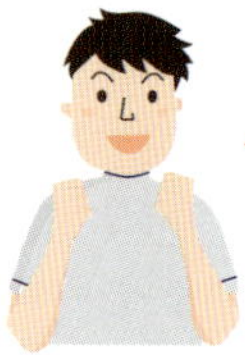

Karvonen 法の原法では予測最大心拍数としていますが、特に心予備能の低い患者では最大心拍数の実測が薦められています。当院では、術後入院期の患者に対して過負荷を防止する観点から、K を 0.2 ～ 0.4 の範囲としています。

- 運動時の心拍上昇に影響を与える薬剤として、カルベジロール（アーチスト®）やビソプロロール（メインテート®）などのβ遮断薬があります。これらの薬剤を内服している患者では、運動時の心拍数上昇が抑制されている可能性があり、注意が必要です。当院では、これらの薬剤が使用されている入院期の患者でCPX未施行例では、過負荷防止の観点から便宜上、運動強度を0.2としています。
- 目標心拍数に加え、主観的運動強度（RPE：rating of perceived exertion、ボルグスケール）で13～15程度や、運動途中のTalk testなどで息切れの状態などを総合的に判断し、運動負荷量を調節しています。

【Borg（ボルグ）スケール】

6	
7	非常に楽である（very、very light）
8	
9	かなり楽である（very light）
10	
11	楽である（fairly light）
12	
13	ややきつい（somewhat hard）
14	
15	きつい（hard）
16	
17	かなりきつい（very hard）
18	
19	非常にきつい（very、very hard）
20	

6 後期回復期［外来通院中］のポイント

外来通院中は、心肺運動負荷試験（CPX）実施結果にもとづく外来心臓リハビリテーションを行います。あわせて、多職種による講義プログラムも実施し、包括的アプローチを行います。

▶退院後、外来通院が可能な症例には、外来心臓リハビリテーションへの参加を勧めています。

▶およそ術後 1 か月ほどを目途に心肺運動負荷試験（cardio pulmonary exercise test：CPX）を行い、運動処方を決定します。

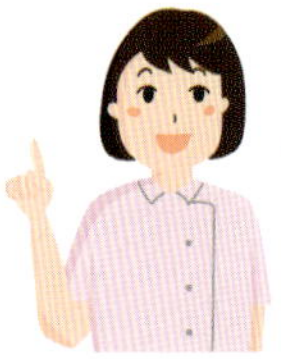

CPX 施行の時期は施設により差がありますが、当院では DPC の兼ね合いと、患者の身体的・経済的負担、リハビリテーション期間における CPX データの有用性の担保の観点から、術後 1 か月前後の施行となることが多いです。

【心肺運動負荷試験（CPX）の様子】

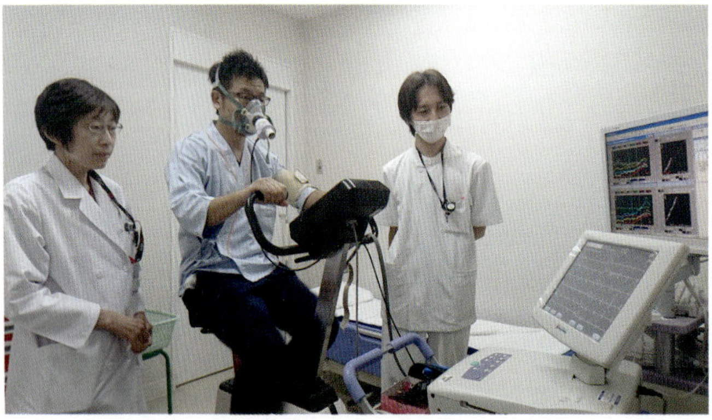

十分な運動負荷をかけて適切な無酸素性代謝閾値を測定するには、スタッフの習熟が必要

【開心術後運動療法の効果】

- ▸運動耐容能の改善
- ▸冠危険因子の是正
- ▸自律神経活性の安定化
- ▸心機能改善
- ▸血管内皮機能改善
- ▸骨格筋機能改善
- ▸グラフト開存率の改善
- ▸QOL の改善
- ▸医療費の削減

安達仁：眼でみる実践心臓リハビリテーション 改訂 2 版．中外医学社，東京，2009：181．より引用

▶来院後は問診票を記入してもらい、血圧や心拍数、体重、むくみや息切れの有無などのメディカルチェックを行います。

▶マット上でのストレッチやゴムバンド、機器を用いたレジスタンストレーニング運動と、エルゴメーターを用いた有酸素運動をおよそ1時間かけて行います。

【外来心臓リハビリテーションの様子】

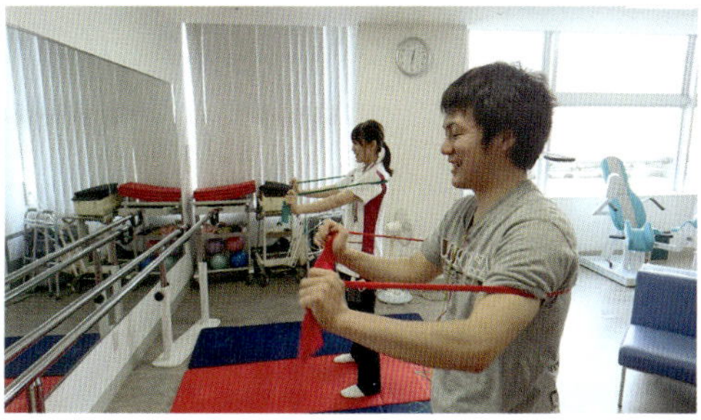

ゴムバンドを用いた運動

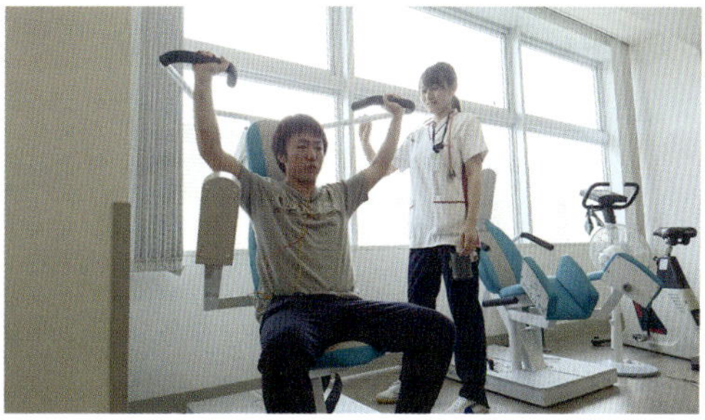

機器を用いたレジスタンストレーニング

▶150日の心臓リハビリテーション算定期間の終了前後で、再度CPXによる評価を実施し、効果判定を行います。

▶入院期からこの時期にかけ、院内で実施している患者教育用の講義プログラム「心臓病教室」に参加を促し、患者自身が治療と、その後の疾病管理、再発予防の意識を高められるよう多職種協働による包括的なアプローチを行っています（→p.145「心臓病教室」参照）。

【心臓病教室の様子】

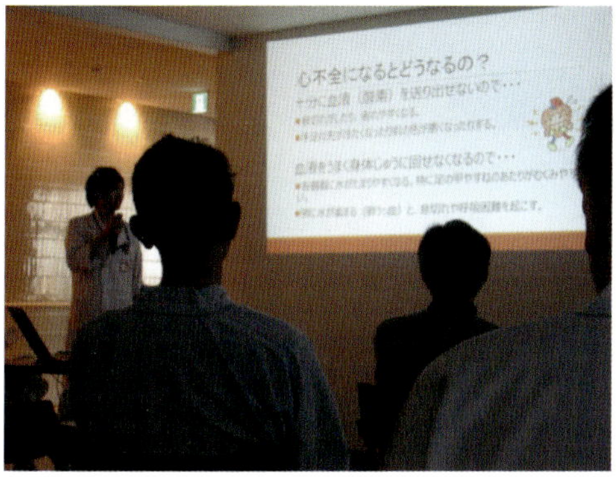

当院では多職種によって講義形式で行われる

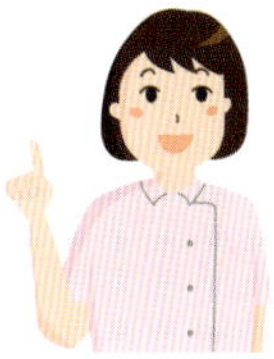

回復期を経た後、それまでの患者教育を活かして、患者自身が自立した心臓リハビリテーションを行い、生涯を通じて快適な生活の維持に努めます。

文献

1）安達仁編：眼でみる実践心臓リハビリテーション 改訂2版．中外医学社，東京，2009.

索引

和文

く

け

こ

さ

し

す

せ

そ

た

ち

つ

て

と

な

に

の

は

ひ

ふ

欧文・略語・その他

やさしくわかる心臓血管外科《しんぞうけっかんげか》

2018年10月24日　第1版第1刷発行

監　修　堀《ほり》　隆樹《たかき》
編　集　中村《なかむら》　喜次《よしつぐ》、塩野《しおの》　昌代《まさよ》

発行者　有賀　洋文
発行所　株式会社 照林社
〒112－0002
東京都文京区小石川2丁目3－23
電話　03－3815－4921（編集）
03－5689－7377（営業）
http://www.shorinsha.co.jp/
印刷所　共同印刷株式会社

検印省略（定価はカバーに表示してあります）
ISBN978-4-7965-2445-2